STRAHLEND SCHÖNE HAUT

FÜR MEINE MUTTER,
von der ich gelernt habe, dass es auf Charakter, die Kraft eines roten Lippenstifts und Sonnenbrille ankommt.
(*sweetie, darling*)

STRAHLEND SCHÖNE HAUT

PFLEGE | ERNÄHRUNG | ANTI-AGING

Abigail James

Fotos von Jenni Hare

DK

Fotos © 2017 Jenni Hare
(außer S. 71 © PeopleImages/Getty Images)
Design © 2017 Kyle Cathie Limited
Editor Judith Hannam
Editorial Assistant Hannah Coughlin
Copy Editor Liz Murray
Art direction & design Nikki Dupin
Hair & Make-up Lica Fensom (S. 81 Nigel Barnes)
Stylist Andie Redman
Production Lisa Pinell
Models Adena Wallingford, Bruna Vehlho,
Emma Barley, Grace Cotton, Mariia Babikova,
Sylvia Flote, Gabriella Riggon-Allen

Für die deutsche Ausgabe:
Programmleitung Monika Schlitzer
Redaktionsleitung Caren Hummel
Projektbetreuung Katharina May, Elena Bruns
Herstellungsleitung Dorothee Whittaker
Herstellungskoordination Arnika Marx
Herstellung Christine Rühmer

Titel der englischen Originalausgabe:
Love Your Skin

Übersetzung Anke Wellner-Kempf
Lektorat Anna Christiane Gülicher-Loll

ISBN 978-3-8310-3442-0

Druck und Bindung 1010 Printing, China

Besuchen Sie uns im Internet
www.dorlingkindersley.de

Inhalt

In der Gesundheits- und Schönheitsbranche zu arbeiten, hatte ich ursprünglich nicht vor. Ich wollte Schmuckdesignerin werden. Doch meinen Einstieg ins Berufsleben machte ich bei meinem Vater im familiären Nahrungsmittelunternehmen. Erst als ich nach der Geburt meines ersten Kindes mit 23 Jahren an postnataler Depression litt, beschloss ich, mein Leben zu überdenken, und absolvierte eine Ausbildung zur Schönheitstherapeutin. Als junge Mutter noch eine Ausbildung zu absolvieren, war nicht einfach, aber die harte Arbeit hat sich gelohnt, denn so lernte ich alles über das Gesicht und den Körper, die Inhaltsstoffe von Hautpflegeprodukten, traditionelle Therapien und moderne Wissenschaft – und wusste, dass ich meine wahre Berufung gefunden hatte.

Frisch diplomiert begann ich, mir in den Spas, Salons und Privathäusern der Cotswolds einen Kundenstamm aufzubauen. Seither hat mich die Leidenschaft, Menschen zu optimaler Haut und Gesundheit verhelfen zu wollen, nie verlassen. Auch mein Wissensdurst ist immer noch ungestillt. Im letzten Jahrzehnt habe ich neue Kenntnisse über Behandlungsmethoden für Gesicht und Körper erworben, mit renommierten Haut- und Spa-Marken zusammen Behandlungen entwickelt und Therapeuten betreut, die in einigen der schönsten Hotels der Welt arbeiten. Ferner habe ich habe mich mit Ernährung, Massage, Yoga, Ayurveda und Akupressur beschäftigt.

All das hat meine Einstellung über gutes Aussehen und Wohlbefinden geprägt – dass eine gesunde, schimmernde Haut nicht das Ergebnis der neuesten »Wundercreme« oder eines »sensationellen« Inhaltsstoffs ist, sondern einer ausgewogenen Mischung von sorgfältig gewählten Produkten und Behandlungen, Körpertraining, Stressbewältigungstechniken, einem Bewusstsein für unseren Hormonzyklus und – natürlich – der Ernährung. Die Zeit im Lebensmittelhandel war also keinesfalls verschwendet!

Unabhängig von Budget, Lebensstil, Alter, Ethnie oder Hauttyp können Sie eine Haut haben, die Sie stolz macht, sofern Sie lernen, sie zu verstehen und ihre sich im Laufe des Lebens ändernden Bedürfnisse zu erfüllen. Jedem der genannten Aspekte widme ich ein eigenes Kapitel. Meine über Jahre erworbene Erfahrung und zahlreiche Insidertipps helfen Ihnen, aus Ihrer Haut das Beste zu machen. Ich möchte Sie gern davon überzeugen, dass die Pflege von Haut und Gesicht kein Luxus ist. Einer Sache Aufmerksamkeit zu widmen, die wir täglich anschauen und über die wir mit anderen in Kontakt treten, ist durchaus keine Eitelkeit, sondern unverzichtbar für unser Selbstvertrauen und etwas, das uns zusätzlich glücklich macht.

Ich hoffe, Sie wenden die vorgestellten Techniken mit Freude an und erfahren, was Ihrer Haut guttut. Nach vielen Jahren mit Kundenkontakt weiß ich, dass unsere Haut, unsere Identität und unser Selbstwertgefühl eine unauflösbare Einheit bilden; darum wünsche ich mir, dass Sie die Ratschläge in diesem Buch so vertrauensvoll annehmen wie die einer sehr guten Freundin.

Und nun viel Erfolg bei der Entdeckung Ihres aufregenden, selbstbewussten, schönen Selbsts!

Abigail

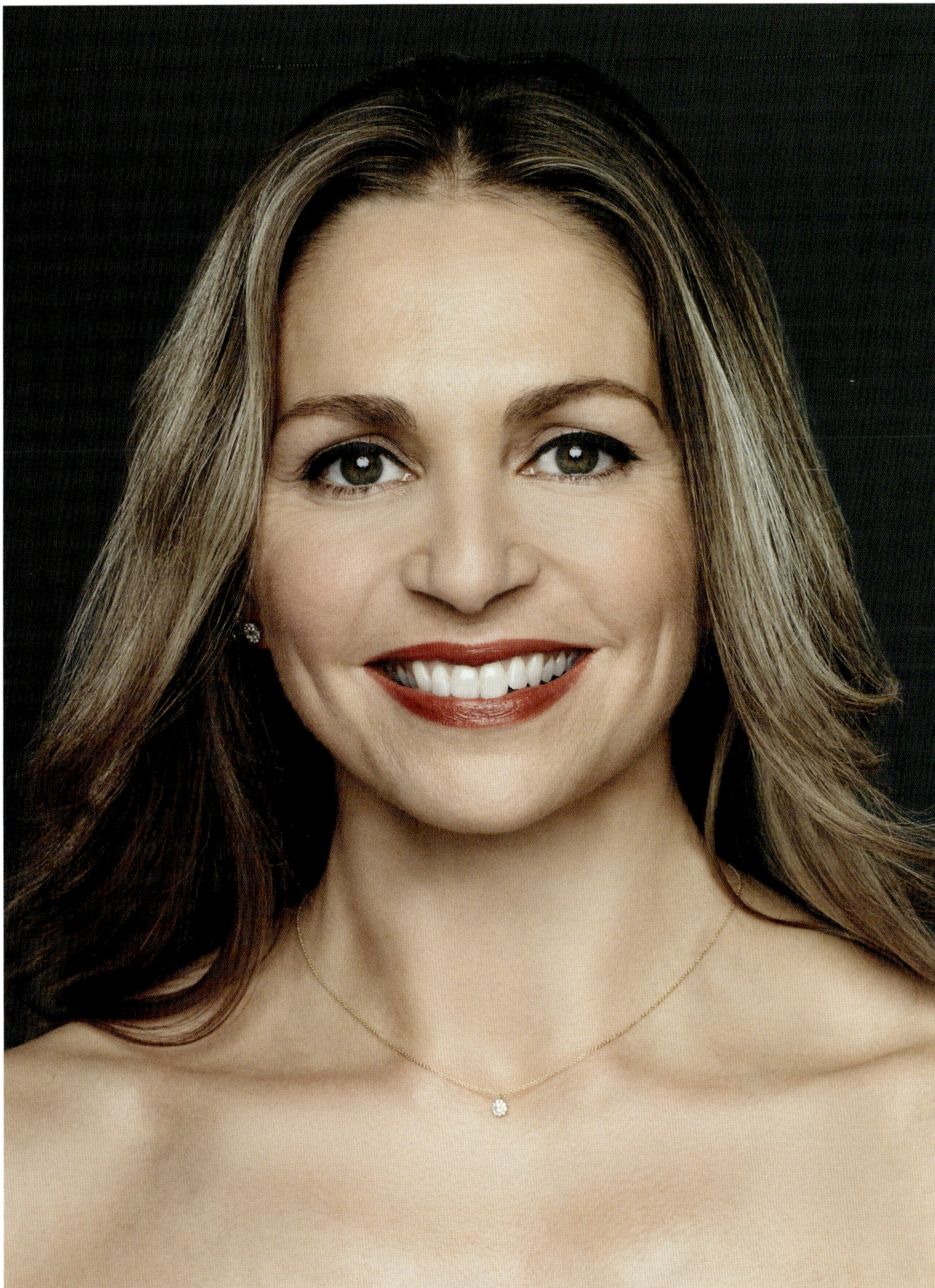

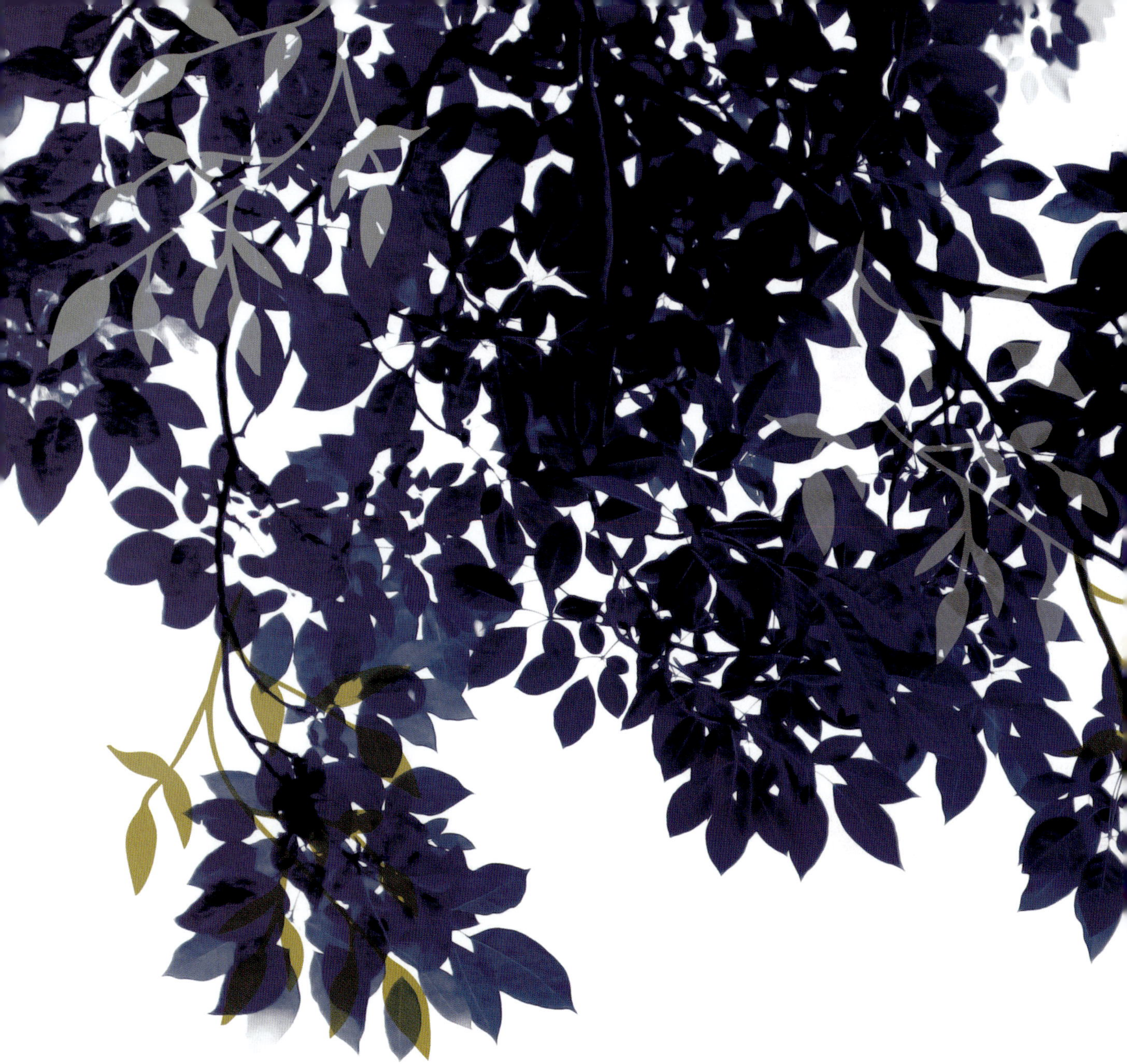

EINS

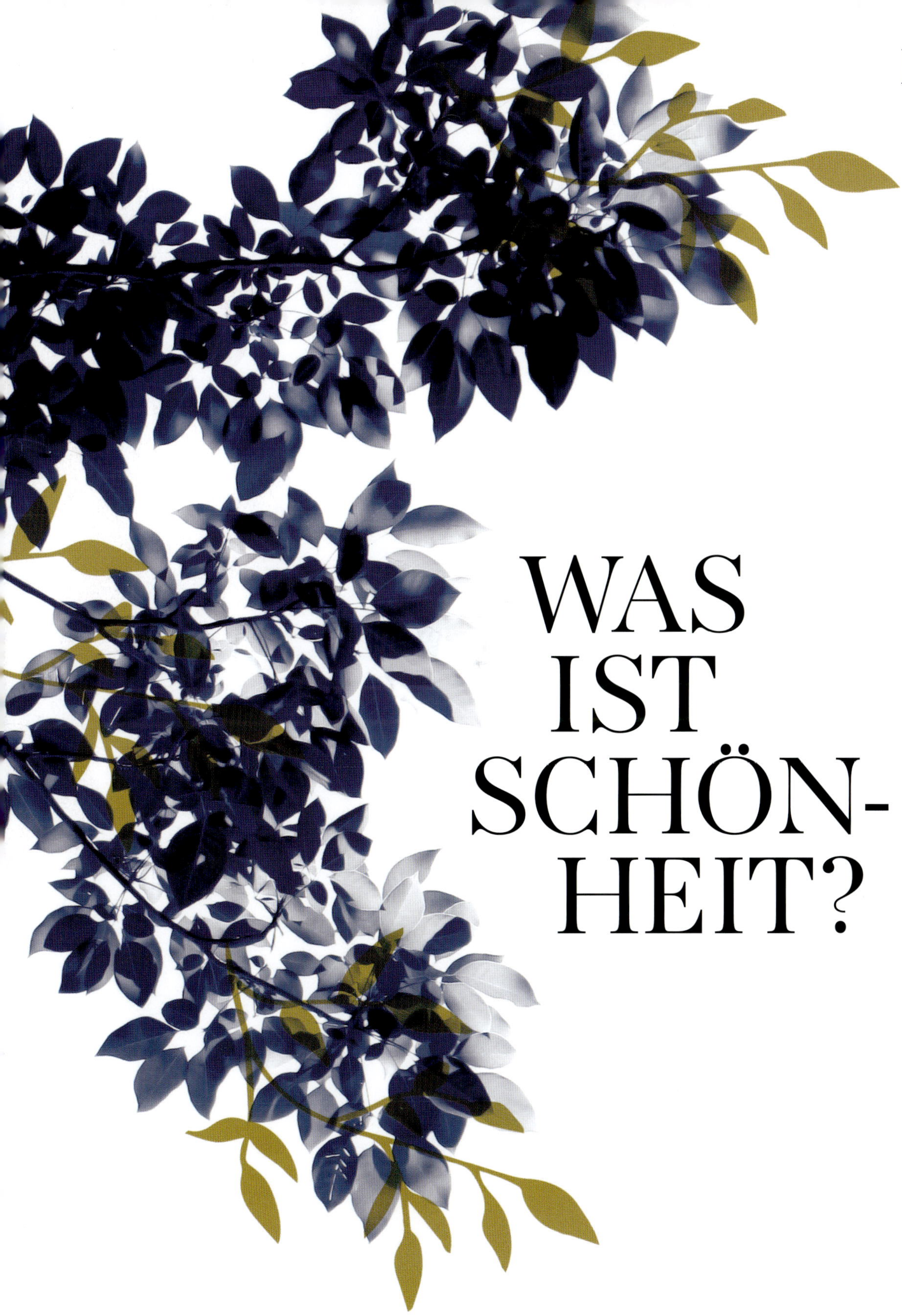

WAS IST SCHÖN-HEIT?

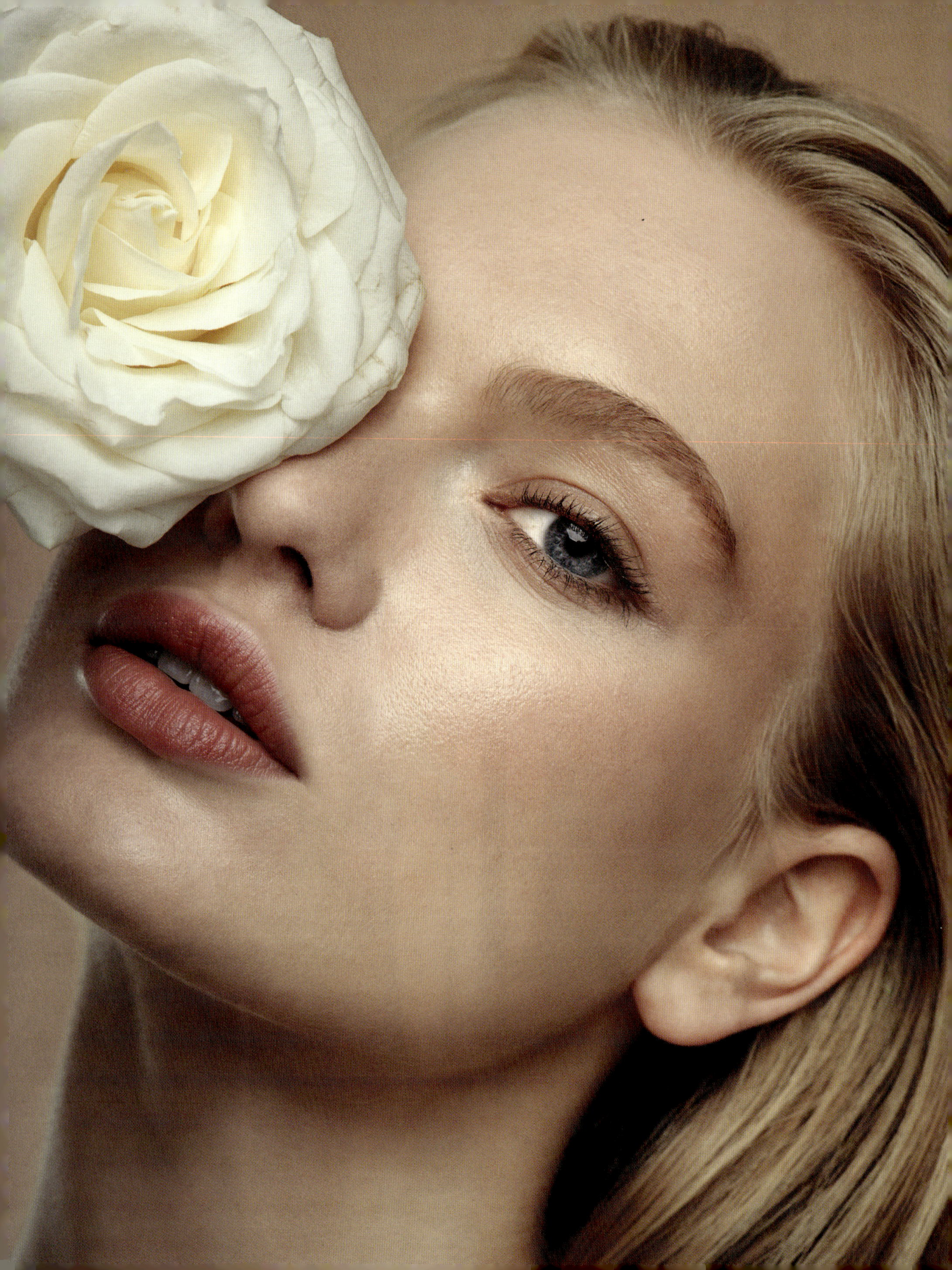

*»Schönheit ist
kein geschminktes Gesicht,
Schönheit ist eine
Einstellung.«*

DIE SCHÖNHEIT *des* SELBSTBEWUSSTSEINS

> Die wahre Schönheit einer Frau spiegelt sich in ihrer Seele. Es ist die Fürsorge, die sie voller Liebe gibt, die Leidenschaft, die sie zeigt. Die Schönheit einer Frau nimmt mit der Zahl der Jahre zu.
>
> AUDREY HEPBURN

Kosmetikgeschäfte können ebenso verlockende wie einschüchternde Orte sein. Die zauberhaften Verpackungen, das neueste »Wundermittel« sowie der perfekte rote Lippenstift ziehen uns an wie das Licht die Motten. Meine erste derartige Begegnung hatte ich in früher Jugend. Ich fühlte mich damals so erwachsen! Der Behälter war rosa, die Creme darin duftete süß und blumig – und beglückte mich tagelangen mit einem starken Ausschlag! Dennoch verbindet mich seither eine anhaltende Liebe zur Kosmetikindustrie.

Der Wunsch, attraktiv zu sein, ist fest in uns verankert wie der Drang uns fortzupflanzen. Wir wollen ewig jung und schön sein, doch, um es mit Audrey Hepburn zu sagen: Die wahre Schönheit einer Frau spiegelt sich in ihrer Seele. Die liebevolle Fürsorge und die Leidenschaft sind dafür verantwortlich, dass die Schönheit einer Frau mit der Zahl der Jahre zunimmt.

Wenn Produkte, Behandlungen und Gesundheit stimmen, können wir alle eine tolle Haut haben. Das Problem ist, dass unsere Ansprüche dank sozialer Medien, Selfies und Airbrushing nicht mehr realistisch sind. Manche wollen ewig jung sein, die Zeit zurückdrehen und das Alter leugnen, als müssten wir uns dessen schämen.

Ein Mensch mit wahrem Selbstvertrauen wirkt einfach schön. Auch ohne archetypische Symmetrie strahlt er eine unwiderstehliche Anziehungskraft aus. Eine internationale Studie mit 8000 Frauen aus 16 Ländern hat gezeigt, dass Frauen sich heute ebenso sehr wünschen, mehr Selbstvertrauen zu haben, wie ihr Äußeres zu verändern. Mehr Selbstvertrauen ist für viele jedoch schwer zu erlangen. Rund um die Uhr werden wir beruflich und privat gefordert. Unter all diesem Lärm lauert unsere innere Stimme, unser schärfster Kritiker. Sie flüstert grausame, negative Urteile über unser Aussehen, so oft, bis wir sie schließlich glauben.

Stellen wir die Verhältnisse auf den Kopf und verwandeln diese Gedanken in etwas Positives, dann können wir uns mehr Wertschätzung entgegenbringen. Unsere innere Stimme spricht häufiger zu uns als jede andere. Achten Sie also darauf, dass sie nett zu Ihnen ist.

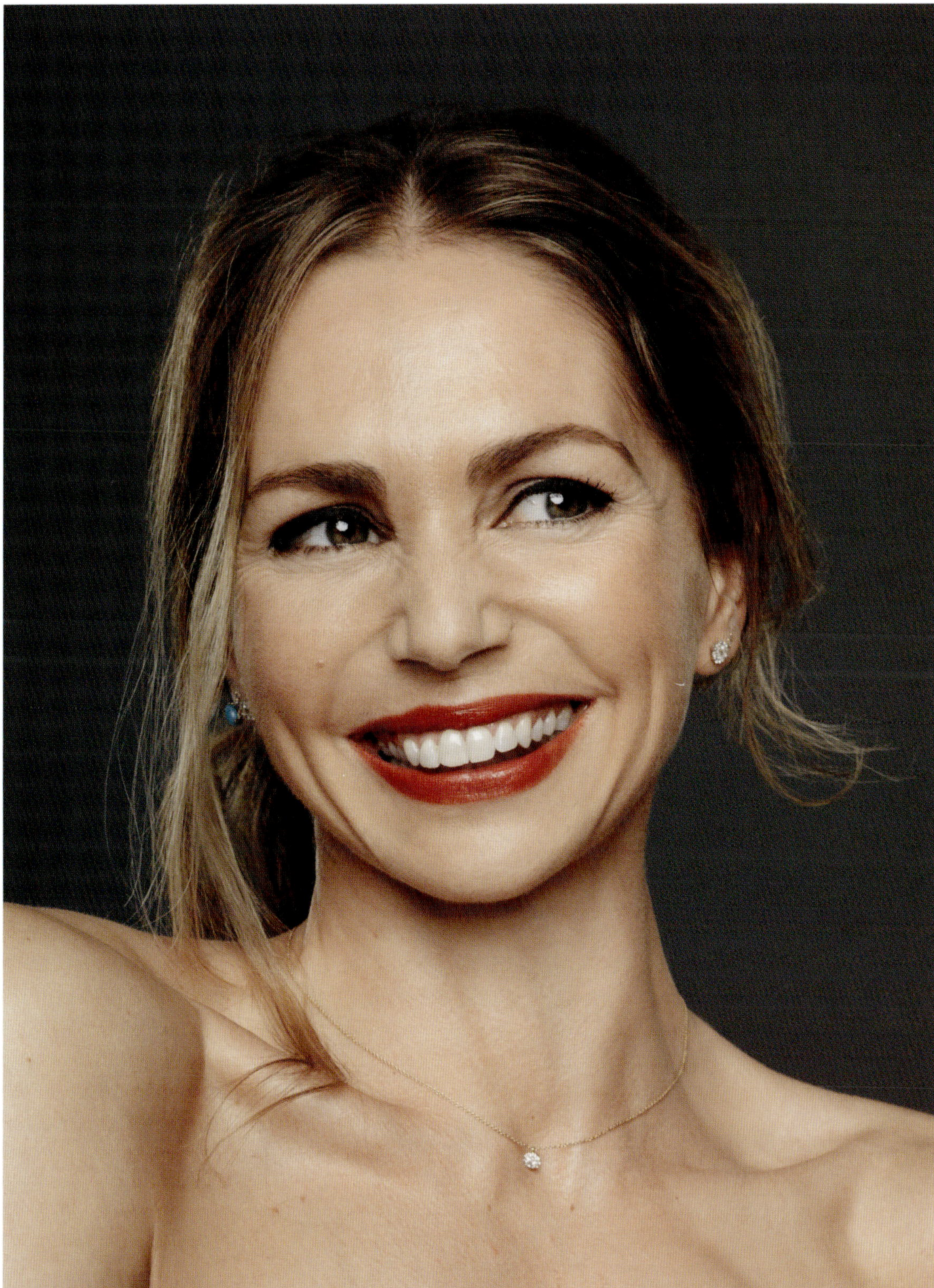

Wie die Haut funktioniert

Die Haut ist unser größtes Organ und für viele von uns selbstverständlich. Wenn man weiß, wie sie funktioniert, trifft man bei Produkt- und Lifestyle-Fragen bessere Entscheidungen. Die Haut ist in erster Linie für unser Aussehen verantwortlich. Sie erzählt unsere Geschichte, verrät Freude und Schmerz. Doch über die Ästhetik hinaus übernimmt sie auch lebenswichtige Aufgaben:

1. SCHUTZ:
Sie wirkt als Barriere nach außen gegen verschiedene Umwelteinflüsse.

2. EMPFINDEN:
Sie enthält unzählige Nervenenden, die auf Temperatur, Berührung, Druck, Vibration und Gewebeverletzung reagieren.

3. WÄRME-REGULIERUNG:
Unmittelbar unter der Haut verlaufen Blutgefäße, die durch Erweiterung und Zusammenziehen die Energie- und Wärmeabgabe kontrollieren.

4. KONTROLLE DER VERDUNSTUNG:
Sie ist eine fast trockene und undurchlässige Barriere gegen übermäßigen Flüssigkeitsverlust.

5. SPEICHERUNG UND SYNTHESE:
Sie dient als Speicher für Lipide und Wasser. Außerdem produziert sie Vitamin D.

6. ABSORPTION:
Sauerstoff, Stickstoff und Kohlendioxid können in geringen Mengen in die Haut eindringen. So kann Medizin mittels Salben und Pflastern, z. B. Nikotinpflaster, über die Haut augenommen werden.

7. WASSER-WIDERSTAND:
Die Haut ist eine wasserdichte Barriere, die verhindert, dass lebensnotwendige Nährstoffe aus dem Körper geschwemmt werden.

8. ÄSTHETIK UND KOMMUNIKATION:
Andere Menschen bewerten anhand unserer Haut unsere Stimmung, Gesundheit und Attraktivität.

9. DIE HAUT STEHT IN KONTAKT MIT UNSEREN GEFÜHLEN:
Wenn wir unsere Haut lieben, fühlen wir uns selbstbewusst und glücklich.

Schon gewusst?

- Die Haut macht 12–15 Prozent des Körpergewichts aus.
- Der Mensch hat im Durchschnitt 20 000 cm^2 Haut und 300 Millionen Hautzellen.
- Menschen verlieren jede Stunde etwa 600 000 Hautpartikel – rund 700 g im Jahr.
- Mit 70 Jahren hat ein Mensch rund 48 kg Haut verloren.
- Auf je 3 cm^2 Haut befinden sich rund zehn Haare, 15 Talgdrüsen, 100 Schweißdrüsen und 100 cm winziger Blutgefäße.
- In der menschlichen Haut befinden sich 72 km Nervenbahnen.
- Die Haut ist an den meisten Stellen des Körpers etwa 1 mm dick, an den dünnsten Stellen, wie etwa den Augenlidern, jedoch nur 0,5 mm. Die größte Dicke weist die Haut an den Fußsohlen und den Handflächen auf: bis zu 1,5 mm.

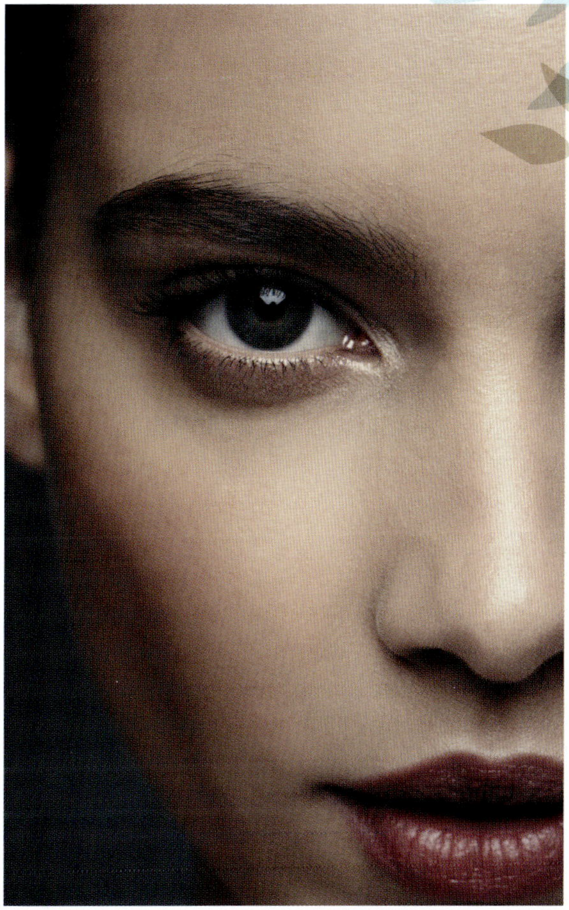

Der Hautzyklus

Wenn wir älter werden, verlangsamt sich die Erneuerung der Hautzellen, was Mattigkeit, Trockenheit und sichtbare Zeichen des Alterns hervorruft. Vereinfacht gesagt, haben unsere Hautzellen mit zunehmendem Alter weniger Energie als früher! Daher sollte man einem Produkt mindestens einen Monat Zeit geben, um seine Wirkung zu entfalten und Ergebnisse zu liefern. Peelings, Reinigungsemulsionen und Inhaltsstoffe, die die Erneuerung der Hautzellen anregen, lassen neuere, frischere Haut an die Oberfläche treten.

Die ANATOMIE *der* HAUT

Die Haut besteht aus drei Hauptschichten: der *Epidermis*, der *Dermis* und der *Subkutis*

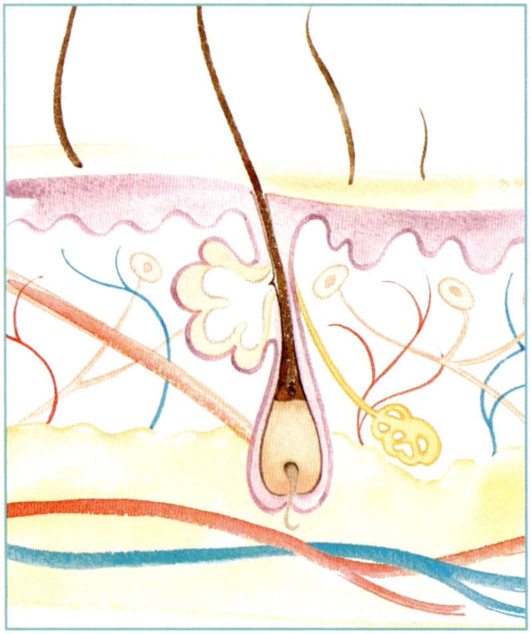

• **DIE EPIDERMIS** – **die Oberhaut**
Mit nur etwa 0,1 mm Dicke bildet diese äußerste Schicht eine schützende, wasserdichte Hülle um den ganzen Körper. Sie enthält keine Blutgefäße, aber Pigmente und Proteine. Die Hautzellen steigen von der Untergrenze der Haut nach oben auf, wo sie nach und nach abschuppen. Dieser Prozess dauert bei junger, gesunder Haut etwa 28 Tage, er verlangsamt sich jedoch mit dem Alter und wird durch Ernährung, Hormone, Sonnenlicht, Rauchen und Körpertraining beeinflusst.

• **DIE DERMIS/CORIUM** – **die Lederhaut**
Diese mittlere Schicht enthält Blutgefäße, Nerven, Haarfollikel und Talgdrüsen – sowie eine feste, stützende Masse: das Bindegewebe aus Kollagen und Elastin. Diese beiden Proteinarten geben der Haut Kraft und jugendliche Elastizität.

• **DIE SUBKUTIS** – **die Unterhaut**
Diese Schicht enthält Schweißdrüsen, einige Haarfollikel, Blutgefäße und Fett. Ihr verdankt die Haut ihre Weichheit. Sie besteht aus lockerem Bindegewebe und Fettzellen, die die inneren Organe schützen. Bindegewebe besteht aus stützenden Kollagen- und Elastinfasern, die für Biegsamkeit und Kraft sorgen. Zu 70 Prozent besteht die Haut aus Kollagen, das kontinuierlich nachproduziert wird. Doch die dafür verantwortlichen Zellen (die Fibroblasten) reduzieren mit zunehmendem Alter ihre Aktivität, die Kollagenfasern werden dicker und brüchiger. Nach dem 25. Lebensjahr verringert sich die Kollagenproduktion jährlich um etwa ein Prozent.

> “
> Schönheit ist so viel mehr als nur das Äußere. Unsere Haut ist ein Spiegel der inneren Gesundheit und des Glücks.

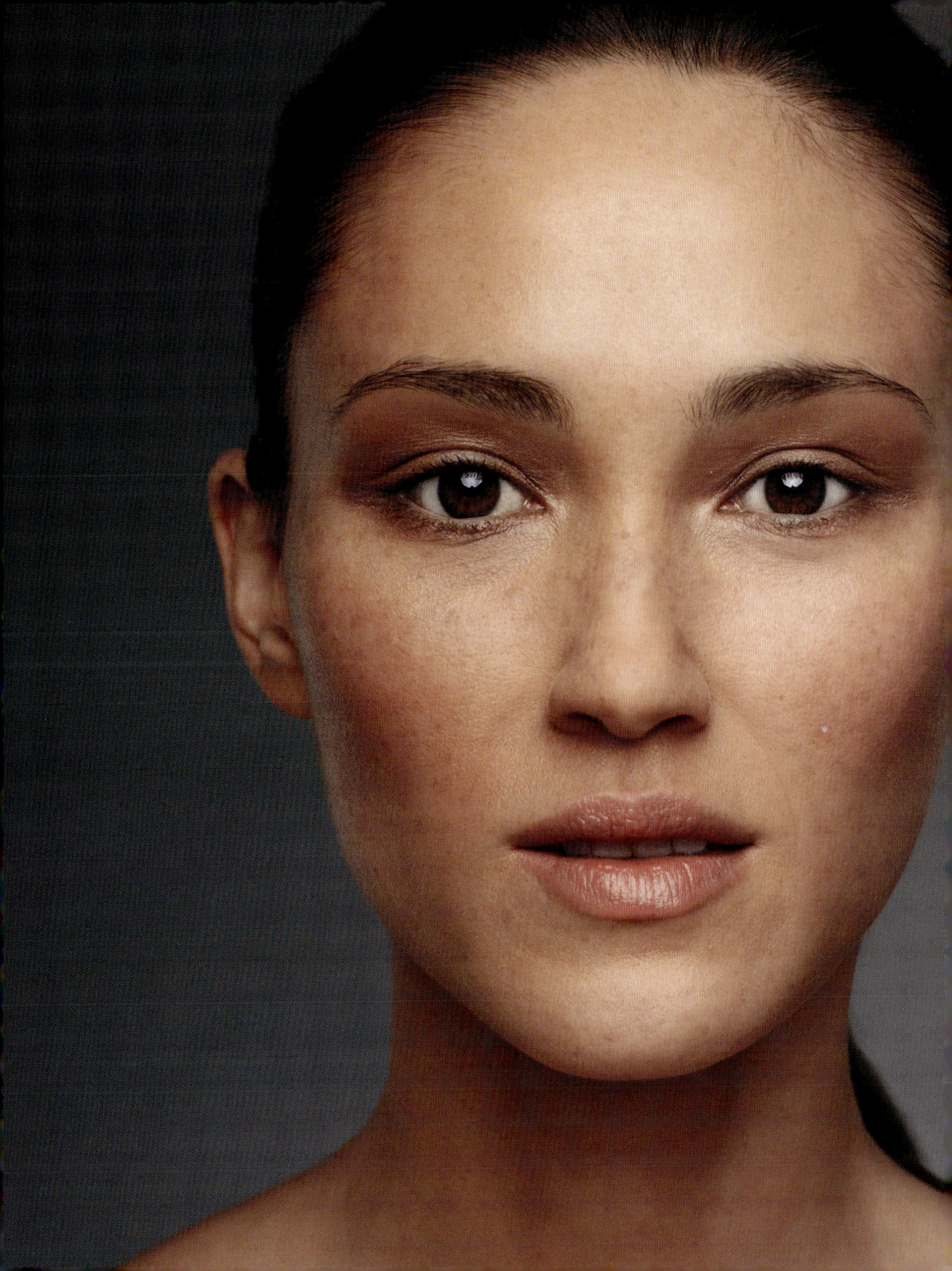

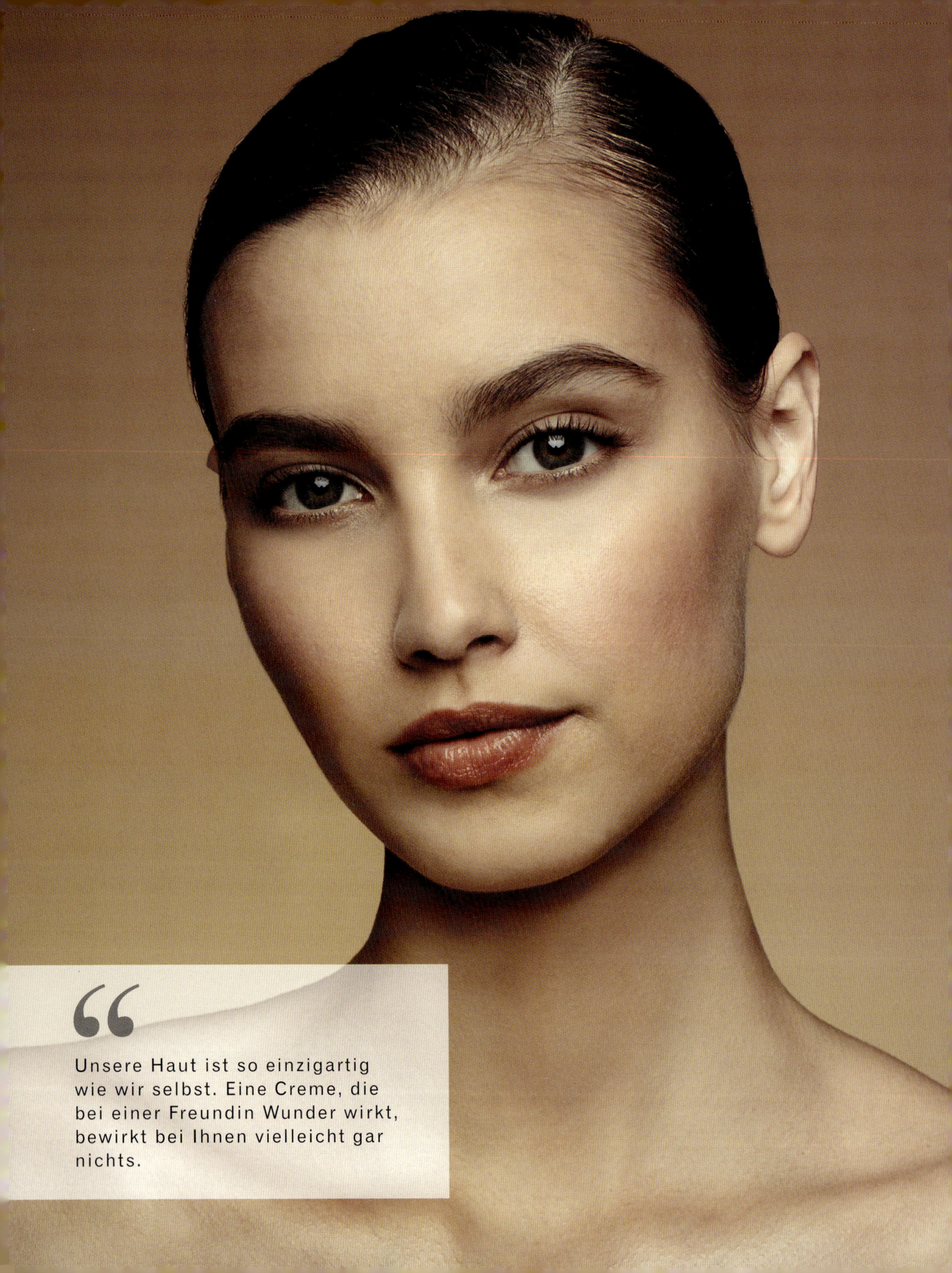

“

Unsere Haut ist so einzigartig wie wir selbst. Eine Creme, die bei einer Freundin Wunder wirkt, bewirkt bei Ihnen vielleicht gar nichts.

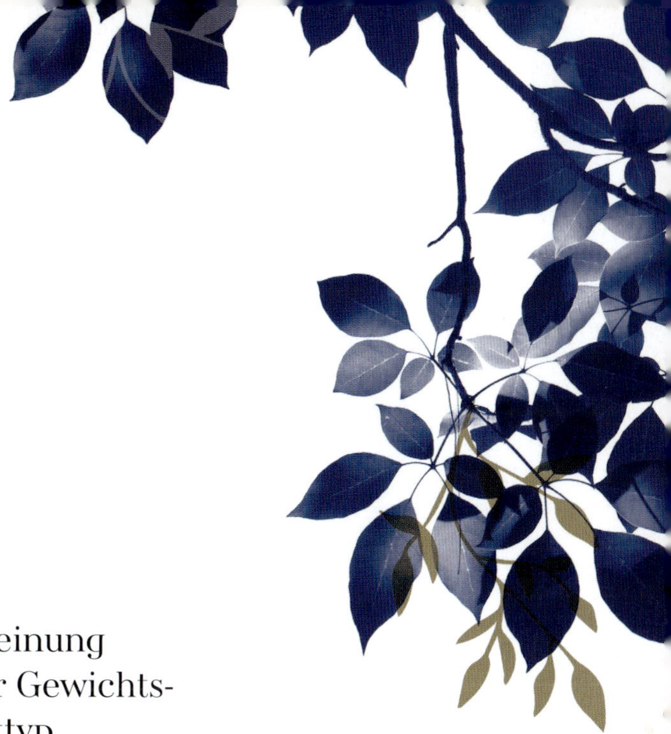

Das ERBE UNSERER HAUT

Wir *können* unsere körperliche Erscheinung verändern – etwa durch Training oder Gewichtsabnahme – *nicht jedoch* unseren Hauttyp.

Unsere Haut ist so einzigartig wie wir selbst. Eine Creme, die bei einer Freundin Wunder wirkt, bewirkt bei Ihnen vielleicht gar nichts. Eventuell wird Ihre Haut beim kleinsten Stress fleckig, während der Teint Ihrer stressresistenteren Freundin makellos bleibt. Gene, Ethnie, Ernährung sowie Luftverschmutzung haben einen Einfluss auf die Haut und lassen sich in zwei Kategorien einteilen: Altern von innen und Altern von außen.

ALTERN VON INNEN ist von Geburt an ein natürlicher Prozess. Zu einem gewissen Grad sind wir programmiert, in einem bestimmten Tempo zu altern. Wann unser Körper die Produktion von Kollagen und Elastin herunterfährt, wir also Falten, Schlupflider und eingefallene Wangen bekommen, bestimmt das genetische Erbe der Eltern und der Generationen davor.

ALTERN VON AUSSEN wird durch unseren Lebensstil beeinflusst: das Klima, in dem wir leben, wie oft wir uns der Sonne aussetzen, Stress, Ernährung, der Genuss von Alkohol und Zucker sowie die Frage, ob wir rauchen oder Hormonpräparate einnehmen.

ÄUSSERE FAKTOREN

- **Wohnort**

Ich bin auf dem Land geboren und aufgewachsen, arbeitete zunächst in den Cotswolds und später in London und konnte beobachten, wie der Wohnort die Haut beeinflusst. Auf dem Land sah ich defekte Kapillaren, empfindliche Haut, Rosazea und wettergegerbte Haut. In London litten meine Kundinnen häufiger unter verstopften Poren und Akne im Erwachsenenalter. Luftverschmutzung, Stress, Fastfood und kurze Nächte forderten ihren Tribut.

- **Klima**

In einem trockenen Klima ist auch die Haut oft trocken und sensibel, erste Fältchen stellen sich früher ein; in kaltem Klima neigt die Haut zu Sprödigkeit. Bei hoher Luftfeuchtigkeit bewahrt die Haut auch leichter Feuchtigkeit, hier verschlimmern sich allerdings Probleme mit fettiger Haut, da man mehr schwitzt, die Poren verstopfen und Ausschläge auftreten.

HORMONE

Die Hormone zählen zu den inneren Faktoren, die jedoch durch äußeren Gegebenheiten immens beeinflusst werden. Das Hormonsystem bestimmt, wie unsere Haut aussieht und sich anfühlt. Ist der Hormonhaushalt ausgeglichen, sind wir glücklich und gesund. Auf körperlicher Ebene haben wir eine strahlende Haut, Lust auf Sex, einen regelmäßigen Monatszyklus, glänzendes Haar und ein stabiles Körpergewicht.

Meistens denkt man beim Wort »Hormone« an die männlichen und weiblichen Sexualhormone Testosteron, Östrogen und Progesteron, doch im Körper wirken noch viele weitere. Ich stelle mir vor, dass diese in Reagenzgläsern aufgereiht sind, die jeweils mit genau der Hormonmenge gefüllt sind, die der Körper für sein Gleichgewicht benötigt. Wird eines ausgeleert oder ein anderes nachgefüllt, müssen alle anderen sich bemühen, das Gesamtgleichgewicht wiederherzustellen. Dieser Prozess bestimmt den Zustand unserer Haut. Jedes Hormon hat einen anderen Einfluss auf die Haut.

- ÖSTROGEN: Das weibliche Sexualhormon, das die Haut einer Frau frisch, gut durchfeuchtet, weich und jung aussehen lässt. Die Haut altert, wenn der Östrogenspiegel sinkt.

- TESTOSTERON: Das männliche Sexualhormon führt zu fettigerer, dickerer Haut und regt die Kollagenproduktion an.

- ANDROGENE: Zu diesen zählen viele männliche Hormone, aber Frauen brauchen sie auch. Sie stimulieren die Kollagenproduktion, sorgen für eine straffere, aber auch fettigere Haut und spielen bei Akne eine Rolle.

Die wichtigste Drüse für die Haut ist die Schilddrüse. Sie produziert zwei Hormone, die die Entwicklung des Gehirns, die Atmung, die Gesundheit der Knochen, die Körpertemperatur, Gewichtszu- und -abnahme, Muskelkraft sowie den Stoffwechsel steuern. Bei einer Überfunktion der Schilddrüse wird Ihnen warm, Sie schwitzen und erröten leicht. Bei einer Unterfunktion ist die Haut oft trocken.

Bei einer medizinisch nicht erkannten Hormonstörung kann keine Creme der Welt der Haut helfen; bestimmte Verhaltensweisen, Behandlungen und Produkte können bei der Hautpflege jedoch unterstützend wirken. Häufige Anzeichen für ein Hormonungleichgewicht sind:

- Lethargie
- Dünner werdendes Haar
- Keine Lust auf Sex
- Hautausschläge
- Gewichtszunahme
- Stimmungsschwankungen
- Konzentrationsschwäche
- Schlaflosigkeit
- Angstzustände und Verstimmungen
- Hitzewallungen und Nachtschweiß

12 Wege zu hormoneller *Balance*

1. Reduzieren Sie Toxine in Form von Pestiziden, Kunststoffen und Haushaltschemikalien. Bisphenol kommt in Wasserflaschen und Lebensmittelverpackungen vor, Phtalate und PVC in Kosmetika und Haarpflegeprodukten.

2. Essen Sie möglichst oft Bioprodukte. Diese sind zwar teurer, aber bei Anzeichen für eine erhöhte Konzentration von Giftstoffen lohnt sich diese Investition.

3. Kochen Sie Ihr Essen lieber selbst, statt sich mit Fertiggerichten zu behelfen.

4. Erhöhen Sie die Magnesiumzufuhr, am besten durch Auftragen auf die Haut in Form eines Öls oder Sprays.

5. Benutzen Sie einen Wasserfilter für Trinkwasser.

6. Helfen Sie Ihrer Leber bei der Arbeit. Die Gesundheit des wichtigsten Entgiftungsorgans, das die Hormonproduktion vorbereitet, ist von enormer Bedeutung. Brokkoli, Kohl, Chicoree, Rüben und grünes Blattgemüse unterstützen ihre Funktion.

7. Kaffee wirbelt den Hormonhaushalt durcheinander. Wechseln Sie zu Kräutertees. Wenn es Sie nach Kaffee verlangt, probieren Sie koffeinfreien oder Zichorienkaffee. Und wenn es doch Kaffee sein muss, trinken Sie ihn vor 15 Uhr, immer mit einem großen Glas Wasser, um ihn stark zu verdünnen.

8. Verzichten Sie möglichst auf Alkohol. Er belastet die Leber und destabilisiert den Blutzuckerhaushalt. Trinken Sie Alkohol nicht auf leeren Magen und und zu jedem Glas Wein ein Glas Wasser. Ein Vitamin-B-Präparat am Morgen unterstützt die Entgiftung der Leber. Auch Chlorella ist ein fantastisches Nahrungsergänzungsmittel, das die schädigende Wirkung von Alkohol ausgleicht.

9. Meiden Sie schlechte Fette mit (mehrfach) gesättigten Fettsäuren. Öle und Fette mit viel ungesättigten Omega-n-Fettsäuren sind »gute Fette«, die entzündungshemmend wirken. Man findet sie in Lein- und Chiasamen, in Lebertran und Sanddornöl.

10. Vermeiden Sie Phytoöstrogene. Das sind natürlich in Pflanzen – wie Soja – vorkommende Substanzen, die hormonähnlich wirken. Soja ist zwar gesund, doch zu viel davon verhindert, dass der Körper das in Schilddrüse, Brüsten und Eierstöcken gespeicherte Jod verarbeitet, das für den Zellstoffwechsel sorgt und das hormonelle Gleichgewicht bewahrt.

11. Übertreiben Sie es nicht mit dem Sport. Natürlich sollten Sie Ihr Fitnesstraining nicht aufgeben. Doch sehr anstrengendes, tägliches Kreislauftraining kann Ihre Hormone aus dem Gleichgewicht bringen und den Menstruationszyklus stören. Also alles in Maßen! Erwägen Sie ruhigere Sportarten wie Schwimmen, Walken, Pilates oder Yoga.

12. Ergänzen Sie Ihre Nahrung durch Jod, das den meisten Menschen fehlt und in Meeresfrüchten und Algen enthalten ist, durch Vitamin D_3 aus Lebertran; durch Magnesium, das unzählige Prozessen im Körper fördert und den Schlaf verbessert; und durch Mariendistel für die Leber.

Einkaufsliste für gesunde Hormone

- ✓ Chiasamen
- ✓ Leinsamen
- ✓ Sonnenblumenkerne
- ✓ Sesamsaat
- ✓ Pinienkerne
- ✓ Pistazien
- ✓ Eier – einschließlich Eigelb
- ✓ Fetter Seefisch
- ✓ Mandeln

ANTIOXIDANTIEN & FREIE RADIKALE *im* RICHTIGEN VERHÄLTNIS

Freie Radikale sind instabile Moleküle, die überall vorkommen – in der Luft, in unserem Körper und in den Materialien, die uns umgeben.

Umweltverschmutzung, Sonnenlicht und Rauchen regen die Produktion freier Radikaler an. Diese heften sich an gesunde Zellen, um sich zu stabilisieren – und verwandeln sie ebenfalls in freie Radikale. Diese werden von unserem Körper für die Bekämpfung von Bakterien benötigt, aber wenn sie im Verhältnis zu den Antioxidantien übermächtig werden, verursachen sie sogenannten oxidativen Stress, der die Zellen schädigt. Als Gegenwehr produziert der Körper eine ganze Armee von Antioxidantien. Ich stelle mir diese als ruhige, vermittelnde Zellen vor. Sie bringen die freien Radikalen wieder ins Gleichgewicht, ohne selbst Schaden zu nehmen. Für eine gute Gesundheit und schöne Haut muss unsere Nahrung viele Antioxidantien enthalten.

EINE AUSREICHENDE MENGE ANTIOXIDANTIEN AUFNEHMEN

Die Vitamine A, C, E, Folsäure, Betacarotin und Phytochemikalien wie Carotinoide, Flavonoide, Allylsulfide und Polyphenole sind Antioxidantien, die der Haut nutzen. Vollwertnahrung – Vollkornprodukte, Obst und Gemüse – enthält Phytochemikalien; in Fertignahrung und raffinierten Lebensmittel fehlen diese hingegen fast völlig. Da unsere pflanzliche Nahrung aufgrund moderner Ackerbaumethoden heute weniger Antioxidantien enthält als noch vor wenigen Jahrzehnten, benötigen wir eventuell zusätzliche Nährstoffe und Ergänzungsmittel. Antioxidantien kommen in der Hautpflege vielfältig zum Einsatz, jede Anwendung verfolgt einen anderen Zweck. Da alle Pflanzen Antioxidantien enthalten, stellt sich die Frage, welche den höchsten Gehalt aufweisen und welche Formel eine Creme oder ein Serum befähigt, sie auf die Haut zu übertragen. Für äußerliche Anwendungen bevorzuge ich die Antioxidantien Vitamin C und E, Resveratrol, Retinol und grünen Tee.

Die 70/30-Regel

Wenn Sie Ihrer Haut und Ihrem Körper zu 70 Prozent gesunde Speisen, moderaten Sport und gute Hautpflege zukommen lassen, können Sie die restlichen 30 Prozent guten Gewissens vernachlässigen. Trinken Sie Ihr Glas Wein, genießen Sie einen Riegel Schokolade – Ihre Haut wird es auch verkraften, wenn Sie Ihr Make-up mal einen Abend nicht entfernen. Unerreichbare Perfektion anzustreben verstärkt nur den negativen Druck.

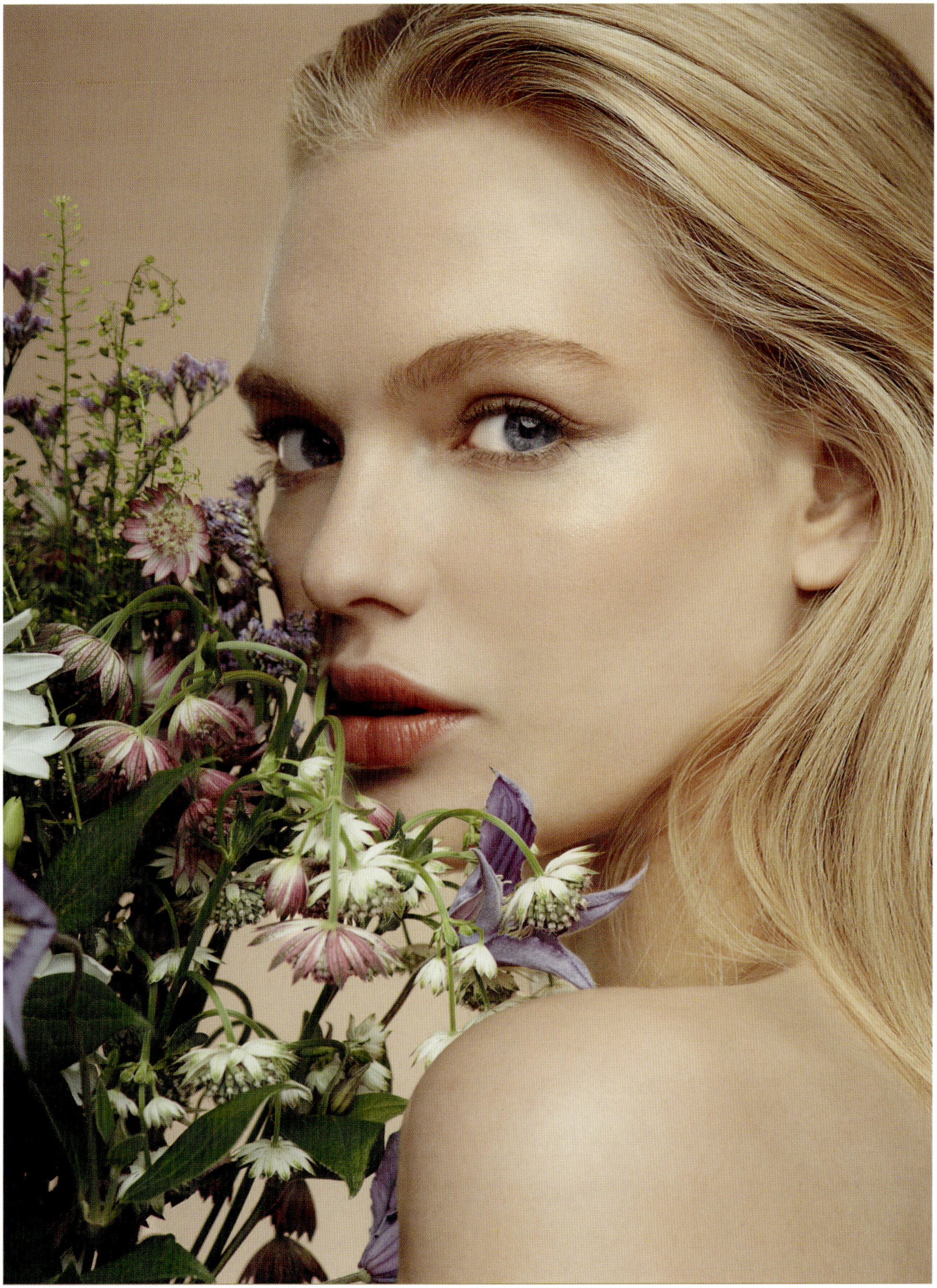

WASSER, WASSER ÜBER ALLES

Wir wissen alle, dass es für unsere Haut wohltuend ist, wenn wir viel Wasser trinken. Aber *warum*?

Schon gewusst?

- Zellen bestehen zu rund 80 Prozent aus Wasser und sie benötigen es, um richtig zu funktionieren, es ist ein Lösungsmittel für die Stoffe in der Zelle. Gesunde Zellen erneuern sich schneller und sorgen für einen strahlenden Teint.

- Eine gut hydrierte Zelle ist rund und prall und mildert kleine Fältchen ab.

- Wasser spült Giftstoffe (Stoffwechselendprodukte) aus dem Körper und sorgt für ein frisches Aussehen der Haut. Nehmen Sie sich jeden Tag eine 2-Liter-Flasche vor; trinken Sie die Hälfte vor dem Mittagessen, die andere Hälfte im Laufe des Nachmittags.

- Trinken Sie sehr viel auf einmal, sondert Ihr Körper die nicht verwertbare Menge aus. Nehmen Sie jedoch das Wasser nach und nach zu sich, wird es zuerst den lebenswichtigen inneren Organen zugeführt. So sichert der Organismus sein Überleben. Zum Schluss wird die Haut hydriert.

- Trinken Sie acht Gläser Wasser täglich. Der persönliche Bedarf schwankt jedoch. Haben Sie fünf Tassen Kaffee getrunken, einen schweißtreibenden Weg zur Arbeit hinter sich oder Sport getrieben? Sind Sie in den Wechseljahren? Hatten Sie Sex? All diese Dinge beeinflussen Ihren Flüssigkeitsbedarf.

FITNESSTRAINING MACHT SCHÖN

Bewegung wirkt sich auf unsere Haut enorm positiv aus. Sie regt die Durchblutung an und versorgt die Haut mit frischen Nährstoffen. Wir atmen tiefer, nehmen so mehr Sauerstoff auf und unser Körper produziert Glückshormone. Ein sitzender Lebensstil begünstigt frühzeitige Alterung. Suchen Sie sich eine Aktivität, die Ihnen Spaß macht und in Ihren Tagesablauf passt. Nutzen Sie Ihre Mittagspause für eine Yogastunde, nehmen Sie an einem Online-Work-out teil, während die Kinder schlafen, oder probieren Sie Freizeitaktivitäten in Wohnortnähe, etwa Surfen, Reiten oder Klettern.

Tipp

Melden Sie sich zu einem Kurs an. Müssen Sie bezahlen, ist das für viele ein Motivationsgrund mehr, dranzubleiben. Aber verzeihen Sie sich, wenn Sie einmal keine Zeit haben oder sich nicht fit fühlen. Nächste Woche klappt es sicher wieder.

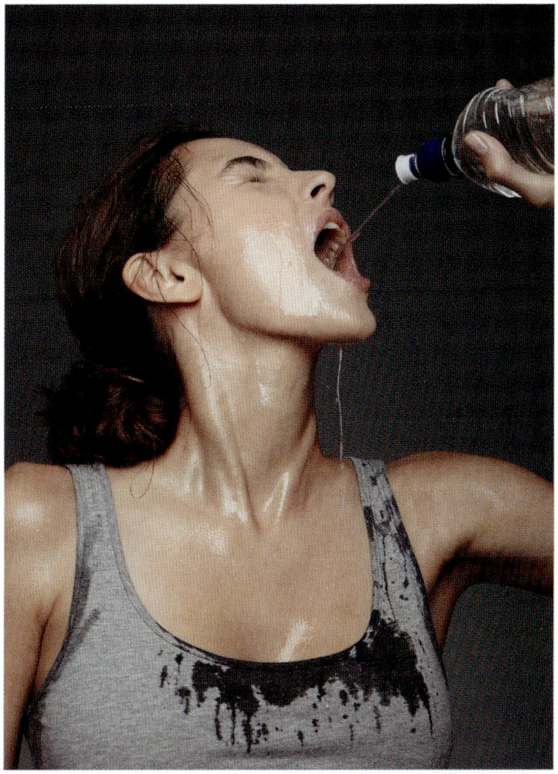
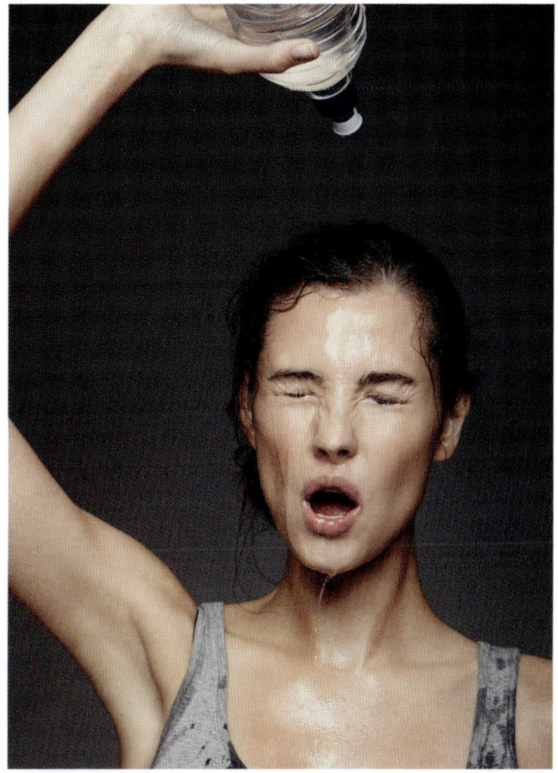
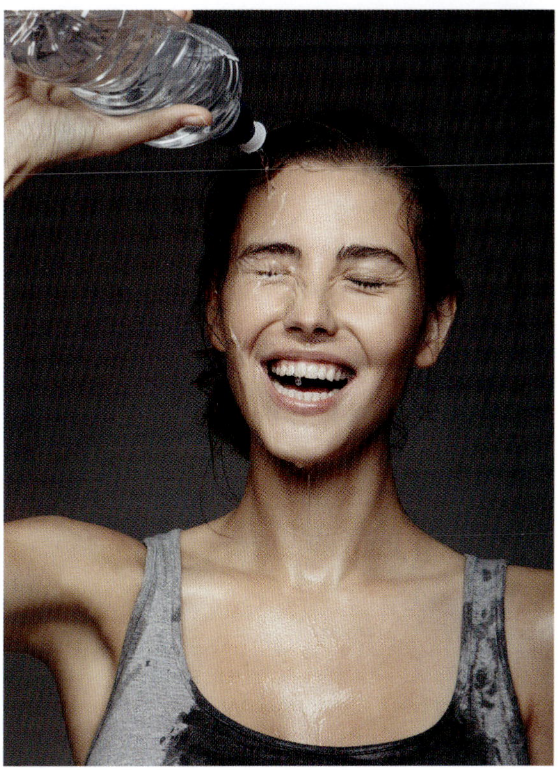
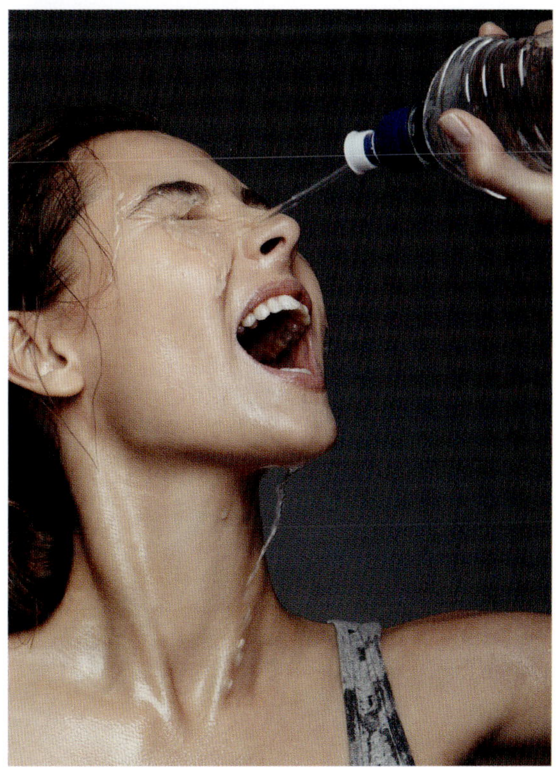

SONNEN-BRÄUNEN *oder* NICHT?

Wird unsere Haut UV-Strahlen ausgesetzt, aktiviert sie ihren Schutzmechanismus: Bestimmte Zellen, die Melanozyten, produzieren das Pigment Melanin, das die Hautfarbe bestimmt. Je mehr Melanozyten wir haben, desto dunkler ist unsere natürliche Hautfarbe. Das unter Sonneneinfluss erzeugte Melanin verleiht unserer Haut den begehrten goldenen Schimmer.

In meiner Jugend in den 1980er-Jahren hatte ich in den Sommerferien vor allem ein Ziel: maximale Hautbräune. In Spanien- und Frankreichurlauben brutzelte ich unter duftendem Sonnenöl mit Freunden um die Wette. Zum Glück kennen wir heute den Zusammenhang zwischen Sonneneinstrahlung, Hautalterung und Krebs und wissen, dass wir uns vor zu viel UV-Strahlung schützen müssen.

ZU VIEL SONNE – ODER NICHT GENUG?

Mehrere Faktoren sind hier zu bedenken. Für unsere Gesundheit brauchen wir etwas Sonne. Wir sind nicht dafür geschaffen, ausschließlich in Innenräumen zu leben oder uns nur unter einer Schicht Sonnenschutzmittel ins Freie zu wagen. Unsere Haut braucht Sonnenlicht, damit unser Körper ausreichend Vitamin D erzeugen kann. Zu viel kann bestenfalls zu vorzeitiger Hautalterung, schlimmstenfalls zu Krebs führen. UVA-Strahlen dringen tief in die Haut ein, wo sie unsere DNA verändern, die Elastinfasern schädigen und schlaffe Haut, Falten, Pigmentierung und eine ungleichmäßige Hautoberfläche verursachen können. Sie dringen auch durch Fenster und Wolken – ein bedeckter Himmel schützt keinesfalls vor UV-Strahlen. UVB-Strahlen verursachen Verbrennungen (merken Sie sich »B« für »Brennen«), sorgen aber ebenfalls für die Produktion von Vitamin D.

VITAMIN D

Vitamin D ist kein Vitamin wie viele andere, denn es ist fettlöslich und wird vom Körper selbst hergestellt (und in Leber und Nieren gespeichert). Fehlt es, kann unser Körper Kalzium nicht so gut aufnehmen, es können sich gravierende gesundheitliche Probleme wie Bluthochdruck, Verdauungsstörungen, Kopfschmerzen, unruhiger Schlaf, depressive Verstimmung, saisonal abhängige Depression, Parkison, Arthritis, Osteoporose, Diabetes, Herzerkrankungen und Krebs einstellen. In der Nahrung kommt es kaum vor – in erster Linie in Leber und fetten Fischen (z. B. Thunfisch, Lachs, Makrele, Schwertfisch), in geringen Mengen auch in Käse, Milch und Pilzen. Weil die wichtigste Vitamin-D-Quelle UVB-Strahlen sind, sollten wir täglich etwas Sonnenlicht »konsumieren«.

Wer sich 15–20 Minuten ungeschützt der Sonne aussetzt, ist ausreichend mit Vitamin D versorgt zu sein. Der Bedarf ist jedoch von Mensch zu Mensch verschieden, je nach Körpergewicht, Hauttyp und Hautton. Je höher der Melaningehalt der Haut, je dunkler demzufolge ihr Ton ist, desto mehr Sonneneinstrahlung ist für die Bildung der kritischen Menge Vitamin D erforderlich. Frauen sind häufiger von Vitamin-D-Mangel betroffen als Männer. Schützen Sie sich bei längeren Aufenthalten im Freien stets mit Sonnencreme, aber planen Sie tägliche Freigänge ein. Ein Vitamin-D-Ergänzungsmittel kann ebenfalls hilfreich sein.

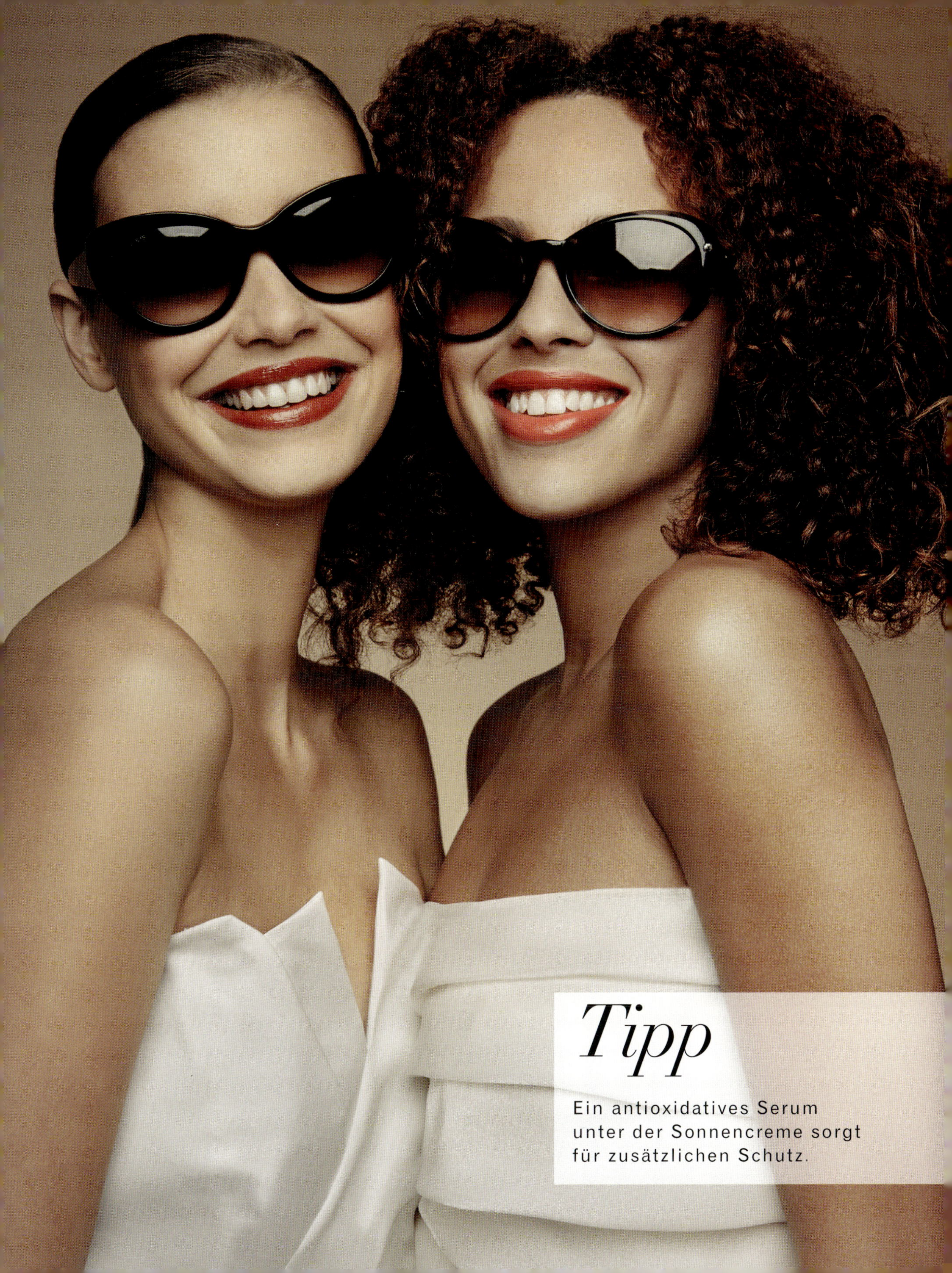

Tipp

Ein antioxidatives Serum unter der Sonnencreme sorgt für zusätzlichen Schutz.

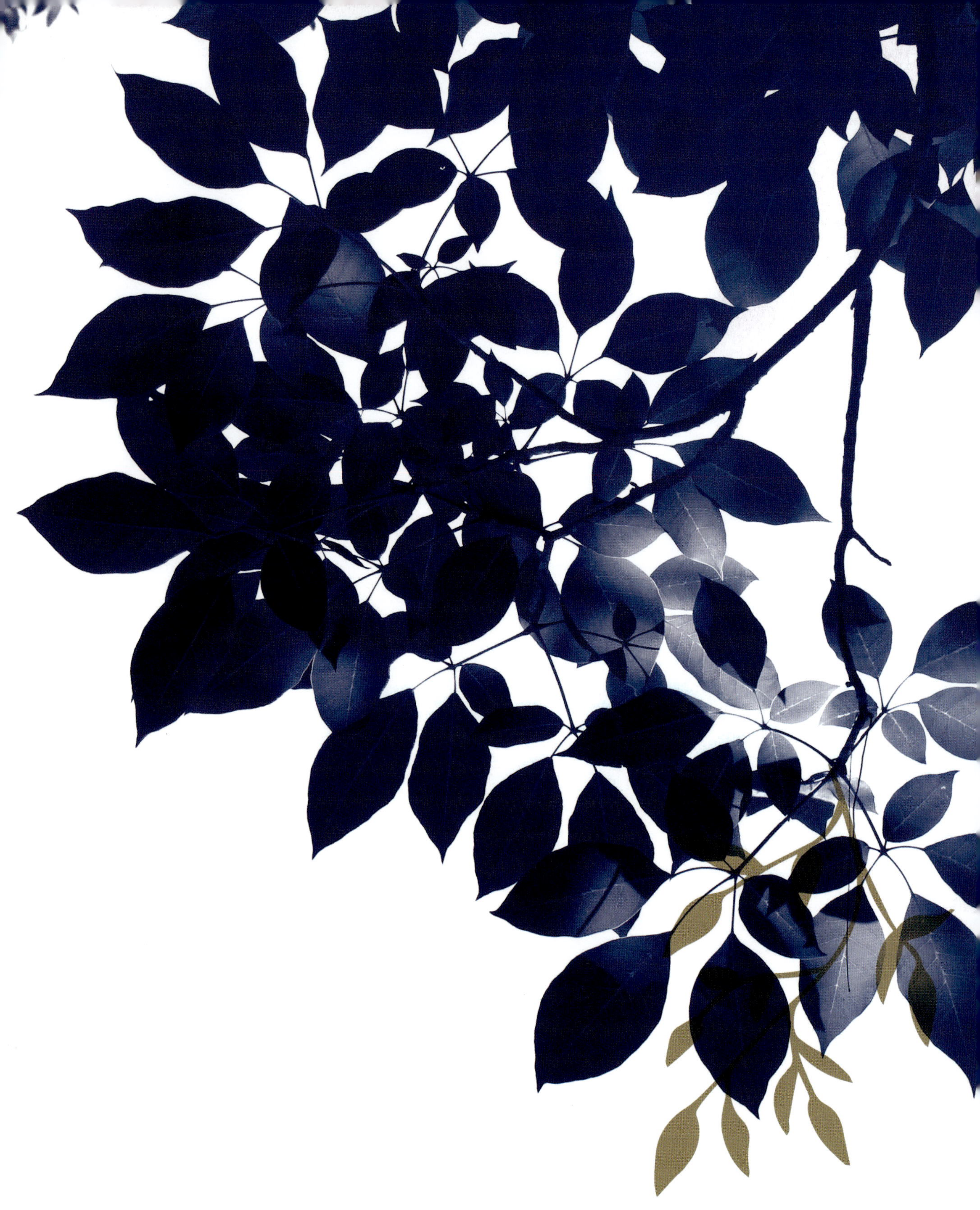

ZWEI

VERBINDUNG VON HAUT UND PSYCHE

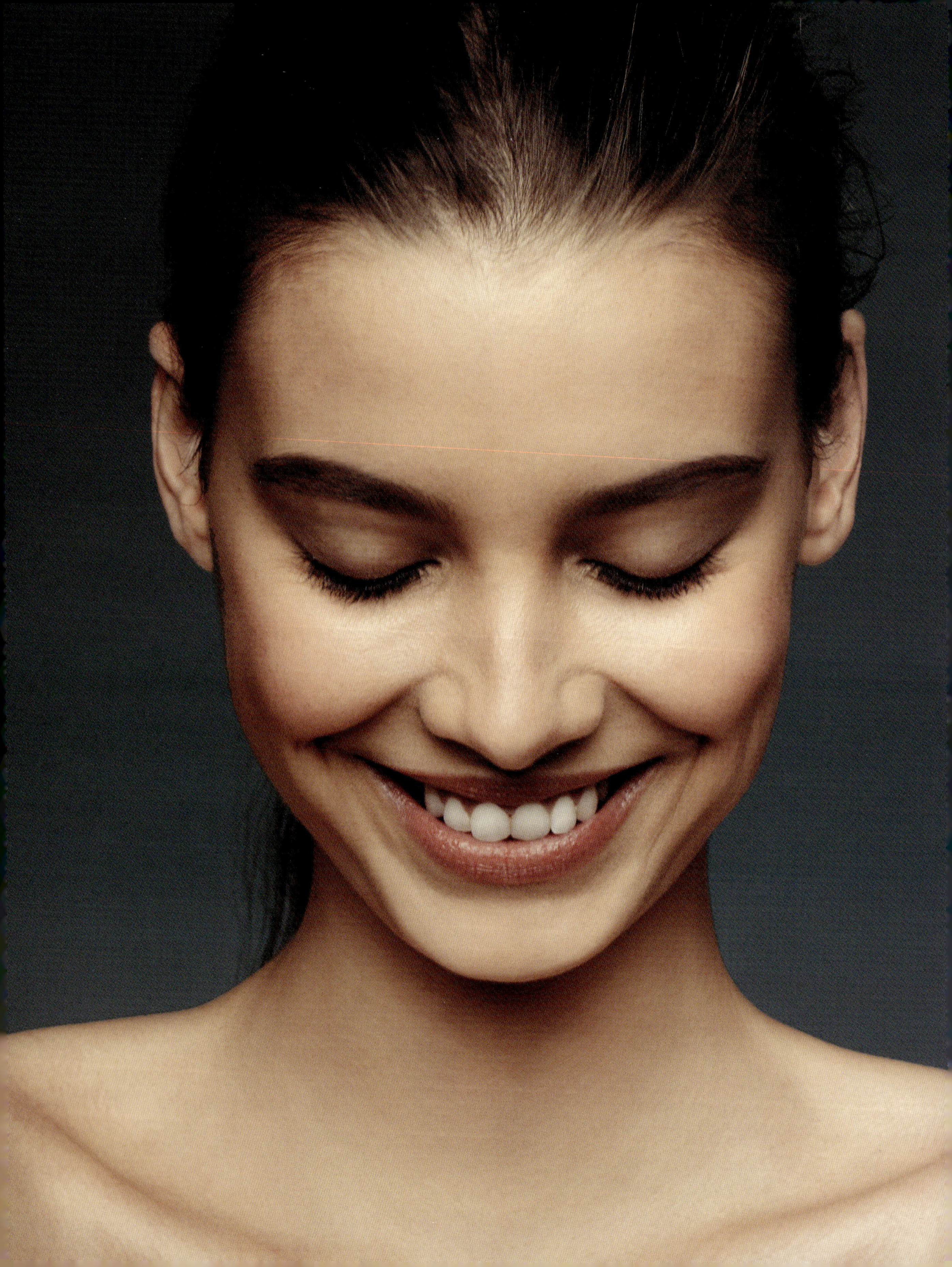

»Alles hat seine
ureigene Schönheit,
aber nicht jeder
sieht sie.«

KONFUZIUS

Wie ACHTSAMKEIT *und* MEDITATION IHNEN GUTTUN

Die Haut ist unsere äußere Schutzschicht. Sie fängt alle Angriffe von außen ab, zum Schutz unseres Körperinneren. Gleichzeitig ist sie unser größtes Sinnesorgan und Botin der Gefühle – bei Angst stellt sie die Haare auf, bei Scham errötet sie verräterisch. Sie ist die Leinwand für unsere Trauer, unseren Ärger und unsere Freude, mit ihr tauschen wir Berührungen aus, wenn wir Zuneigung zeigen möchten. Diese Verbindung zwischen Haut und Psyche nennen Experten Psychodermatologie. Es ist die Wissenschaft, die erklärt, warum äußerlich sichtbare Hautprobleme wie Akne, Psoriasis, Ekzeme und Rosazea oft innere Ursachen wie Stress oder Sorgen haben. Die sichtbaren Probleme mit der Haut machen unserem Selbstbewusstsein dann zusätzlich zu schaffen und verschlimmern die Situation. So führt die Verbindung von Haut und Psyche zu einem fatalen Teufelskreis.

“

Du darfst Meisterwerk und unfertiges Produkt in einem sein.

SOPHIA BUSH

“

Das Leben besteht zu 10 Prozent aus dem, was dir widerfährt und zu 90 Prozent aus dem, wie du darauf reagierst.

Einige Ansätze, die uns helfen können, diesen Zyklus zu durchbrechen, sind buchstäblich nur einen Atemzug weit entfernt und kosten uns bis auf ein paar Augenblicke unserer Zeit nichts. Meditation ist nicht nur etwas für die spirituell Erleuchteten. Es ist eine recht einfache Technik, die uns lehren kann, im Augenblick zu leben, um glücklicher und produktiver zu werden. Unzählige Studien haben nachgewiesen, dass sie unser körperliches und seelisches Wohlbefinden gleichermaßen positiv beeinflussen kann.

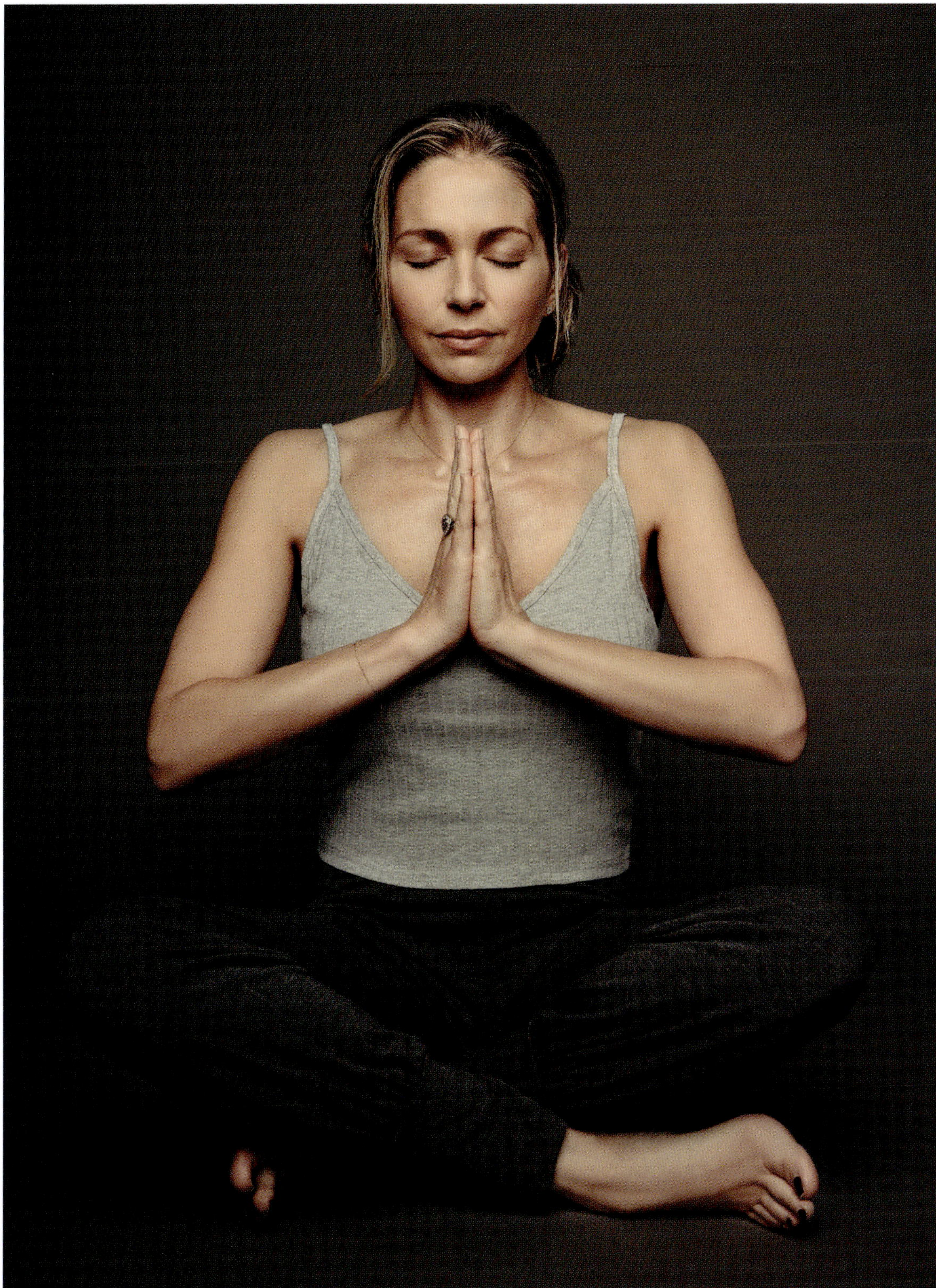

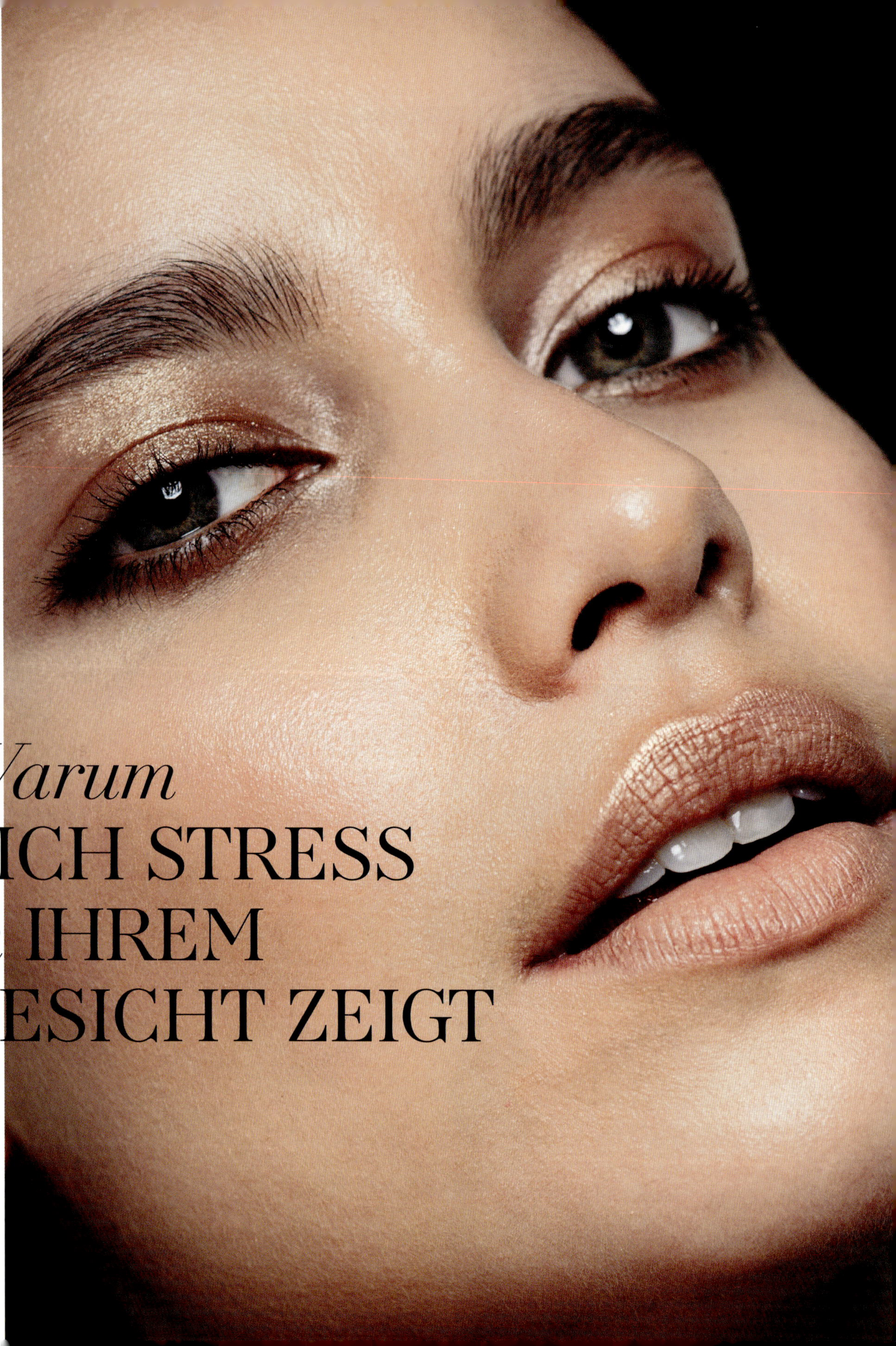

Warum SICH STRESS *in* IHREM GESICHT ZEIGT

Ein Leben ohne Stress ist fast unmöglich. Er ist eine natürliche körperliche Reaktion, die uns in die Lage versetzt, auf eine kritische oder bedrohliche Situation zu reagieren. In diesem »Flucht-oder-Kampf«-Modus schüttet unser Körper die Hormone Adrenalin, Cortisol und Noradrenalin aus, die uns helfen, mit einer Bedrohungslage umzugehen. Der Puls beschleunigt sich, die Blutzufuhr zu Gehirn und Muskeln steigert sich um bis zu 500 Prozent, der Mageninhalt wird sauer bis zum Schmerz – sogar die Struktur unseres Kollagens und unseres Bindegewebes wird beschädigt. Ein bisschen Stress tut uns hingegen ganz gut, denn er fördert Ehrgeiz, Konkurrenzdenken und erhöht die Energie, doch davon haben manche ohnehin zu viel. Kein Wunder, wenn wir verspannt, reizbar, ängstlich und unkonzentriert sind. Der Effekt von Stress verstärkt sich: Mit der Zeit leiden unsere Haut und unser Körper darunter. Akne, Rosazea, Ekzeme, Psoriasis, vorzeitige Hautalterung und weitere Beschwerden stehen in direktem Zusammenhang mit überhöhtem Stress. Ihn zu regulieren, sollte neben der Anwendung kosmetischer Produkte Teil Ihres täglichen Programms sein. Denken Sie daran, dass Stress uns den Schlaf raubt – und damit eines der wichtigsten Mittel, das unseren Hautzellen erlaubt, sich über Nacht zu regenerieren.

DER STRESS-PICKEL-ZYKLUS

Ich hatte Hunderte von Kundinnen mit den verschiedensten Hautproblemen, doch die problematischste Haut hatten diejenigen mit dem meisten Stress. Unter Stress setzt unser Körper Hormone frei, die die Fettproduktion der Haut anregen. Das Ergebnis sind Pickel und Ausschläge, was erklären kann, warum adulte Akne auf dem Vormarsch ist. Klinische Studien haben erwiesen, dass 40–55 Prozent der Erwachsenen zwischen 20 und 40 Jahren permanent leichte Akne haben. Dem *Journal of the American Academy of Dermatology* zufolge leiden 54 Prozent der Frauen über 25 an einer Form von Gesichtsakne.

Leider endet der Stress-Haut-Zyklus damit nicht. Bei der Nahrungsaufnahme setzt der Körper Insulin frei, um Energie zu speichern. Je gestresster wir sind, desto mehr Insulin wird produziert. Das wiederum stimuliert die Produktion bestimmter Hormone, der Androgene, die die Poren verstopfen und so Pickel begünstigen. Stress leitet außerdem Blut ans Gehirn und die Muskeln um, denn der Körper glaubt, dort werde es am dringensten gebraucht, um eine Gefahrensituation zu meistern. Deswegen weicht Menschen mit Angst alles Blut aus dem Gesicht. Weil sich das meiste Blut anderswo befindet, werden der Haut zu wenig Nährstoffe und Sauerstoff zugeführt, um die Pickel zu heilen.

STRESS UND ALTERN

Der Gesichtsausdruck verrät uns, ob jemand glücklich oder gestresst ist. Beim Stirnrunzeln verspannen sich die Gesichtsmuskeln, die Durchblutung wird behindert. Je öfter Sie die Stirn runzeln, desto wahrscheinlicher werden die Falten dauerhaft. Stress löst auch eine Reihe von Kettenreaktionen im Körper aus, die die Hautalterung beschleunigen.

- *Reduzierte Blutzufuhr*

Bei Stress werden den Hautzellen weniger Nährstoffe und Sauerstoff zugeführt. Mit der Zeit verlangsamt sich die Zellerneuerung und die Haut wirkt blass und matt.

- *Anstieg von Cortisol*

Wenn der Körper Cortisol produziert, setzt er sofort Zucker frei, um den Körper mit Energie zu versorgen. Doch diese Zucker führen nicht nur zu Entzündungen in der Haut, sondern Cortisol beschädigt und zerstört das stützende Collagen- und Elastingewebe. Im Laufe der Jahre bekommen wir mehr Falten.

- *Beschädigung der DNA*

Kleine Bestandteile, sogenannte Telomere, sitzen auf den Enden der DNA-Stränge, um zu verhindern, dass diese ausfransen – ähnlich den Enden von Schnürsenkeln. Durch Stress werden diese »aufgetrennt«, und wenn eine Hautzelle davon betroffen ist, wird der Alterungsprozess stark beschleunigt.

TOP 10 TIPPS

für DEN UMGANG *mit* STRESS

Leider ist ein Leben in ungetrübter Heiterkeit und Harmonie ein unrealistischer Traum. Wenn wir den Stress auch nicht vollständig aus unserem Leben verbannen können, gibt es doch einige Methoden, ihn zu reduzieren.

1 MEDITIEREN

Nur ein paar Minuten Meditieren am Tag können Angst und Stress reduzieren. Mit 19 Jahren litt ich an Angstzuständen, und durch Hypnotherapie erfuhr ich, welche Kraft ein positives Mantra ausübt. Beim Meditieren die Worte »unbefangen, gelassen, gefasst, zuversichtlich und mutig« zu wiederholen half mir aus der Angstspirale. Setzen Sie sich aufrecht hin, beide Füße flach auf dem Boden. Entspannen Sie Ihren Körper, schließen Sie die Augen und atmen Sie mehrmals tief ein und aus. Überlegen Sie sich Ihr eigenes positives Mantra oder konzentrieren Sie sich einfach auf Ihre Ein- und Ausatmung. Stellen Sie anfangs Ihre Stoppuhr auf 5 Minuten; später können Sie die Dauer auf 10 oder 15 Minuten erhöhen.

2 IN DEN BAUCH ATMEN

Atmen Sie tief in den Bauch, fühlen Sie sich ruhiger und stärker geerdet und nehmen den Augenblick bewusst wahr. Es fließt mehr Sauerstoff durch den Körper und Ihr Teint wird schöner. Wenn mir etwas Probleme bereitet, unterbreche ich meine Tätigkeit 5 Minuten lang und konzentriere mich auf meine Atmung. Ich folge dem Muster »5 Sekunden einatmen, 5 Sekunden halten, 5 Sekunden ausatmen«. Atmen Sie sanft fließend, genauso tief aus wie ein, langsam und durch die Nase; spüren Sie, wie der Atem aus dem Bauch kommend zu Ihrem Scheitel aufsteigt und wieder zurückfließt.

3 SCHREIBEN

Manchmal liege ich nachts wach oder erwache sehr früh, den Kopf voller Dinge, die ich erledigen muss. In einem Notizbuch neben meinem Bett halte ich alle meine Gedanken fest, um mich zu beruhigen. Die Sicherheit, nichts zu vergessen, hilft mir beim Einschlafen.

4 LACHEN

Es ist verblüffend, wie wohltuend Lachen ist. Beim Lachen setzen wir Glückshormone frei und unser Körper entspannt sich.

5 STIMULANZIEN MEIDEN

Auch ich gönne mir ab und an einen Kaffee, ein Glas Wein oder ein Stück Schokolade, aber alles in Maßen!

6 MASSAGE

Massage löst Muskelverspannungen und lässt die Nervenenden in der Haut »Entspannungs«-Botschaften ans Gehirn senden. Das Touch Research Institute der Universität von Miami wies nach, dass Massage die Stimmung und das Hautbild bei einer Gruppe von Kindern mit Hautrötungen und Hautjucken verbesserte.

7 ZEIT FÜR SICH

Gehen Sie spazieren, nehmen Sie ein heißes Bad, setzen Sie sich in den Park oder gehen Sie zum Yoga. Legen Sie eine Weile alle elektronischen Geräte weg und suchen Sie einen Ort auf, an dem Sie ungestört sind.

8 FREUNDE TREFFEN

Freunde können uns helfen, Dinge in einem anderen Licht zu sehen, sodass wir über etwas, das uns gestresst hat, vielleicht sogar lachen können. Allein über seine Ängste zu sprechen wirkt schon therapeutisch.

9 TÄGLICH ETWAS GESUNDES

Nehmen Sie die Treppe statt den Aufzug, greifen Sie zu Obst oder einem Schönheitspraliné (s. S. 154) statt zur gewohnten Süßigkeit, trinken Sie grünen Tee zum Frühstück statt Kaffee, essen Sie Vollkornreis statt Pasta. Eine gesunde Maßnahme am Tag schenkt Ihnen ein richtig gutes Gefühl.

10 KÖRPERTRAINING

Körperliche Aktivität setzt Endorphine frei. Diese reduzieren unsere Schmerzrezeptoren und sorgen für positive Gefühle in unserem Körper, sodass wir uns glücklich(er) fühlen. Training baut zudem unter Stress angestaute Aggressionen ab.

SCHÖN DURCH SCHLAF

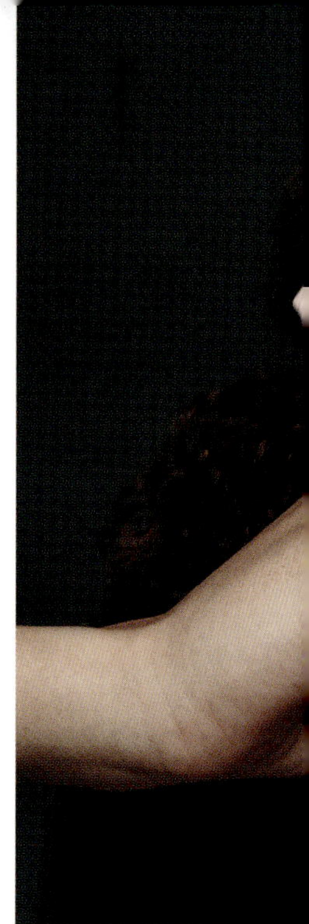

Aus gutem Grund heißt der nächtliche Schlaf auch »Schönheitsschlaf«. Unsere Gesichtsmuskeln entspannen sich vollkommen und unser Körper kann sich ganz auf einige lebenswichtige Aufgaben konzentrieren. Bei Schlafmangel bilden sich dunkle Ringe unter den Augen und ein müdes, bleiches Gesicht blickt uns aus dem Spiegel entgegen. Schon eine einzige schlaflose Nacht hinterlässt sichtbare Spuren.

Eine Studie des University Hospital Case Medical Center in Ohio hat den fachsprachlich Katabolismus genannten Prozess untersucht, den natürlichen Reinigungsprozess, bei dem Stoffwechselendprodukte zwecks Entgiftung abgebaut werden. Der Studie zufolge weisen Menschen mit Schlafmangel doppelt so viele Alterungsmerkmale auf wie Menschen, die ausreichend Schlaf bekommen.

1. REINIGUNG

Gesunder Schlaf fördert die natürliche Entgiftung des Körpers, das erkennt man an einem klareren Teint. Ohne Schlaf verstopfen die Poren, die Haut wird matt und neigt zu Pickeln.

2. REGENERIERUNG

Hautzellen erneuern sich nachts schneller als tagsüber, am effektivsten zwischen 1 und 2 Uhr. Die Kollagen- und Elastinproduktion steigt, weil die Produktion von Wachstumshormonen bei Anbruch der Nacht ihren Höhepunkt erreicht. Weniger Schlaf bedeutet langsamere Gewebeerneuerung, somit Verlust von Volumen und Festigkeit, die Haut wird schneller dünner.

3. MIKROZIRKULATION

In den Stunden zwischen 23 und 4 Uhr wird während des Schlafs die Mikrozirkulation, die Durchblutung der kleinsten Blutgefäße, angekurbelt. Die Haut wird vermehrt mit Sauerstoff und Nährstoffen versorgt, sodass sich die Zellen regenerieren und effektiver arbeiten.

4. MELATONINPRODUKTION

Das Hormon Melatonin mit seinen antioxidativen und entzündungshemmenden Eigenschaften trägt zur Regulierung unseres Schlaf-Wach-Rhythmus bei. Melatonin, dessen Ausschüttung um 2 Uhr ihren Höhepunkt erreicht, schützt uns vor Schäden durch freie Radikale. Wird die Produktion durch Schlafmangel gestört, leidet die Reparatur des Gewebes, die Haut wird sensibler und Alterungsspuren werden deutlicher sichtbar.

Für die Gesundheit der meisten Menschen sind 7–8 Stunden Schlaf optimal, sie zu erreichen, ist oft nicht so leicht. Ich leide regelmäßig unter Schlaflosigkeit und weiß, wie frustrierend es ist, stundenlang wach zu liegen, den Kopf voller Ideen, während man sich nach Schlaf sehnt. Folgende Tipps haben mir geholfen, meinen Schlafrhythmus wiederzufinden.

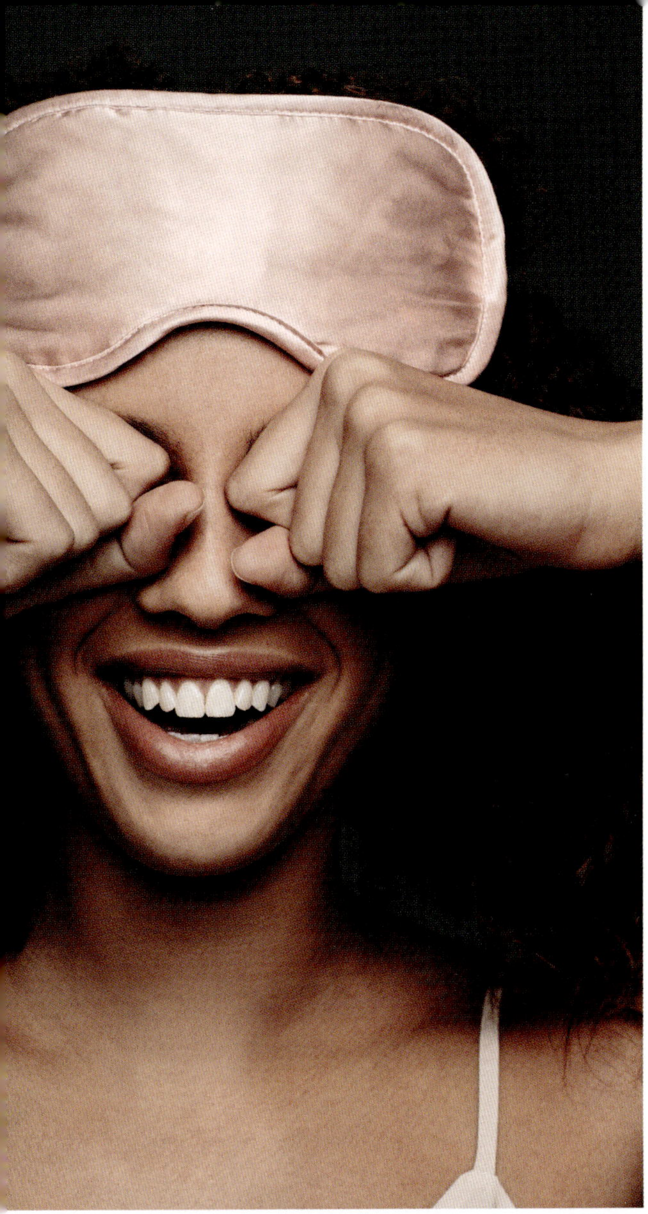
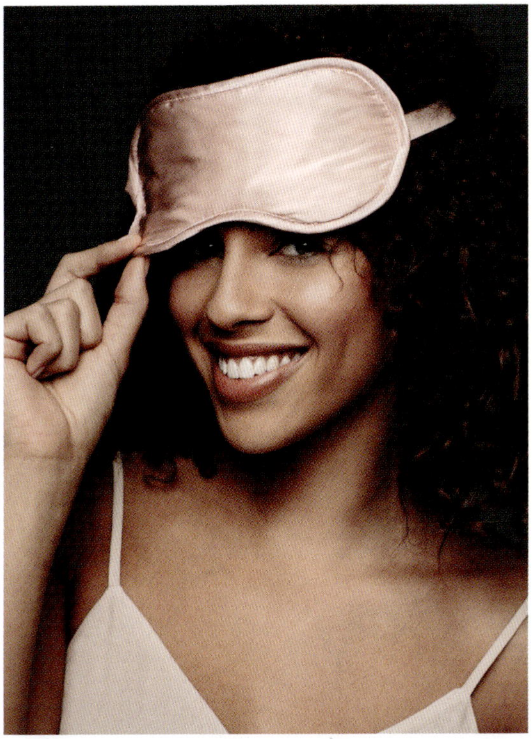
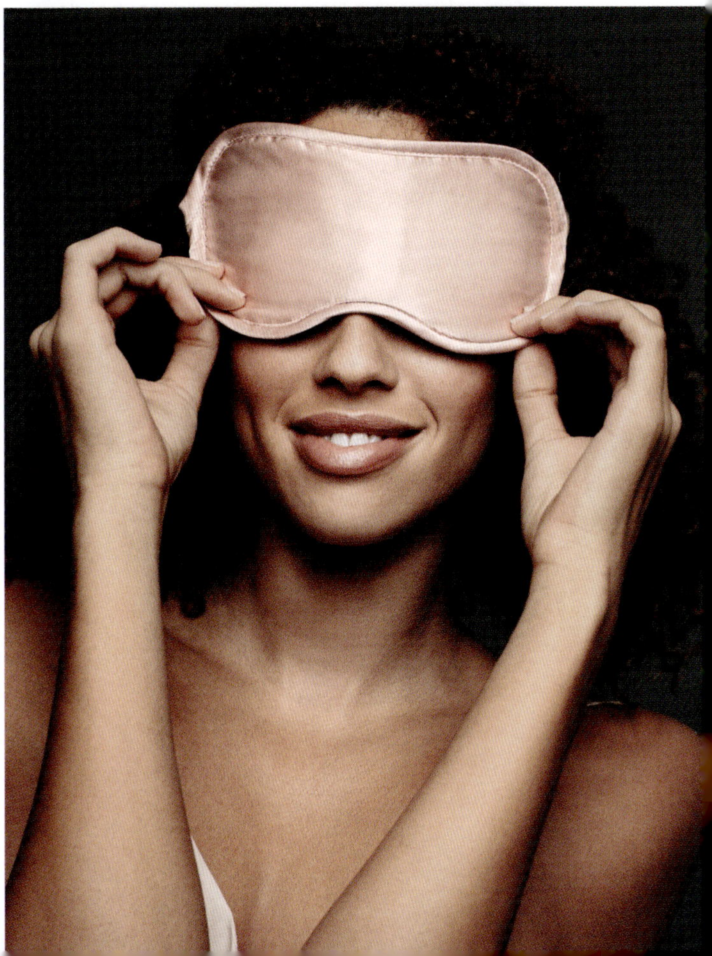
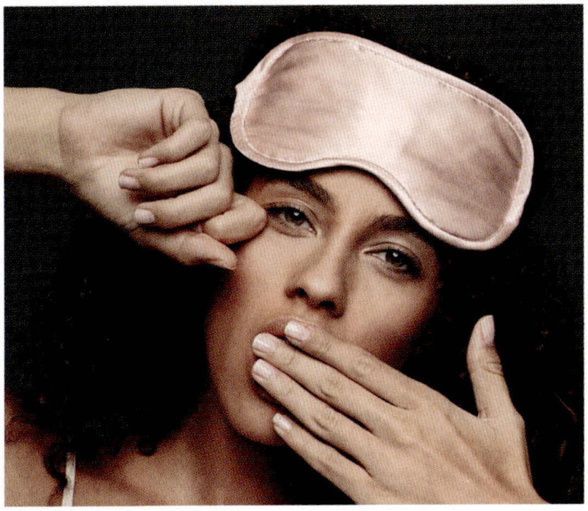

TOP 10 TIPPS

WIE SIE *Ihre* SCHÖNHEIT *im* SCHLAF PFLEGEN

Für Ihre Gesundheit benötigen die meisten Menschen 7–8 Stunden Schlaf, doch das gelingt nicht immer. Ist es Ihnen phasenweise nicht möglich, die erforderliche Schlafmenge zu bekommen, probieren Sie doch die folgenden Tipps einmal aus. Die erste drei sorgen dafür, dass Ihre Haut optimal versorgt ist.

1 REINIGEN

Auch wenn Sie sich nicht schminken, müssen Sie die Haut regelmäßig von Schmutz- und Hautpartikeln sowie Schweiß befreien, damit Ihr Teint strahlt.

2 ÖL AUFTRAGEN

Stellen Sie sich ein Gesichtsöl neben Ihr Bett für fünfminütige Massagen. Als sehr wohltuend empfinde ich die Massage von Akupressurpunkten. Das Öl nährt die Haut über Nacht und entspannt den Geist.

3 AUF DEM RÜCKEN SCHLAFEN

Das beugt Falten vor! Wenn wir auf der Seite schlafen, drücken wir unser Gesicht in das Kissen. Tun wir dies Nacht für Nacht, werden aus kleinen Knittern dauerhafte Falten.

4 LEGEN SIE EINE MASKE AUF

Das tue ich seit Jahren. Eine Augenmaske pflegt nicht nur die zarte Haut um die Augen, sie wirkt auch beruhigend. Sobald wir die Augen schließen, erhält unser Gehirn die Botschaft, dass unser Körper nun alle Prozesse verlangsamen und sich ausruhen kann.

5 EINE SCHLAFROUTINE FESTLEGEN

Ein gemächlicher Spaziergang im Freien oder fünf Minuten Yoga oder Meditation bringen den Geist zur Ruhe. Statt Schafe zu zählen, zählen Sie in Dreierschritten von 300 abwärts. Ich schaffe es selten unter 260!

6 ALLE GERÄTE WEGLEGEN

Das von Computern, Smartphones und Fernsehern abgestrahlte blaue Licht signalisiert dem Gehirn, dass es an der Zeit ist aufzuwachen – also weg damit.

7 DIE KÖRPERTEMPERATUR AUSGLEICHEN

Ist es zu warm, werden Sie nicht gut einschlafen. Öffnen Sie daher ein Fenster. Schlafen Sie unter mehreren Decken – einem dünnen Baumwolllaken und einer Bettdecke –, damit Sie sich während der Nacht einer Lage entledigen können. Legen Sie sich ein feuchtes Flanelltuch oder ein Wasserspray bereit, um sich in der Nacht bei Bedarf Kühlung zu verschaffen. Umgekehrt: Bettsocken sind nicht sehr sexy, aber wenn Ihre Füße warm sind, ist der Rest Ihres Körpers auch warm.

8 KRÄUTERTEE TRINKEN

Kamille beruhigt das Zentralnervensytem – meine Kinder lieben ihn mit etwas Honig. Eine schlaffördernde Teemischung aus Hopfen und Baldrian teilt dem Körper mit, dass nun Ruhe eintreten soll.

9 ÄTHERISCHE ÖLE

Massieren Sie sich Lavendel-, Kamille-, Baldrian- oder Majoranöl hinter die Ohren oder auf den Puls, um den Körper zu beruhigen, oder beträufeln ein Duftkissen leicht damit.

10 GUTE-NACHT-SNACK

Essen Sie vor dem Zubettgehen einige Para- oder Walnüsse. Beide Nussarten enthalten Protein, Kalium und Selen – Stoffe, die die Produktion des »Schlafhormons« Melatonin fördern. Alternativ essen Sie eine Banane, ihr Kalium und Magnesium fördert die Muskelentspannung. Bananen enthalten auch viel Tryptophan, eine Aminosäure, die in das Hormon Serotonin umgewandelt wird, das uns leichter einschlafen lässt.

DIE KRAFT *des* YOGA

Yoga wirkt wie ein Managementsystem für modernen Stress und wirkt sich auf unterschiedliche Weise wohltuend auf Körper und Geist aus.

Bei meiner ersten Begegnung mit Yoga machten mich die langsamen Abläufe fast verrückt. Als energiegeladene 19-Jährige bevorzugte ich intensiveres Training – wenn ich nicht schwitzte, fühlte ich mich nicht ausreichend gefordert. Als ich acht Jahre später Arbeit und Kinder unter einen Hut kriegen musste, besuchte ich in London einen Yogakurs. Es kam mir wie eine Erleuchtung vor! Danach fühlte ich mich erstmals seit Jahren wieder ruhig und positiv gestimmt. In jener Zeit wurden Yogaübungen zum festen Bestandteil meines Lebens.

- **PHYSISCHE KRAFT**

Beim Yoga wird unser Körpergewicht genutzt, Kraft aufzubauen, ohne dabei eine enorme Muskelmasse zu bilden. Die begehrten langen, schlanken Muskeln profitieren und gleichzeitig werden Ausdauer und Körperhaltung verbessert.

- **GESUNDE, FLEXIBLE GELENKE**

Unser Körper ist nicht für stundenlanges Sitzen geschaffen, dennoch verbringen viele von uns den ganzen Arbeitstag vor dem Computer. Yoga schmiert die Gelenke, sodass wir auch mit forschreitendem Alter beweglich bleiben. Viele Leichtathleten integrieren Yoga in ihr Trainingsprogramm, außerdem ist es eine gute Vorbeugung gegen Arthritis.

- **ATMUNG**

Meist atmen wir kurz und flach in den Brustraum, statt lang und tief in den Bauch. Als Folge davon werden die Organe mit zu wenig Sauerstoff und Nährstoffen versorgt. Eine flache Atmung begünstigt auch die Empfänglichkeit für Panikattacken. Die Yogaatemtechnik Pranayama lehrt uns eine langsame, rhythmische und tiefe Atmung. Sie beruhigt Geist und Körper – und hilft, der Haut alle benötigten Nährstoffe zuzu führen.

- **BLUTZIRKULATION**

Die Yogabewegungen verbessern die Blutzirkulation in dem Muskeln und im Gewebe. Die Zufuhr von Sauerstoff und Nährstoffen zu den Zellen hält die Organe – einschließlich der Haut – gesund.

- **IMMUN & ENTGIFTET**

Die Entspannungs- und Atemtechiken im Yoga beruhigen das Immun- und das Nervensystem. Die rhythmisch fließenden Bewegungen regen auch den Lymphfluss an. Das Lymphsystem dient der körpereigenen Abwehr. In der Lymphe werden Nähr- sowie Abfallstoffe transportiert.

- **GLÜCKSGEFÜHL**

Beim Yoga konzentriert der Übende sich so intensiv auf den Atem und die Körperhaltung, dass währenddessen für Alltagssorgen kein Raum bleibt. Es ist erstaunlich, wie viel klarer die Gedanken nach dem Yoga sind.

- **HORMONE**

Unter Stress schüttet die Nebennierenrinde das Hormon Cortisol aus, das das Immunsystem dämpft. Durch beruhigende Yogaübungen wird der Stress reduziert und die schädigende Wirkung auf die Haut wird verringert.

Die folgenden Yogaübungen (Asanas) fördern einen strahlenden Teint. Führen Sie sie einzeln aus und halten Sie sie eine Minute lang oder kombinieren Sie sie zu einer Übungsfolge. Bei hohem oder niedrigem Blutdruck, Wirbelsäulenproblemen sowie während einer Schwangerschaft sollten Sie zuvor Ihren Arzt befragen.

▶ STEHENDE VORWÄRTSBEUGE
(Uttanasana)

1. Eine einfache Haltung, die die Blutzufuhr zum Kopf verbessert. Ich mache sie oft gleich morgens, bis das Teewasser kocht.

2. Stehen Sie gerade, Füße hüftbreit auseinander. Heben Sie die Arme lang nach oben. Einatmen und leicht nach hinten beugen.

3. Mit dem Ausatmen in der Hüften nach vorn beugen. Legen Sie die Hände flach vor oder neben die Füße, gegebenenfalls bei gebeugten Knien. Die Übung heißt auch Kniekuss. Alternativ die Unterarme parallel legen, die Ellbogen fassen und Oberkörper und Arme schwer hängen lassen.

4. Eine fortgeschrittene Variante ist die Vorbeuge im weiten Spreiz (s. S. 44).

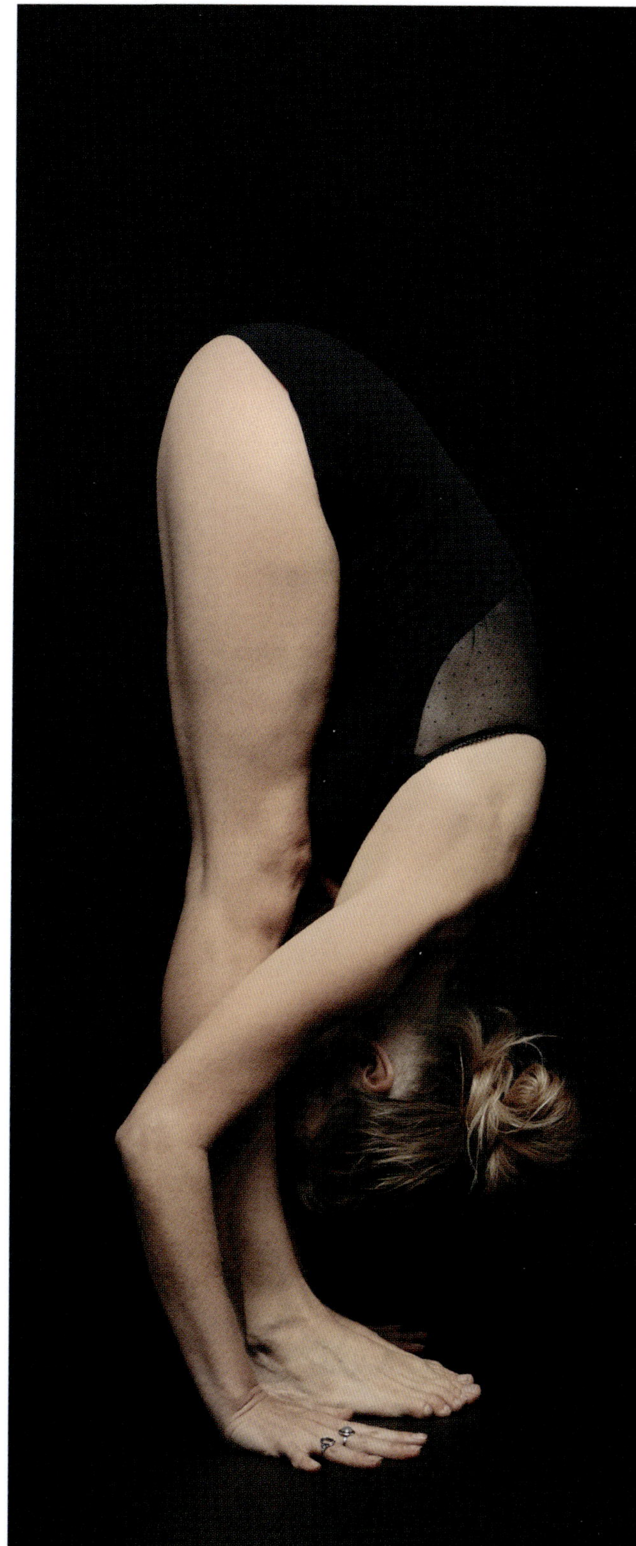

“

Yoga kann ein wesentlicher Bestandteil effektiver Hautpflege sein, da seine positiven Auswirkungen auf Geist und Körper im Teint sichtbar werden.

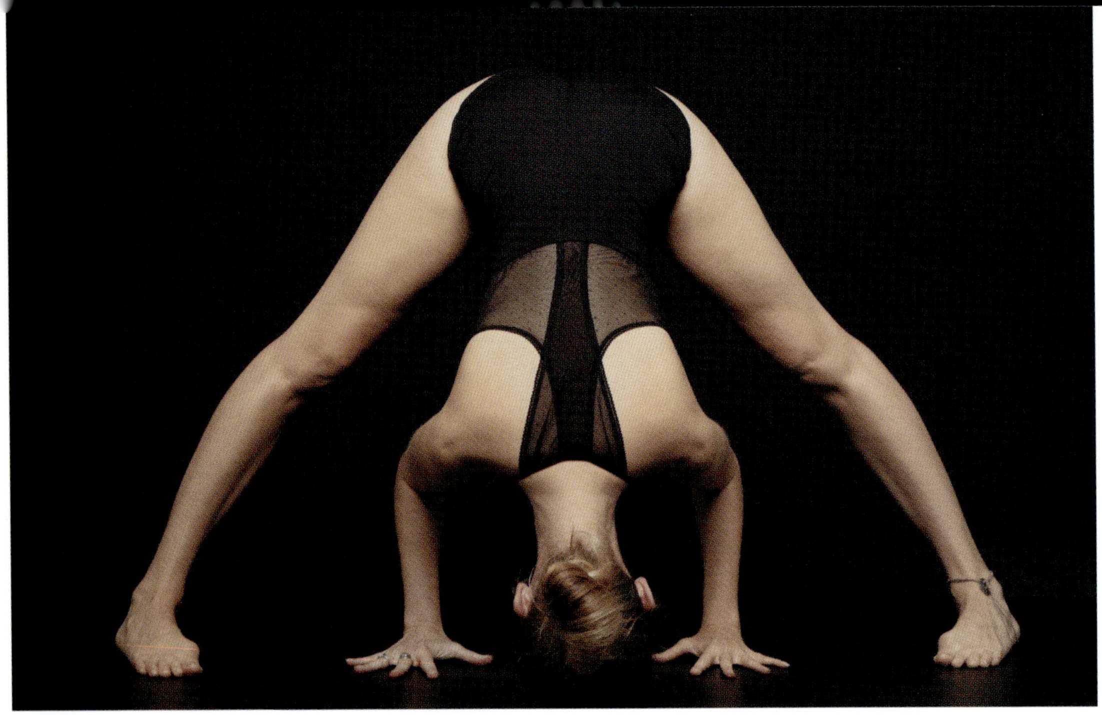

“

Yoga reduziert Stress und dessen negative Auswirkung auf die Haut.

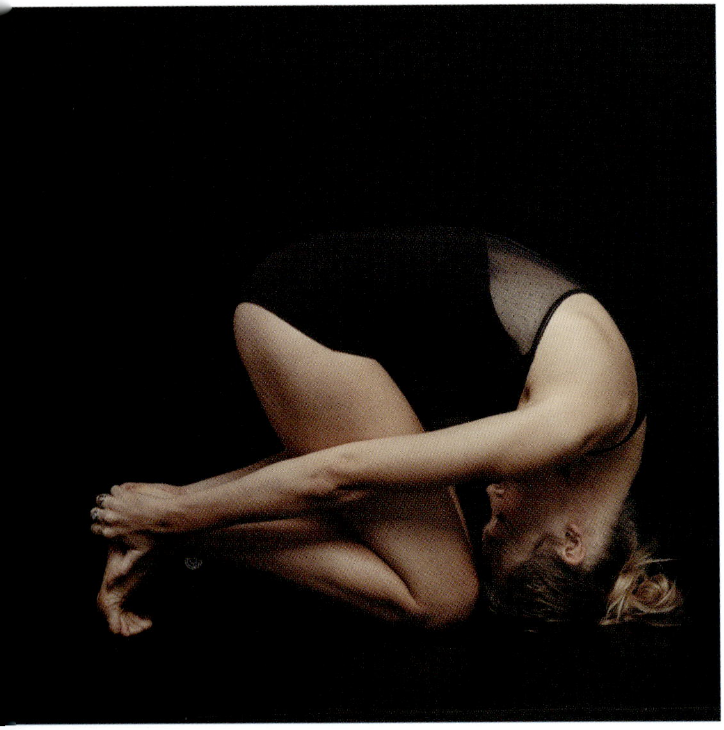

▲ GEGRÄTSCHTE VORBEUGE
(Prasarita Padottanasana)

1. Stehen Sie aufrecht, Beine gegrätscht. Hände auf die Hüften legen und mit dem Einatmen die Brust heben. Mit dem Ausatmen vorbeugen und die Hände auf dem Boden ablegen. Kopf locker hängen lassen und fünf Atemzüge lang halten.

2. Um die Haltung zu lösen, setzen Sie die Hände auf die Hüften und rollen sich langsam Wirbel für Wirbel in den Stand auf.

◀ HASE *(Shashankasana)*

Diese Stellung entspannt den Geist, erhöht die Blut- und Nährstoffzufuhr zum Kopf und löst Verspannungen im oberen Rücken.

1. Legen Sie aus der Kindhaltung die Arme neben den Körper und fassen Sie die Fersen.

2. Rollen Sie sich mit dem Einatmen langsam nach vorn, bis Ihr Scheitel auf dem Boden aufliegt und die Hüften über den Knien sind.

3. Das Kinn zur Brust ziehen und die Position 30 Sekunden halten, dabei tief atmen.

Yoga unterstützt das Lymphsystem, das Entgiftungsprogramm des Körpers, und fördert dadurch eine reine, strahlende Haut.

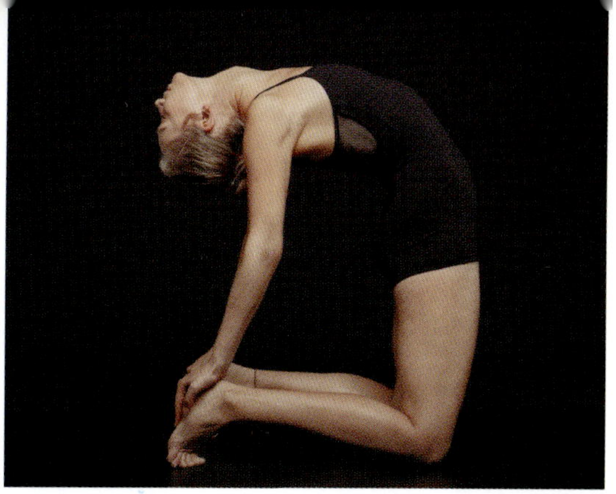

▼ **KOBRA** *(Bhujangasana)*

Die Kobra öffnet das Herz und stärkt den Rücken. Auch die Ausscheidung von Toxinen durch die Leber wird gefördert, das begünstigt eine klarere Haut.

1. Gehen Sie in die Bauchlage. Die Beine sind gestreckt, die Füße geschlossen, die Stirn berührt den Boden.
2. Setzen Sie Ihre Hände neben die Brust und halten Sie die Arme eng am Körper.
3. Drücken Sie sich mit dem Ausatmen hoch, heben Sie den Kopf; Brust und oberen Bauch.
4. Strecken Sie mit dem Einatmen den Rücken und die Arme, heben Sie das Kinn und lösen Hände und Beine vom Boden.
5. Legen Sie mit dem Ausatmen sanft den Oberkörper wieder ab.

▲ **KAMEL** *(Ustrasana)*

Diese Haltung ist eine intensive Rückbeuge, die die Brust dehnt, die Lungenkapazität vergrößert und so die Sauerstoffmenge erhöht.

1. Gehen Sie in den Kniestand, Knie hüftbreit geöffnet.
2. Strecken Sie die Arme nacheinander hinter den Körper und fassen Sie die jeweilige Ferse.
3. Schieben Sie Ihre Hüften nach vorn, während sich Ihre Schulterblätter zusammen und nach unten bewegen.
4. Lassen Sie den Kopf locker hängen, Gesäß und Bauch bleiben locker.
5. Drehen Sie Ihre Armbeugen nach außen und atmen Sie tief ein und aus. 30–60 Sekunden halten.

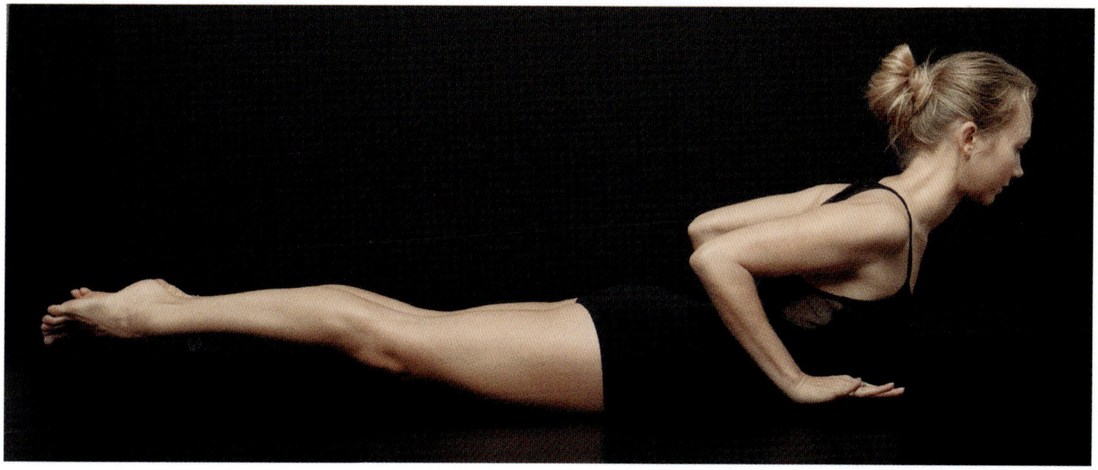

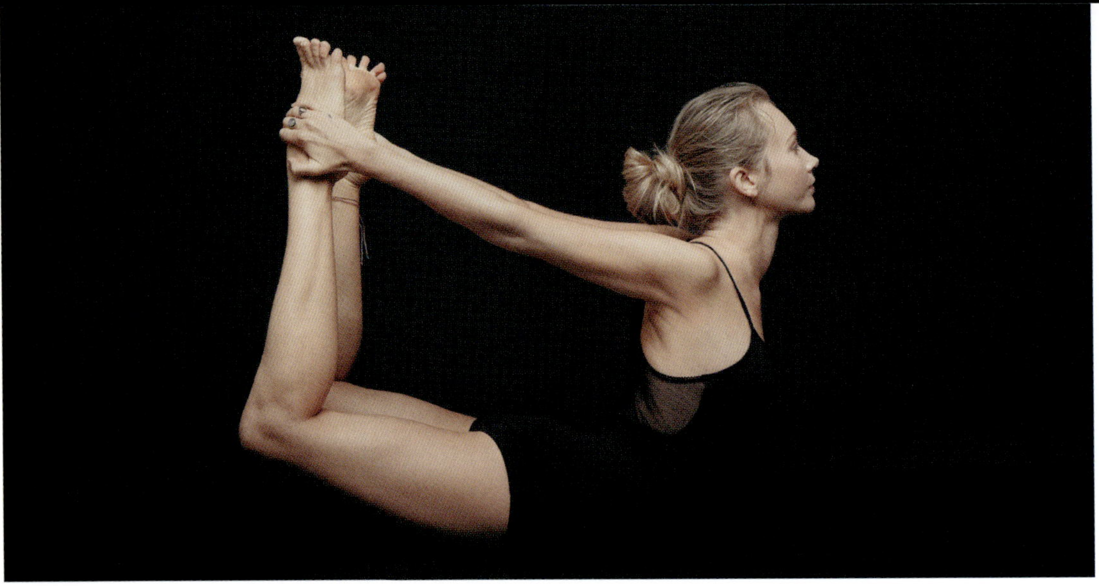

> Als eine Form von Körpertraining erhöht Yoga den Puls und die Blutzirkulation, und die Haut wird vermehrt mit Sauerstoff und Nährstoffen versorgt.

▲ BOGEN *(Dhanurasana)*

Unterstützt die Verdauung und die Gesundheit.

1. Gehen Sie in die Bauchlage, die Hände liegen seitlich. Beugen Sie Ihre Knie, Fersen Richtung Gesäß.
2. Umfassen Sie Ihre Fußgelenke mit den Händen.
3. Ziehen Sie sich mit der Kraft Ihrer Arme und Beine hoch, heben Sie den Oberkörper und schaukeln Sie etwas auf dem Bauch vor und zurück.

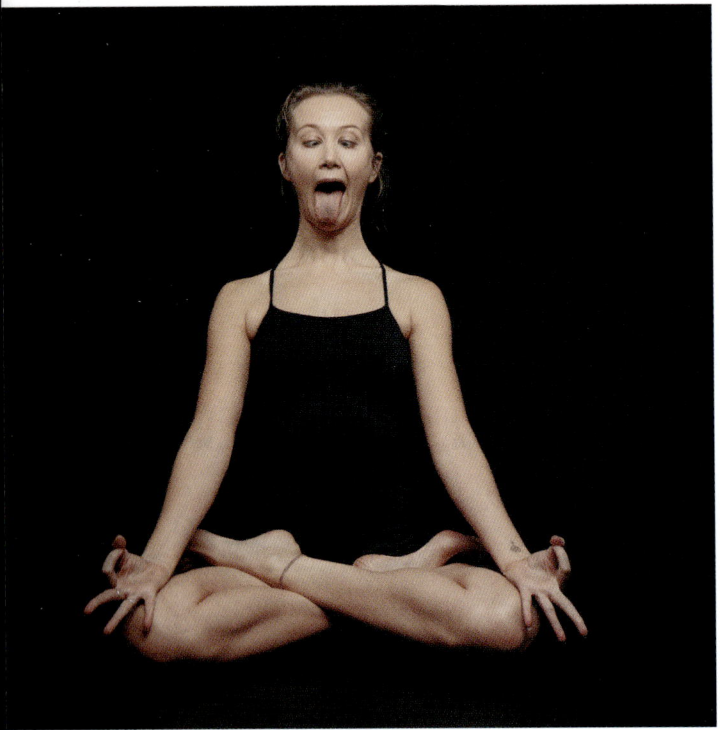

◀ LÖWE *(Simhasana)*

Die Haltung erfordert etwas Überwindung, aber dann löst sie verspannte Gesichtsmuskeln und steigert das Glücksgefühl!

1. Setzen Sie sich mit gekreuzten Beinen oder im Fersensitz, die Hände ruhen auf den Knien oder liegen vor Ihnen auf dem Boden.
2. Atmen Sie tief ein. Mit geschlossenen Augen alle Gesichtsmuskeln zur Nasenspitze zusammenknautschen. Fäuste ballen.
3. Atmen Sie mit Löwengebrüll aus, öffnen Sie Augen und Mund weit, Zunge herausstrecken, Hände öffnen und Finger spreizen. 5 Sekunden lang halten.

▶ SCHULTERSTAND
(Salamba Sarvangasana)

Kehrt die Auswirkungen der Schwerkraft um. Umkehrhaltungen führen dem Kopf Blut zu und bringen das Gesicht zum Strahlen.

1. Legen Sie sich auf den Rücken, Arme liegen neben dem Körper, Handflächen nach unten.

2. Heben Sie Ihre Beine an und lösen Sie gleichzeitig die Hüften vom Boden.

3. Unterstützen Sie den unteren Rücken mit den Händen, rollen Sie sich auf die Schultern und finden Sie Ihr Gleichgewicht. So lange halten, wie Sie mögen.

Nach Belieben übergehen in den …

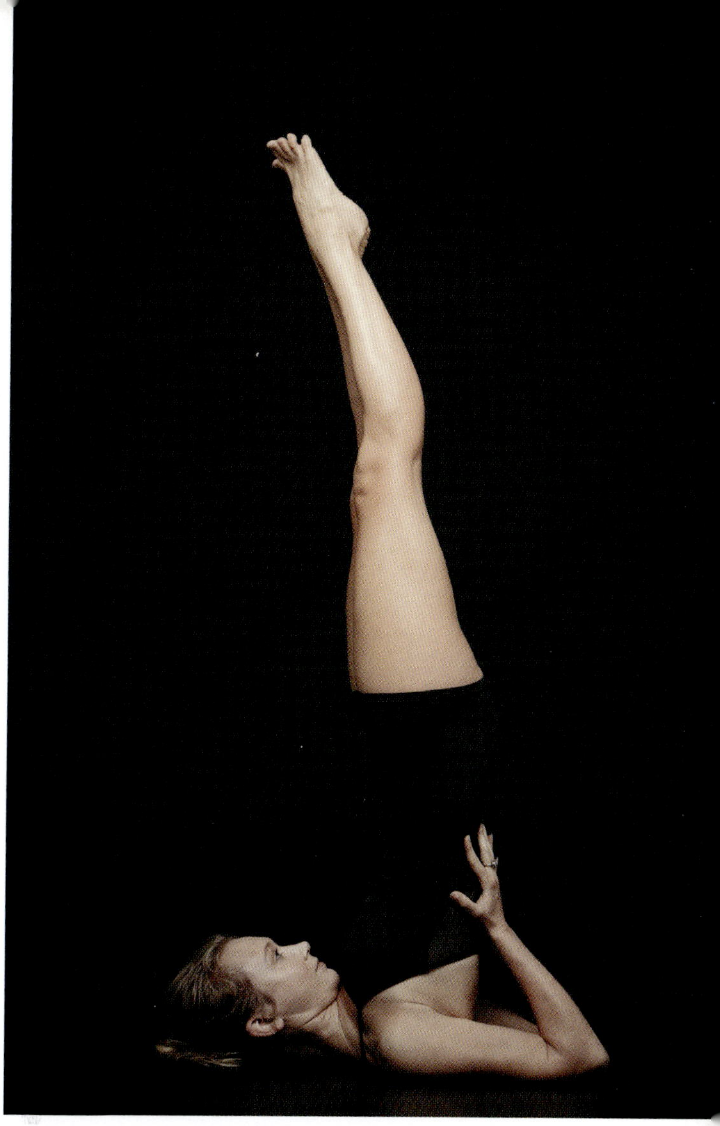

▼ PFLUG *(Halasana)*

1. Unterstützen Sie weiter den Rücken mit den Händen. Die Fußspitzen mit gestreckten Beinen hinter dem Kopf ablegen. Die Arme auf den Boden legen, Finger verschränken.

2. In dieser Haltung entspannen und eine Minute lang halten.

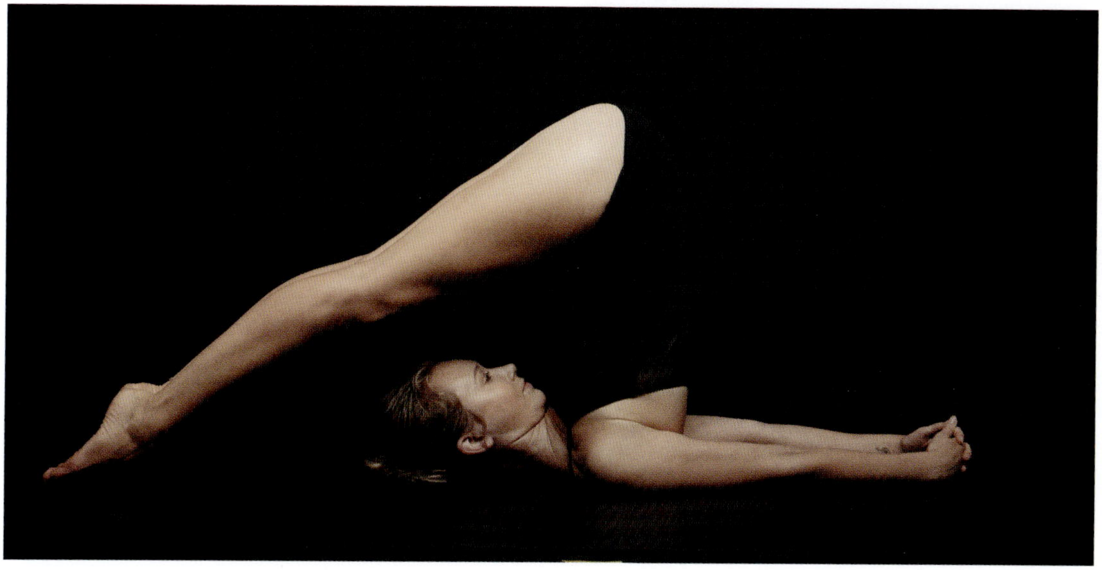

“

Yoga bewirkt eine positive Rückkopplung. Die nächste positive Entscheidung fällt Ihnen viel leichter, wenn Sie Ihren Tag achtsam beginnen oder beenden.

▼ FISCH *(Matsyasana)*

Glättet die Muskeln von Gesicht und Hals. Er unterstützt auch das Hormonsystem, die Schild-, die Zirbel- und die Hirnanhangdrüse. Ein großartiges Mittel gegen Hormonschwankungen.

1. Legen Sie sich auf den Rücken, die Beine sind gerade, die Füße locker geschlossen, die Arme liegen seitlich neben dem Körper.

2. Schieben Sie Ihre Hände unter Ihre Hüften, Handflächen nach unten. Die Ellbogen nähern sich einander unter dem Körper an.

3. Beim nächsten Einatmen heben Sie Kopf und Brust an. Ziehen Sie das Brustbein hoch, der Kopf hängt locker nach hinten, dann den Scheitel auf dem Boden ablegen.

4. Ihr Hals bleibt gebogen, das Kinn zeigt zur Decke. Lendenwirbel sinken lassen, Beine nur leicht angespannt, Füße locker. Die Position so lange wie möglich halten.

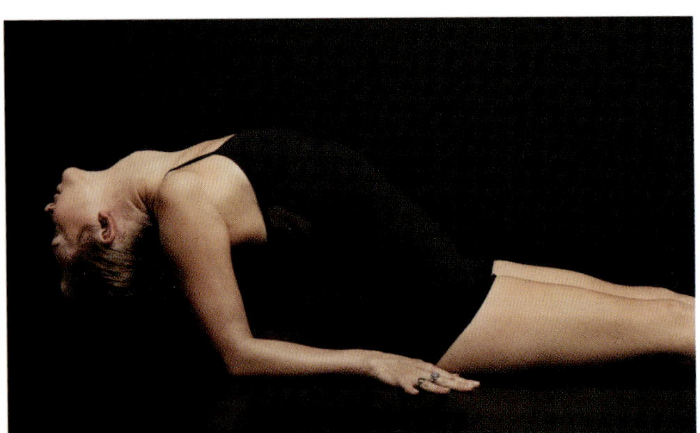

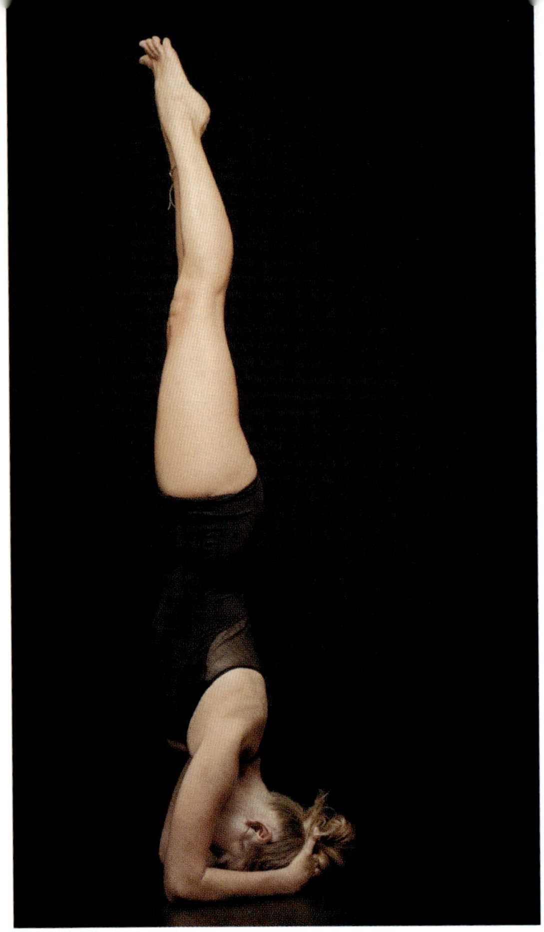

▲ KOPFSTAND *(Sirsasana)*

Meine ultimative Haltung für Haut und Kopf. Sie regt die Durchblutung an und ermöglicht es, vollkommen loszulassen.

1. Knien Sie sich auf den Boden, verschränken Sie die Finger und legen Sie Ihre Unterarme mit weit geöffneten Ellbogen auf den Boden. Setzen Sie Ihren Scheitel in das Dreieck Ihrer Arme, dicht vor den Händen.

2. Halber Kopfstand: Die Zehenspitzen/Fußballen bleiben auf dem Boden. Heben Sie die Knie, bis die Beine gestreckt sind und sie mit den Hüften ein umgekehrtes »V« bilden. Tief atmen und die Position so lange halten, wie Sie sie als angenehm empfinden.

3. Ganzer Kopfstand: Gehen Sie mit den Füßen Richtung Körper. Heben Sie die Beine, bis sie senkrecht stehen. Die Position möglichst lange halten.

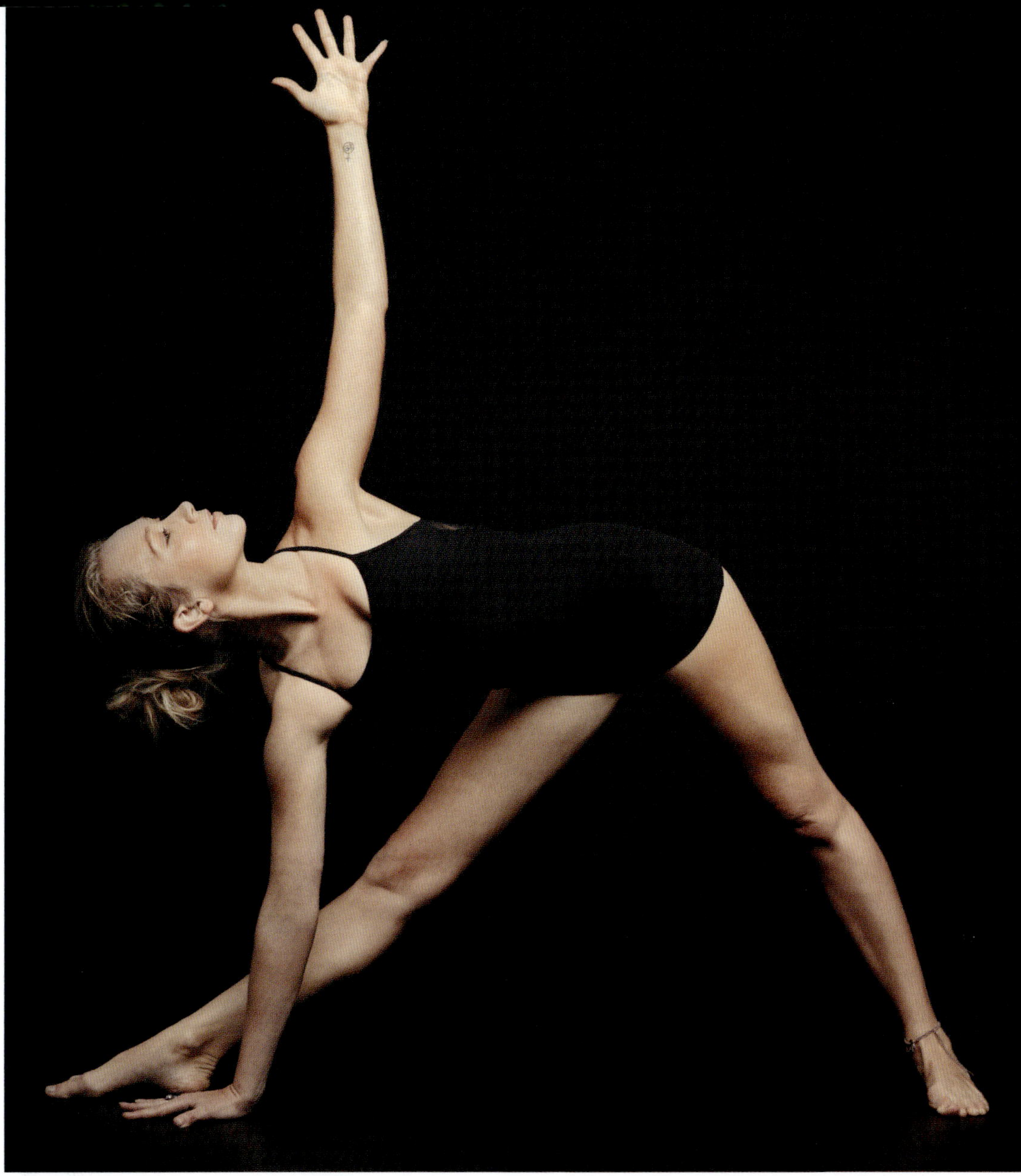

▲ DREIECK *(Trikonasana)*

Diese Übung bringt Geist und Körper ins Gleichgewicht, öffnet Brust und Herz, erhöht die Sauerstoffzufuhr zu Kopf und Körper und erfrischt und revitalisiert den Teint. Ein guter Stresskiller, der die inneren Organe stimuliert.

1. Stehen Sie aufrecht, die Füße sind etwas mehr als hüftbreit geöffnet.

2. Drehen Sie den rechten Fuß nach rechts, der linke zeigt nach vorn. Die Arme bilden eine waagerechte Linie.

3. Das Becken bleibt die ganze Zeit nach vorne ausgerichtet. Atmen Sie tief ein und beugen den Oberkörper mit dem Ausatmen nach rechts. Strecken Sie den rechten Arm nach unten und legen ihn innen neben dem rechten Fuß ab. Strecken Sie den linken Arm senkrecht nach oben. Drehen Sie den Kopf, Blick zur Hand.

4. Entspannen Sie sich und atmen Sie in die gedehnte Hüfte. Haltung auflösen und zur anderen Seite hin wiederholen.

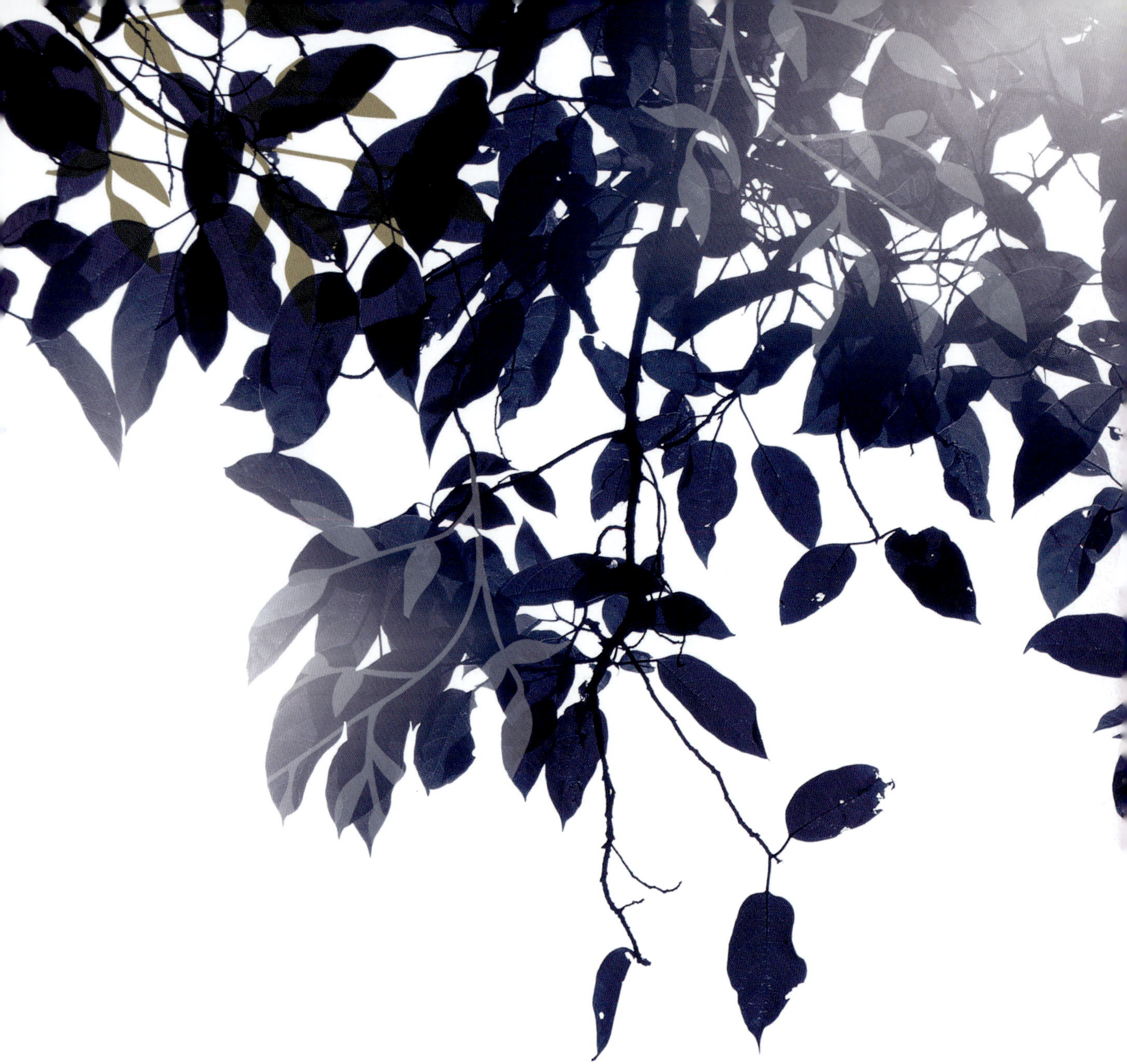

DREI

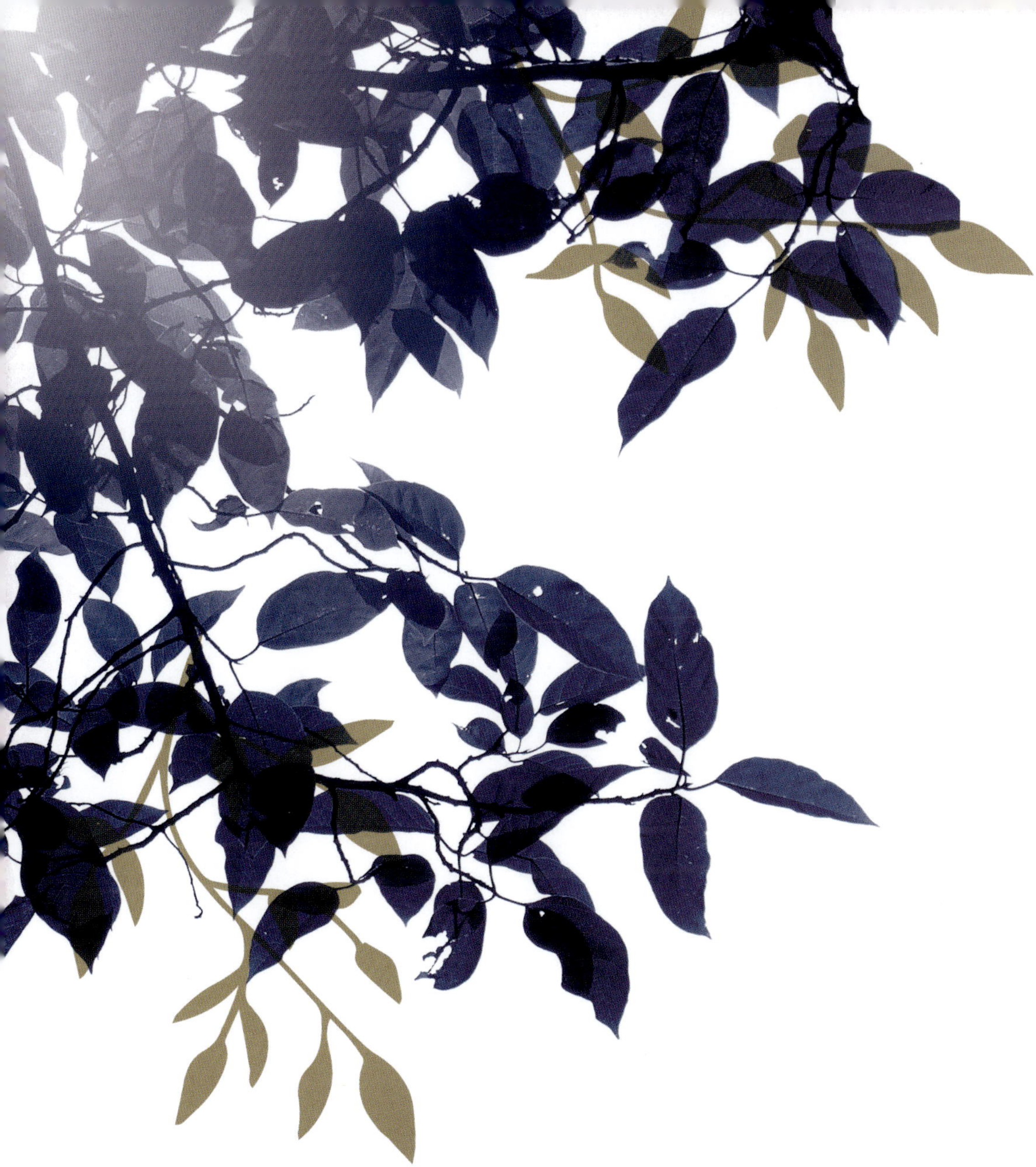

HAUT *und* LEBENSALTER

Als TEENAGER

Nicht alle Teenager leiden unter Hautproblemen. Oft sorgen »gute« Gene für ein makelloses Hautbild. Tatsache ist jedoch, dass wir die Hormone nicht davon abhalten können, ihren Job zu machen. Die gute Nachricht lautet jedoch: Was auch immer auf oder unter der Haut vor sich geht, wir können ihr helfen.

Fokus: Gleichmäßige Talgproduktion & gesunde Haut

Wenn Ihre Haut verrückt spielt, hängt das vermutlich damit zusammen, dass Ihr Testosteronspiegel plötzlich gestiegen ist. Die Folge ist eine erhöhte Talgproduktion, die Haut wird fettiger und glänzt. Gleichzeitig bildet der Körper vermehrt Keratin, einen der wichtigsten Bausteine der Haut. Mehr Talg und Keratin führen zu verstopften Poren, die ihrerseits Bakterien und Pickel bilden. In manchen Fällen entzündet sich die Haut, die Pickel entwickeln sich zu Akne. Falls Sie sensible Haut haben, benutzen Sie eventuell die falschen Hautpflegeprodukte. Zu aggressive, synthetische oder zu stark parfümierte Produkte können dazu führen. Alternativ kann es auch sein, dass Ihre Haut von Natur aus trocken ist und eine sanftere Pflege benötigt.

BESONDERHEITEN DER HAUT

- Talgdrüsen vergrößern sich
- Die Fettproduktion steigt
- Mehr Keratin wird produziert, die Haut wird dicker
- Eine schwache Hautbarriere verursacht Pickel oder Empfindlichkeit
- Die Zellerneuerung dauert etwa 28 Tage

HÄUFIGE PROBLEME

- Pickel
- Empfindliche Haut
- Mitesser
- Fettig glänzende Haut

DIE UMSTÄNDE

Eventuell nehmen Sie die Anti-Baby-Pille, die den natürlichen Hormonhaushalt verändert. Ein weiterer Faktor ist Prüfungsstress.

DIE RICHTIGEN PRODUKTE WÄHLEN

Leider gibt es kein kosmetisches Mittel, das Pickel in Sekundenschnelle wegzaubert. Allgemein übliche Behandlungen sind oft aggressiv, dann fehlen der Haut nach der Reinigung natürliche Fette, sie reagiert durch übermäßige Nachproduktion und das Gesicht beginnt zu glänzen. Dieser Kreislauf lässt sich unterbrechen: Reinigen Sie das Gesicht morgens und abends mit einem sanften Waschgel und tragen Sie auf betroffene Stellen ein Produkt gegen Pickel auf. Diese enthalten meist Salicylsäure mit antibakteriellen Eigenschaften. Natürliche Alternativen

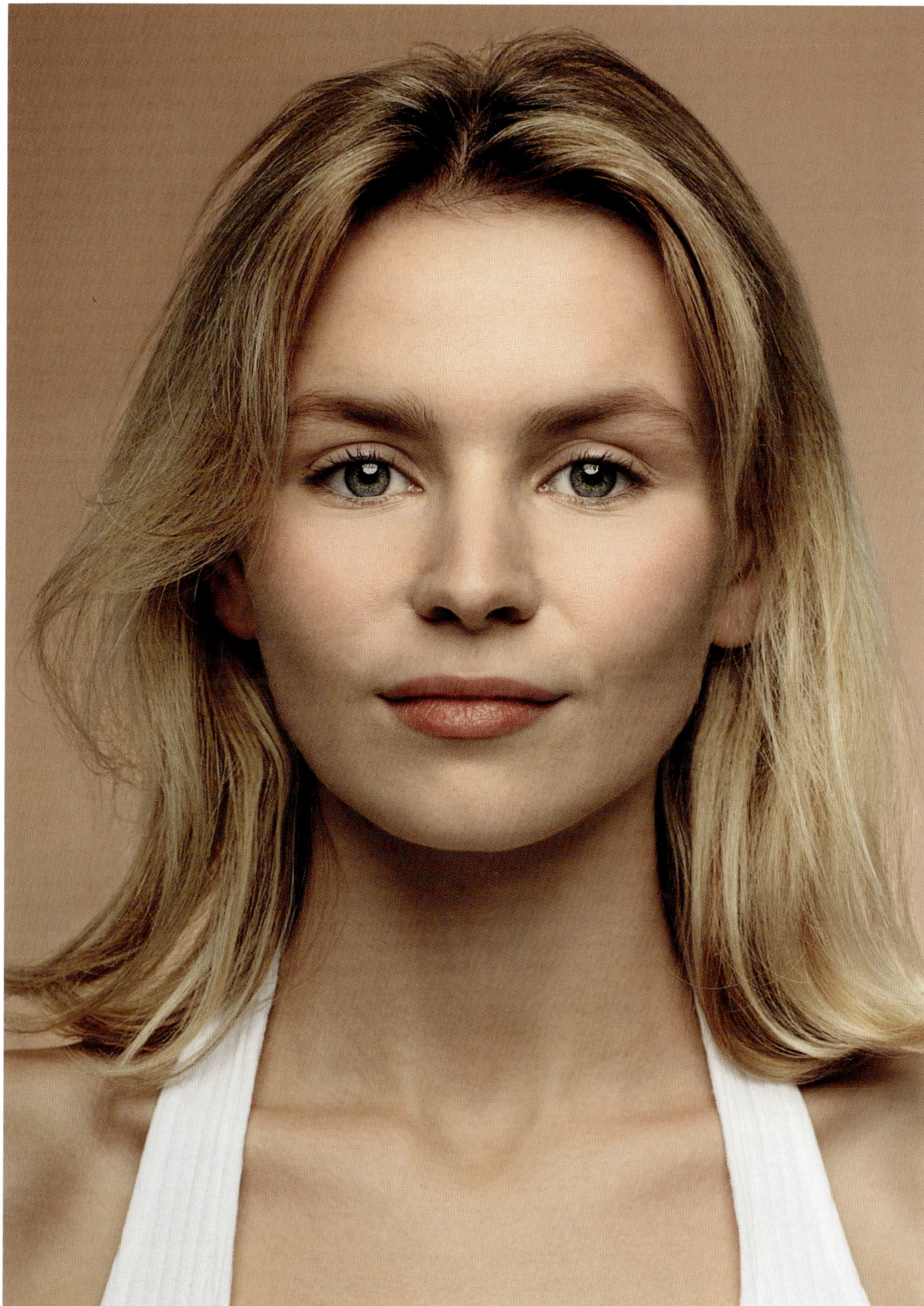

sind ätherische Öle wie z. B. Teebaum- und Lavendelöl. Lassen Sie sie über Nacht einwirken und entfernen Sie sie am Morgen wieder, da sie die Lichtempfindlichkeit der Haut steigern. Tragen Sie vor dem Schlafen etwas leichtes Öl auf und wenden Sie einmal pro Woche eine tiefenreinigende Maske an – etwa mit Aloe vera, Tonerde, Salicylsäure, Schlamm oder Honig.

ZEIT FÜR EINE PROFESSIONELLE BEHANDLUNG?

Eine professionelle Behandlung ist selten nötig, aber sollten Ihre Pickel oder Mitesser Sie übermäßig stören, können eine Tiefenreinigung oder eine LED-Lichttherapie Abhilfe schaffen.

ACHTEN SIE AUF IHRE HAUT

Jeden Tag sollten wir eine Feuchtigkeitscreme benutzen – aber wenn Ihre Haut davon fettig wird, reduzieren Sie auf alle zwei Tage und beobachten, wie die Haut reagiert. Ein Anti-Pickel-Produkt mit Salicylsäure benötigt Zeit, um zu wirken – in der Regel einen einmonatigen Hautzyklus. Weil es die Haut austrocknet, sollte es durch ein feuchtigkeitsspendendes Öl oder Serum ergänzt werden.

Ernährung

REDUZIEREN SIE

- Kuhmilch
- Zucker – wenn Sie Verlangen nach kohlensäurehaltigen Getränken haben, probieren Sie Kombucha (ein fermentiertes Getränk mit natürlicher Kohlensäure aus gesüßtem schwarzem oder weißem Tee mit vielen guten Bakterien) oder Sprudelwasser mit Cranberrysaft und einem Teelöffel Honig.

VERZEHREN SIE MEHR

- Zink, da es die Hormone ausgleicht
- Samen, z. B. Sesam, Leinsamen, Sonnenblumen- und Kürbiskerne. Sie enthalten Zink, Magnesium und essenzielle Fettsäuren, die die Hautfunktionen unterstützen.

WICHTIGE LEBENSMITTEL

- Kuhmilchalternativen wie Kokos-, Reis- und Mandel-Drink
- Bananen
- Kürbiskerne
- Brokkoli

Das sollten Sie tun

REINIGEN – täglich, morgens und abends

NICHT ÜBERTREIBEN – manchmal gilt: weniger ist mehr

AUFTRAGEN – eine kleine Menge Öl am Abend, das den Fettgehalt der Haut ausgleicht

ANWENDEN – eine Maske, einmal pro Woche

TRINKEN – eine ausreichende Menge Wasser

… und nicht tun:

VERWENDEN – Produkte, die Mineralöle wie Erdöl enthalten. Sie verstopfen die Poren und lassen die Haut trocken und matt aussehen.

ÜBERMÄSSIG REINIGEN – die Haut ist nicht schmutzig, sondern aus dem Gleichgewicht

NACHTCREMES BENUTZEN – sie sind zu gehaltvoll für junge Haut

ZU VIELE PEELINGS – sie machen die Haut empfindlicher. Einmal pro Woche genügt.

Ab ZWANZIG

Fokus: Gleichmäßige Fettproduktion & gesunde Haut, Schutz vor Beschädigung

“

Die härteste Zeit im Leben sind die Jahre zwischen 20 und 30. Das ist schade, weil in dieser Zeit Schönheit und körperliche Verfassung auf dem Höhepunkt sind. Aber man leidet auch am meisten unter Unsicherheit und Selbstzweifeln. Wenn man nicht weiß, wie die Zukunft aussieht, macht das Angst.

HELEN MIRREN

Wenn Sie nicht mit Akne kämpfen, benötigt Ihre Haut höchstwahrscheinlich nur ein Minimum an Hautpflege. In diesem Alter steht Ihre Haut in der Blüte, denn die Hauterneuerung ist immer noch optimal. »Schutz und Vorbeugung« sollte Ihr Mantra lauten. Ab 25 Jahren nimmt die Kollagenproduktion ab, aber das wird noch keine sichtbaren Spuren auf Ihrer Haut hinterlassen.

In Ihren späten Zwanzigern bemerken Sie vielleicht allmählich erste Anzeichen der Hautalterung – etwa kleine Fältchen um die Augen, da die Haut hier dünner und zarter ist als im übrigen Gesicht. Wer häufig in der Sonne liegt oder raucht, beschleunigt das Tempo der Hautalterung drastisch.

VERÄNDERUNGEN DER HAUT

- Es treten noch Pickel auf
- Kollagenproduktion verlangsamt sich
- Poren werden sichtbar größer
- Hautzellen erneuern sich langsamer

HÄUFIGE PROBLEME

- Pickel
- Starkes Glänzen
- Empfindlichkeit aufgrund von Entzündungen, verursacht durch zu aggressive Hautpflege oder Cremes gegen Akne
- Mitesser
- Vernarbung von Akne
- Erste Fältchen treten auf
- Mischhaut: trocken mit Pickeln

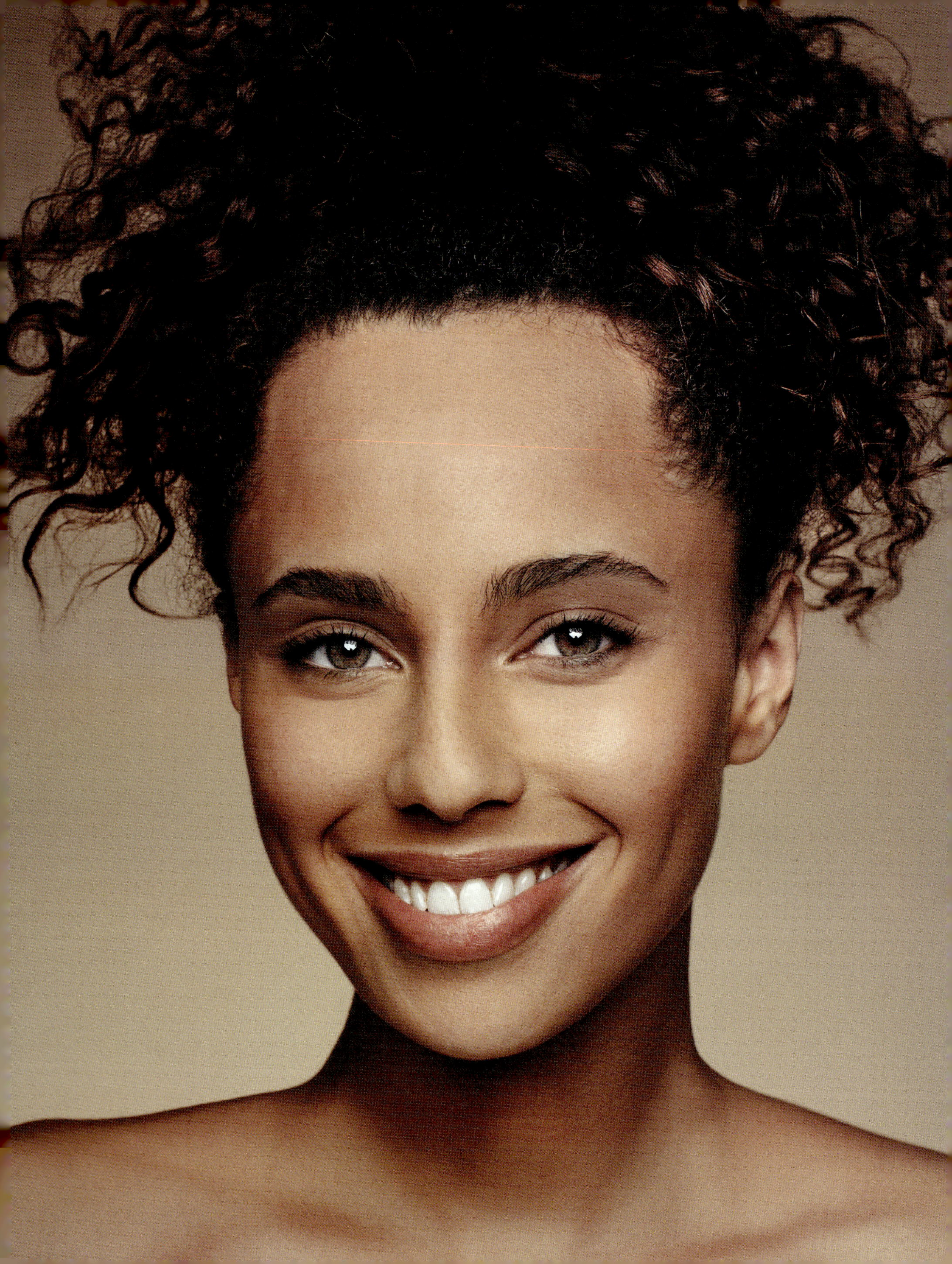

DIE UMSTÄNDE

Möglicherweise strapazieren Sie Ihre Haut nach allen Regeln der Kunst. Sie fühlen sich unbesiegbar und wollen um jeden Preis einen goldenen Teint! Vielleicht schlafen Sie mit Make-up und haben nicht viel Geld für teure Gesichtspflegeprodukte. In dieser Zeit des Übergangs tauschen Sie den Druck der Schule gegen den Stress an der Uni oder im Job – eventuell in einer neuen Stadt mit hoher Umweltbelastung. Schlechte Gewohnheiten schleichen sich schnell ein: Sie trinken auf dem Weg zur Arbeit schnell einen Kaffee, lassen das Mittagessen aus und retten sich mit zuckerhaltigen Snacks über das Nachmittagstief. Sie haben keine Zeit für regelmäßigen Sport und nehmen vielleicht die Pille, die Ihre Hormone durcheinanderwirbelt. Psychologisch sind wir selbst nun unser größter Kritiker. Lange Nächte, Sonnenbaden und zu viel Zucker hinterlassen jetzt vielleicht noch keine Spuren im Gesicht, im nächsten Lebensjahrzehnt tun sie es jedoch höchstwahrscheinlich.

DIE RICHTIGEN PRODUKTE WÄHLEN

Unkompliziert und bezahlbar lautet das Motto. Reinigen Sie Ihr Gesicht bei fettiger oder Mischhaut morgens und abends mit seinem Reinigungsgel bzw. bei trockener oder empfindlicher Haut mit einem cremebasierten Reiniger. Tragen Sie morgens eine leichte Feuchtigkeitscreme auf. In diesem Alter brauchen Sie keine gehaltvolle Anti-Falten-Creme. Zwei Peelings pro Woche lassen Ihre Haut frisch und klar aussehen. Die wichtigste Waffe in Ihrem Hautpflegearsenal ist die Sonnencreme – benutzen Sie sie täglich! Mit einer selbstgemachten Gesichtsmaske alle zwei Wochen ist Ihre Haut gut genährt und strahlend.

Das sollten Sie tun

TÄGLICH Ihrer Hautpflege ein wenig Zeit widmen

CREME MIT LICHTSCHUTZFAKTOR jeden Tag und das ganze Jahr hindurch tragen

… und nicht tun:

RAUCHEN – Es verschlechtert die Durchblutung, wodurch weniger Sauerstoff und Nährstoffe in die Haut gelangen. Allein an einer Zigarette zu ziehen verursacht Fältchen um den Mund.

BOTOX – Wirklich, das brauchen Sie nicht!

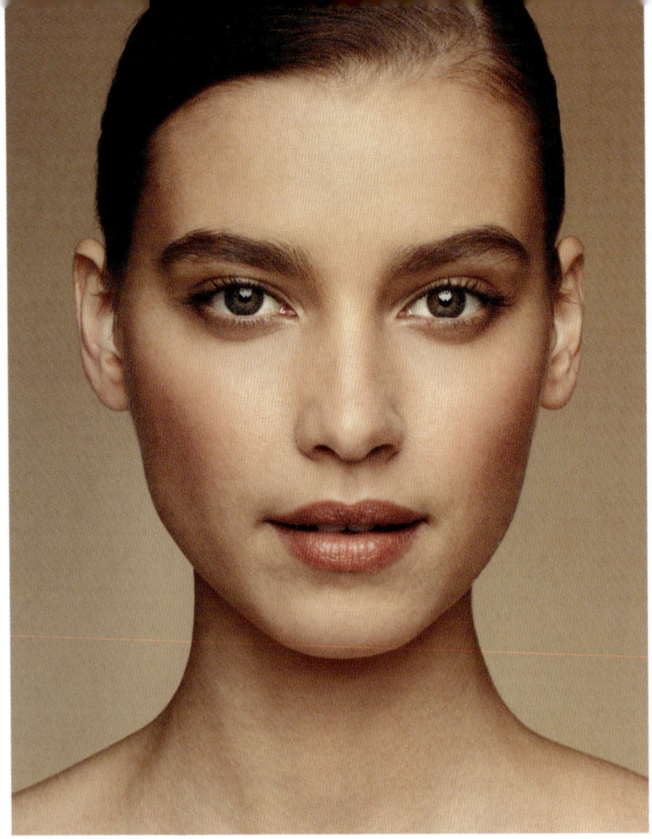

ZEIT FÜR EINE PROFESSIONELLE BEHANDLUNG?

Wenn Sie sich noch nie eine Gesichtsbehandlung gegönnt haben, ist nun ein guter Zeitpunkt dafür. Suchen Sie sich eine Kosmetikerin oder eine Marke, die Ihnen zusagt. Eine Gesichtsmassage ist ein exzellenter Stresskiller. Auch eine Tiefenreinigung, eine LED-, eine Hochfrequenz- und eine Behandlung mit galvanischem Strom können interessant sein. Wenn Sie zu Pickeln neigen, bringt ein sanftes Enzympeeling Ihre Haut wieder ins Gleichgewicht.

ACHTEN SIE AUF IHRE HAUT

Eine dicke Anti-Aging-Creme sorgt sicher für Pickel. In diesem Alter ist Vorbeugen besser als Heilen. Bei trockener, zu Pickeln neigender Haut benötigen Sie zwei Reiniger: Creme oder Milch zum täglichen Entfernen von Make-up und ein antibakterielles Waschgel gegen Pickel. Benutzen Sie Letzteres nur einmal täglich – es trocknet Ihre Haut sonst zu stark aus.

Bekommen Sie Pickel, lassen Sie die Feuchtigkeitscreme abends weg. Pflegen Sie Ihre Haut mit einem Tröpfchen Öl von Reiskorngröße, das die Poren nicht verstopft.

TUN SIE'S JETZT!

Schlafen Sie! Nehmen Sie sich ein paar Nächte vor, in denen Sie Schlaf nachholen. Betrachten Sie Schlaf als Teil Ihrer Hautpflege. Er verschafft Ihrer Haut Zeit, wieder ins Gleichgewicht zu kommen und sich zu reparieren.

Lernen Sie, mit Stress umzugehen. Morgen werden Sie Ihren Job auch noch haben! Eine Auszeit macht Sie produktiver und hilft beim Stressabbau.

Ernährung

Die Ernährung wirkt sich in jedem Alter auf die Haut aus. Ein paar kleine Veränderungen können für unsere Hautalterung einen großen Unterschied machen.

REDUZIEREN SIE

- Zucker und Stimulanzien (wie Kaffee), da diese die Hormonproduktion anregen

VERZEHREN SIE MEHR

- Vitamin-C-reiche Lebensmittel wie Paprika, Kresse, alle Kohlsorten, Brokkoli, Erdbeeren, Zitronen, Kiwis, Erbsen, Melonen, Zitrusfrüchte und Tomaten

- Essenzielle Fettsäuren. Sie gleichen den Hormonhaushalt aus und finden sich in Lein- und Chiasamen, Ölen, Ergänzungsmitteln mit Nachtkerzen-, Borretsch-, Kokos- oder Leinöl), Avocado, Nüssen und Kaltwasserfischen.

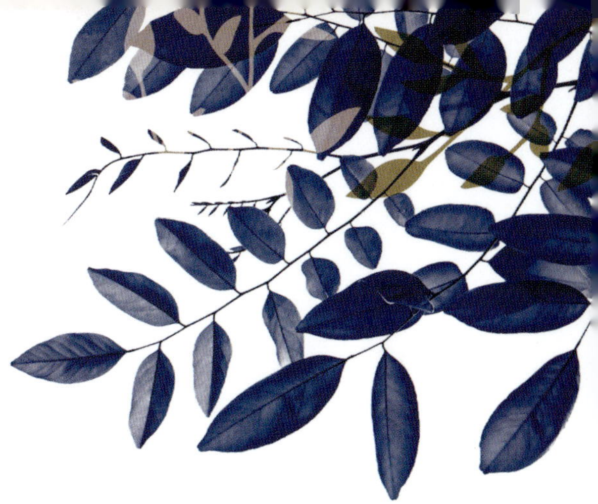

Ab DREISSIG

Fokus: Korrigieren & schützen

“

Schönheit ist, wie man sich fühlt, und spiegelt sich in den Augen. Sie ist nichts Körperliches.

SOPHIA LOREN

Nun wirken sich Lebensereignisse wie etwa Schwangerschaft und Mutterschaft auf Ihre Haut aus. Die Kollagenproduktion verlangsamt sich ab jetzt um etwa 1 Prozent pro Jahr und sie werden erste Anzeichen des Alterns an Augen und Stirn entdecken. Trotzdem: In diesem Lebensjahrzehnt entwickeln Sie mehr Selbstvertrauen und beginnen, sich in Ihrer Haut wohlzufühlen. Mit der richtigen Pflege kann Ihre Haut in diesem Lebensjahrzehnt wunderbar strahlen!

VERÄNDERUNGEN DER HAUT

- Die Kollagen- und Elastinfasern werden weniger effektiv
- Die Zellerneuerung verlangsamt sich weiter, die Haut wird dicker
- Folgen von Glykation können sichtbar werden
- Die kleinen Fältchen um die Augen werden tiefer

HÄUFIGE PROBLEME

- Dunkle Ringe unter den Augen
- Stärker sichtbare Falten
- Erhöhte Empfindlichkeit der Haut mit sich rötender, allergischer Haut
- Melasma und durch Hormone verursachte Pigmentierung
- Akne

DIE UMSTÄNDE

Vielleicht haben Sie einen Partner, planen eine Hochzeit, sind schwanger, richten ein Nest ein, verhüten – oder auch nicht – oder sind auf Reisen. In diesem Lebensalter müssen Sie verschiedene Aufgaben gleichzeitig bewältigen! Und, ja, vielleicht haben Sie immer noch Pickel; hinzu kommen erste sichtbare Spuren des Älterwerdens.

DIE RICHTIGEN PRODUKTE WÄHLEN

Ihr Mantra lautet nun »beschützen, vorbeugen und umkehren«. Das bedeutet Reinigen, Anwenden eines Serums und anschließend Auftragen einer Creme mit Lichtschutzfaktor. Die Zellerneuerung verlangsamt sich, die Haut wird dicker, und ein wöchentliches Peeling sorgt dafür, dass die Haut frisch aussieht und Ihr Serum besser absorbiert wird. Wichtige Inhaltsstoffe sind nun Antioxidanzien (insbesondere Vitamin C) und Retinol.

ZEIT FÜR EINE PROFESSIONELLE BEHANDLUNG?

Auch wenn Sie keinerlei Hautprobleme haben, wird Ihnen eine regelmäßige Gesichtsbehandlung alle acht Wochen guttun. Geeignet sind z. B. Mikrostrom, Sauerstoff, LED-Licht, Mikrodermabrasion, Gesichtsmassage, Gesichtsreflexzonenmassage und sanfte Peelings.

Das sollten Sie tun

GESICHTSBEHANDLUNGEN in Ihr regelmäßiges Körperpflegeprogramm aufnehmen. Ein Rhythmus von zwei bis drei Monaten ist ein guter Anfang.

Ihre Hautpflegeprodukte durch ein SERUM ergänzen

... und nicht tun

Mit Make-up SCHLAFEN

Ernährung

In jedem Alter wirkt sich die Ernährung auf unsere Haut aus. Ein paar kleine Veränderungen können für unsere Haut einen großen Unterschied machen.

VERZEHREN SIE MEHR

- Vitamin-C-reiche Nahrungsmittel. Sie spielen für die Kollagenproduktion eine sehr wichtige Rolle. Lassen Sie sich daher reichlich rohe Paprika, Zitrusfrüchte, Brokkoli und grünes Blattgemüse schmecken.

- Antioxidanzien schützen die Haut vor den Folgen von oxidativem Stress und beugen vorzeitiger Alterung vor. Sie finden sie in rotem, orangem und gelbem Gemüse, grünem Blattgemüse, Zwiebeln und Knoblauch, rohem Obst, Samen und Kernen, Nüssen und deren Öl sowie in Basilikum.

“

Auch wenn Sie keinerlei Hautprobleme haben, wird Ihnen eine regelmäßige Gesichtsbehandlung alle acht Wochen gut tun.

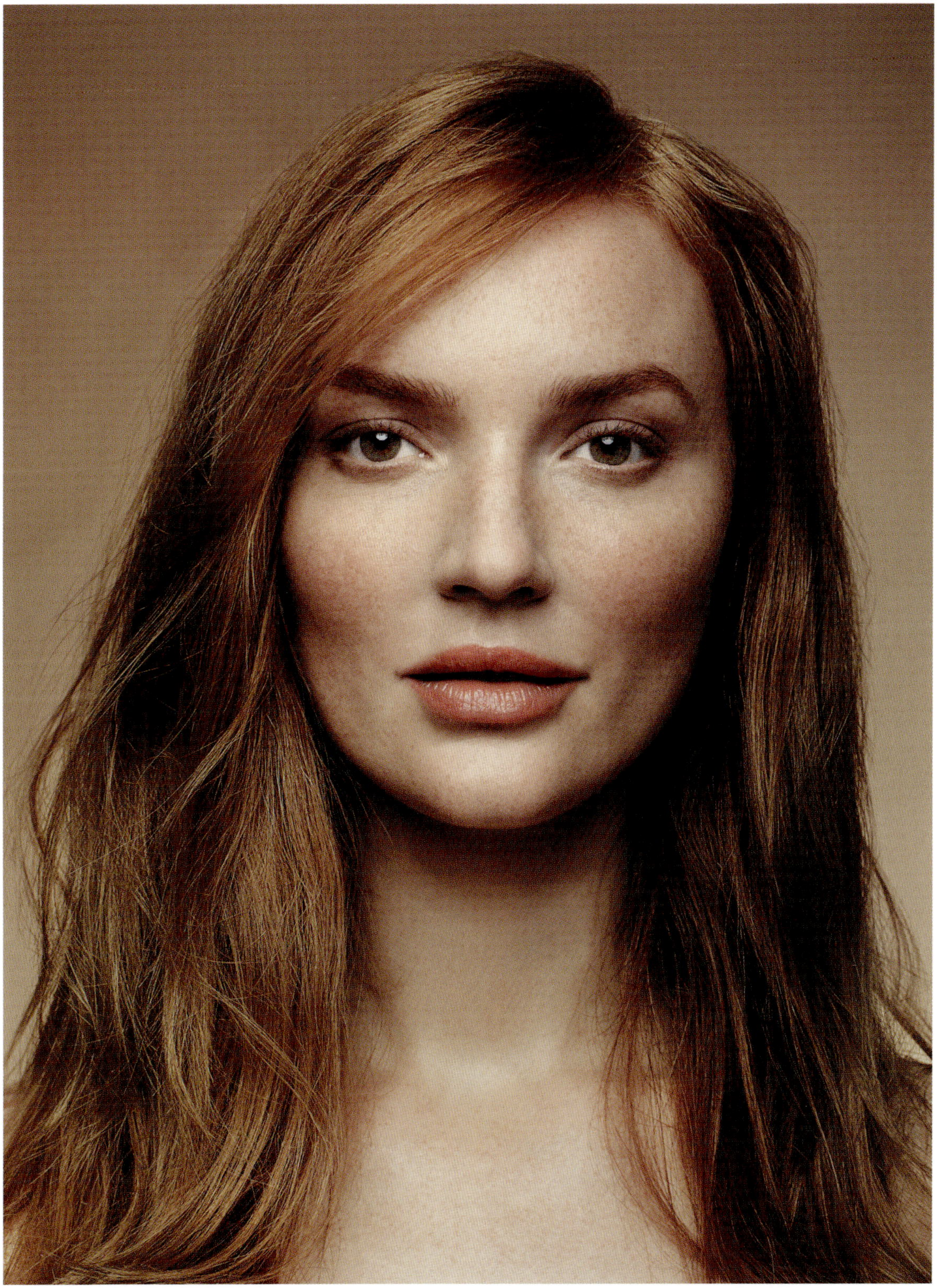

Die FRUCHTBAREN JAHRE & SCHWANGERSCHAFT

Weil Hormone einen erheblichen Einfluss auf die Haut haben, können sich Verhütung und Schwangerschaft sehr stark auf unseren Teint auswirken.

DIE ANTI-BABY-PILLE

Ich hatte Kundinnen, die in ihren Zwanzigern oder Dreißigern waren und regelmäßig unter Ausschlägen und Akne litten, weil sie die Pille nahmen oder gerade abgesetzt hatten. Es gibt eine Vielzahl Präparate, die sich durch die Menge und Anteile synthetischer Hormone unterscheiden. In manchen Fällen wird die Pille als Vorbeugung gegen Akne verschrieben. Die kombinierte Pille erhöht den Östrogenspiegel und kann zu einer Östrogendominanz führen. Sie wird oft gegen Akne verschrieben, weil der erhöhte Östrogenspiegel die Androgene, männliche Hormone, die oft für die Akne verantwortlich sind, überdeckt. Doch die Ursache der Akne wird dadurch nicht grundsätzlich behandelt, und sobald die Pille abgesetzt wird, kehrt die Akne höchstwahrscheinlich zurück. Die nur Progesteron enthaltende Pille führt nicht zu einer Östogendominanz, kann aber Pickel verursachen. Es besteht auch ein Zusammenhang zwischen der Anti-Baby-Pille und der Ausbildung eines Melasmas.

POLYZYSTISCHES OVARIALSYNDROM (PCOS)

Eventuell leiden Sie unter Akne und finden die Ursache nicht. In solchen Fällen schlage ich meinen Kundinnen stets vor, sich ärztlich bzw. gynäkologisch untersuchen zu lassen, um das Polyzystische Ovarialsyndrom als Möglichkeit auszuschließen. Lebensweise und Ernährung sind entscheidende Faktoren beim Umgang mit dieser Erkrankung, und sowohl eine die Haut unterstützende Ernährung als auch eine professionelle Hautbehandlung können helfen.

IN-VITRO-FERTILISATION (IVF)

Die Vorbereitung, die Behandlung selbst und die Nachwirkungen einer künstlichen Befruchtung sind eine körperliche Belastung, ganz zu schweigen von der psychischen. Wir haben bereits erläutert, wie sich Stress auf Körper und Haut auswirkt. Die assistierte Fortpflanzung kann mit einer ganzen Bandbreite von Hautproblemen einhergehen – von Akne bis zu extremer Trockenheit und Sensibilität. Während dieser Zeit beschränkt man sich am besten auf möglichst einfache Hautpflege und vermeidet parfümierte und synthetische Inhaltsstoffe und Retinole (Vitamin-A-Präparate).

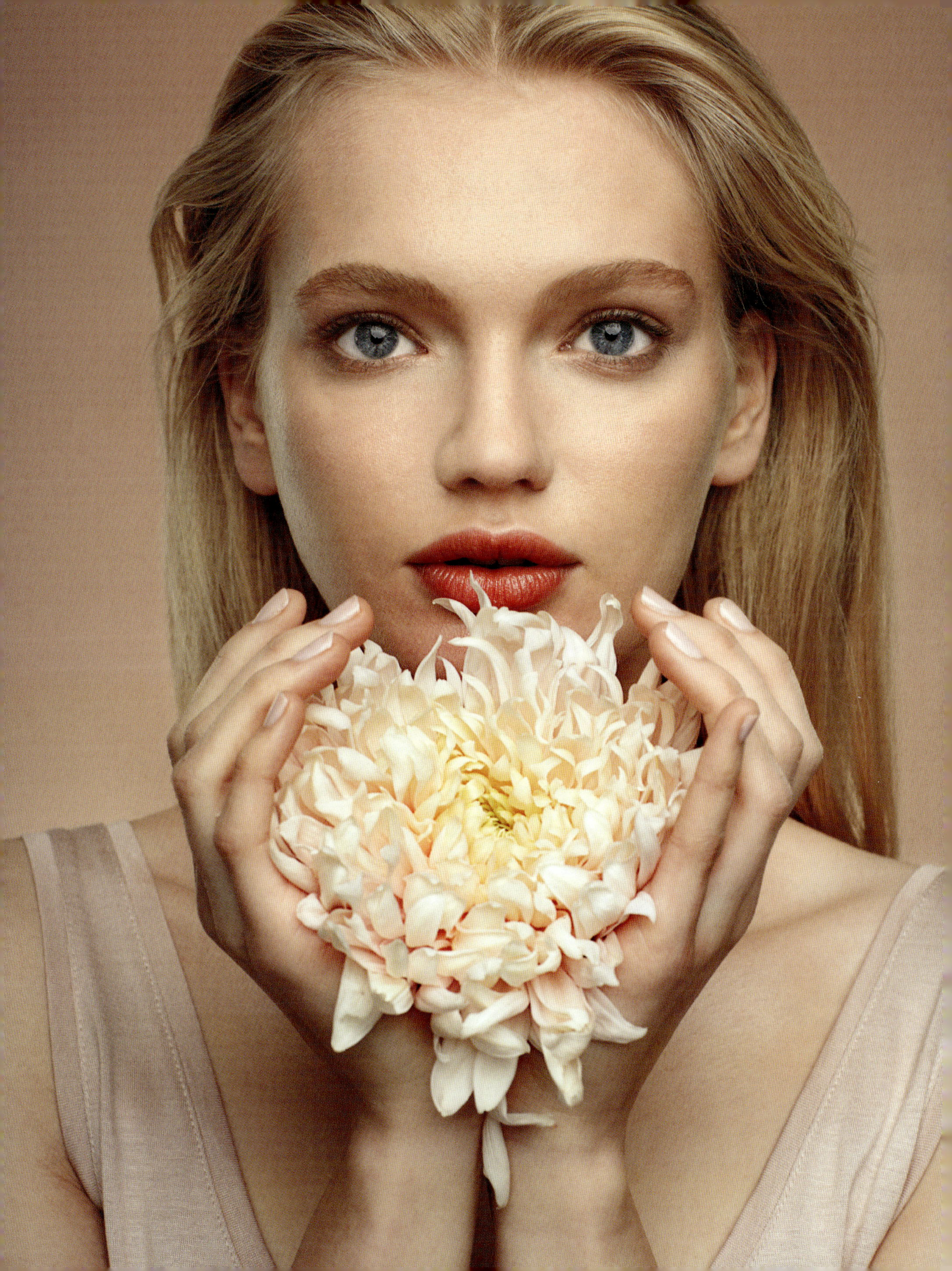

Schwangerschaft

Manche Frauen können ihre Schwangerschaft unbeschwert genießen, viele andere jedoch nicht. Etwa 70 Prozent entwickeln ein Melasma oder Chloasma – dunkle Flecken im Gesicht und an den Armen, »Schwangerschaftsmaske« genannt, die in den Monaten nach der Geburt wieder verschwindet. Akne und Ekzeme können sich verschlimmern, eine Psoriasis kann sich hingegen bessern.

Veränderungen der Haut

- Der Progesteronspiegel kann um bis zu 60 Prozent steigen, wodurch sich die vom Körper gespeicherte Fettmenge erhöht.
- Der Östrogenspiegel kann um bis zu 30 Prozent steigen.
- Das Blutvolumen kann sich fast verdoppeln, was das »strahlende Aussehen« erklärt.

Chloasma/Melasma

Diese sind eine Folge des Anstiegs der pigmentstimulierenden Hormone während der Schwangerschaft. Sie zeigen sich als Flecken auf Wangen, Oberlippe, Kinn und Stirn und sind oft genetisch veranlagt (bei über 30 Prozent der Betroffenen ist ein Melasma bereits in der Familie aufgetreten). Der zweite auslösende Faktor ist Sonnenbestrahlung. Ein Melasma verschwindet nach der Schwangerschaft, kann aber bei wiederholter oder ausgiebiger Sonnenexposition oder erneuter Schwangerschaft zurückkehren. Am besten hilft dagegen die tägliche Anwendung einer Creme mit hohem Lichtschutzfaktor.

Pickel und Hautunreinheiten

Auf die Hormonschwemme und eine erhöhte Ängstlichkeit kann die Haut mit Pickeln, insbesondere rund um das Kinn und die Kieferpartie, reagieren.

Extreme Empfindlichkeit/Rosazea

Die Haut von Schwangeren kann empfindlicher werden und auf bestimmte Produkte, Temperatur und Sonne reagieren. Vermutlich schützt der Körper so sich und den Fötus vor Infektionen und Krankheiten. Aus demselben Grund meiden Schwangere auch bestimmte Gerüche und Nahrungsmittel, die sie vorher noch mochten. Das zunehmende Blutvolumen sorgt für Wärme von innen.

Meiden Sie diese Inhaltsstoffe

Folgende Hautpflegeprodukte sollten nur nach ärztlicher Rücksprache verwendet werden:

- **Vitamin-A-Produkte/Retinol** – Sie beschleunigen die Zellerneuerung, machen die Haut aber auch empfindlicher gegenüber Sonnenlicht und Pigmentierung. Studien bringen retinolhaltige Produkte mit Geburtsfehlern in Verbindung. Auch während der Stillzeit meiden.
- **Phthalate/Formaldehyd/Toluol** – Diese Chemikalien sind in vielen Parfüms und Nagellacken enthalten. Laufende Studien untersuchen einen möglichen Zusammenhang mit Geburtsfehlern.
- **Ammoniak** – ist oft in Haarfärbemittel enthalten und kann Krebs erregen. Meiden!
- **Dihydroxyaceton** – in vielen Selbstbräunern enthalten. Das Einatmen kann Mutter und Kind schaden.

Ihr Hautpflegeprogramm für die Schwangerschaft

- Täglich zweimal reinigen, anschließend ein Serum und eine Feuchtigkeitscreme auftragen.
- Sanftes Peeling; einmal wöchentlich
- Creme mit hohem Lichtschutzfaktor; täglich
- Bei speziellen Hautproblemen wie Empfindlichkeit, Rötung oder Pickel eine beruhigende Maske; einmal wöchentlich

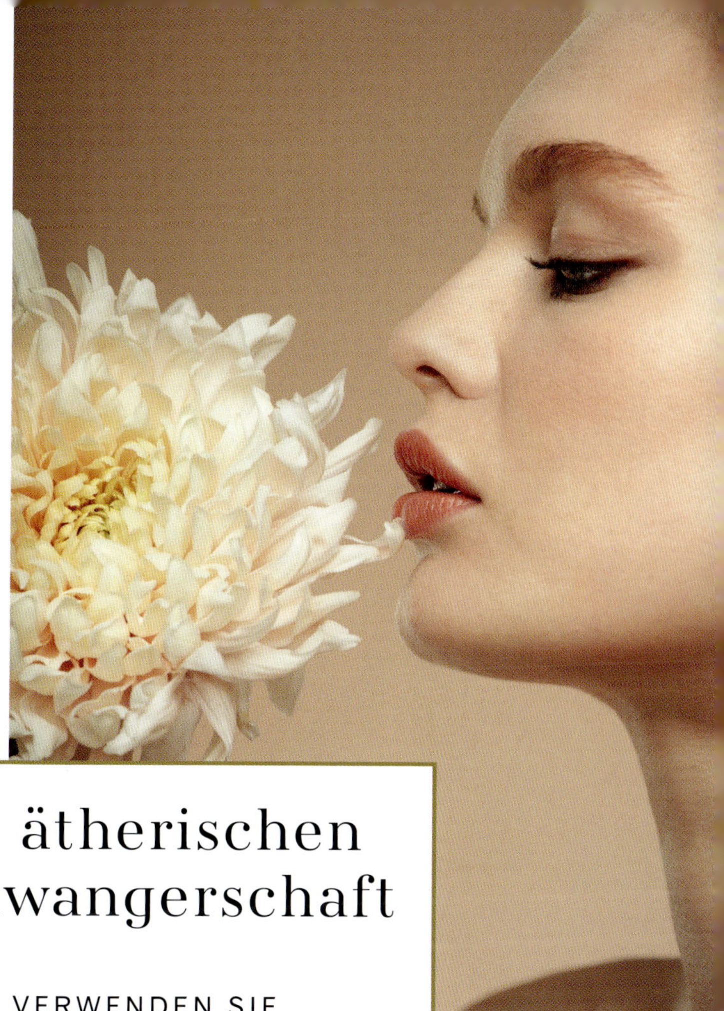

Leitfaden der ätherischen Öle in der Schwangerschaft

VERMEIDEN SIE

Basilikum – regt die Menstruation an

Blaue Kamille (Echte Kamille) – regt die Menstruation an

Zypresse – wirkt harntreibend und hat eine regulierende Wirkung auf die Menstruation

Jasmin – kann Gebärmutterkontraktionen anregen

Wacholder – ist ein harntreibendes Mittel

Rosmarin – wirkt stark anregend

VERWENDEN SIE

Weihrauch – hebt die Stimmung und vertieft die Atmung

Rosengeranie – hormonausgleichend und stresslindernd. Stimmt heiter und gelassen.

Ingwer – großartiges Mittel gegen Übelkeit

Mandarine – wohltuend für das Nervensystem, hilft beim Stressabbau. Ausgezeichnet gegen Schwangerschaftsstreifen in einer Mischung mit einem pflanzlichen Trägeröl.

Neroli – wirkt beruhigend; gut gegen Ängstlichkeit und Depression

Ab VIERZIG

In diesem Alter nimmt das Östrogen, das für eine hydrierte und glatte Haut sowie die Zellerneuerung sorgt, allmählich ab. Der Körper wird anfälliger für die Auswirkungen von Testosteron.

Fokus: Die Haut revitalisieren, reparieren, festigen & schützen

“

Dein Gesicht zeigt die Spuren des Lebens, die Spuren von Liebe und Lachen, Leid und Tränen. Es ist schön.

LYNSAY SANDS

Sie werden erste Anzeichen des Alterns bemerken: Kleine Fältchen und Pigmentflecken bilden sich, die Haut verliert an Elastizität. Vielleicht ist sie auch matt und hat ihren einstigen Schimmer eingebüßt. Wie in unserer Jugend können wir in unseren Vierzigern Pickel bekommen, wenngleich die Haut insgesamt trockener und matter wird. Ein weiterer kosmetisch unschöner Nebeneffekt ist unerwünschte Gesichtsbehaarung.

VERÄNDERUNGEN DER HAUT

- Fortschreitende Verlangsamung der Zellerneuerung in der Epidermis
- Reduzierte Aktivität der Fibroblasten, nachlassender Muskeltonus
- Geringere Elastizität der Elastinfasern
- Geringere Dichte der Kollagenfasern
- Eventuell erhöhter Druck im Kapillarsystem, der zu Gesichtsäderchen (Couperose, Rosazea) führt
- Verstärkte Talgproduktion, hormonell bedingte Pickel
- Die Haut enthält weniger Hyaluronsäure und fühlt sich trocken an.

HÄUFIGE PROBLEME

- Fältchen um die Augen
- Ausgeprägtere Mimikfalten
- Pigmentflecken
- Schlupflider, Falten am Mundwinkel werden auffälliger, die Kieferpartie ist weniger definiert
- Vielleicht haben Sie erstmals eine großporige Haut.

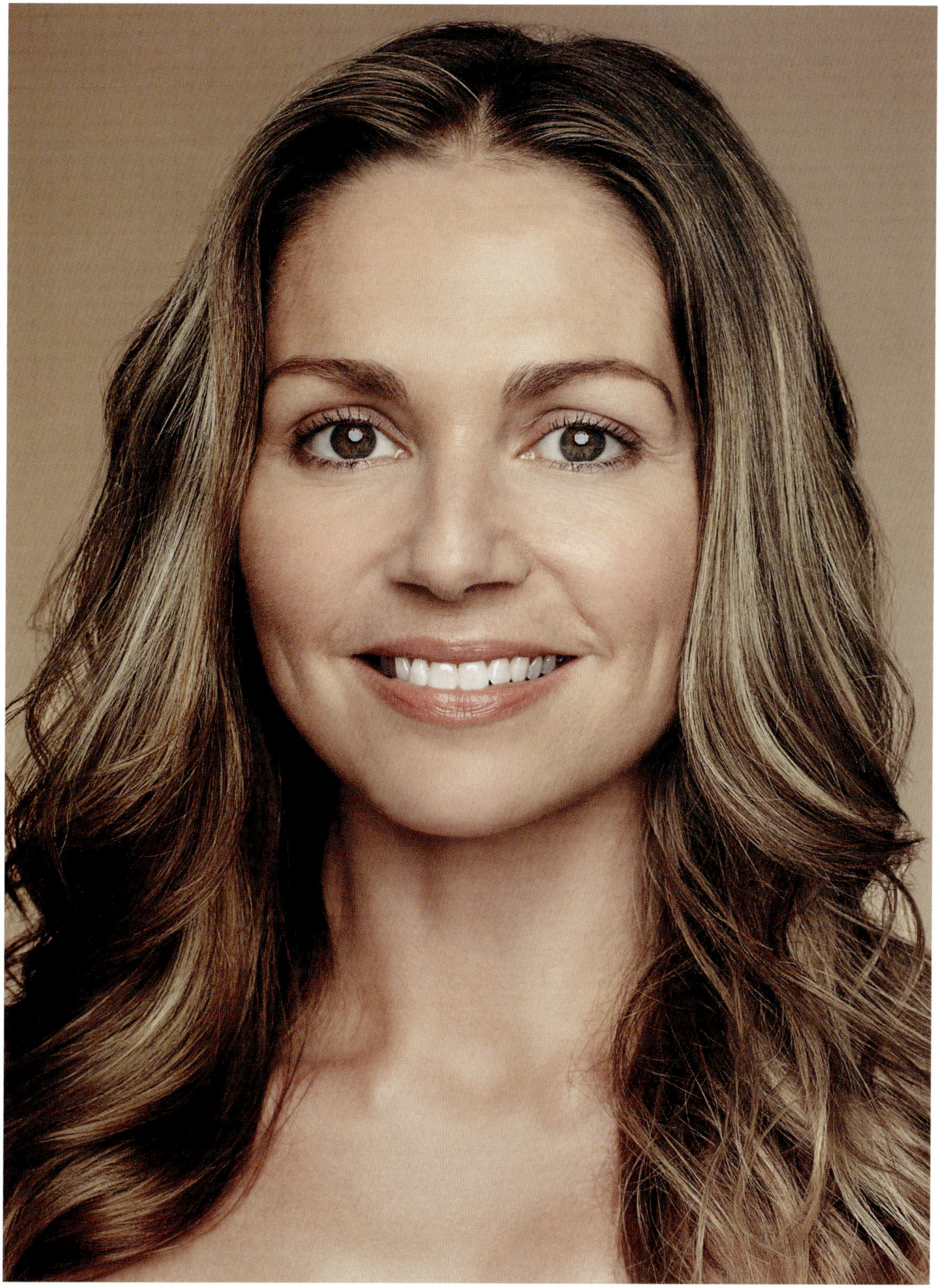

DIE UMSTÄNDE

Höchstwahrscheinlich haben Sie alle Hände voll zu tun mit Job, Kindern, alternden Eltern und Haushalt. Doch nun regt sich in Ihnen auch der Wunsch, mehr für Ihren Teint zu tun. Wenn Sie Ihre Hautpflege ernsthafter betreiben, werden Sie einen echten Unterschied bemerken.

DIE RICHTIGEN PRODUKTE WÄHLEN

Pflegen Sie Ihr Gesicht mit Massagen, wöchentlichen Masken, Peelings und Hautpflegegeräten. Tägliches Gesichtsyoga und Dehnübungen kräftigen die Gesichts- und Halsmuskulatur und halten sie geschmeidig und straff. So erhalten Sie einen strahlenderen Teint. Ein Peeling zwei- oder dreimal pro Woche glättet die Textur der Haut und entfernt abgestorbene Hautpartikel. Die Anwendung eines stärkeren Retinol-/Vitamin-A-Serums über Nacht regt die Zellerneuerung an und glättet kleinere Falten. Tagsüber versorgt ein Serum auf Hyaluronsäurebasis die zunehmend trockener werdende Haut mit zusätzlicher Feuchtigkeit. Wichtig sind auch Vitamin C und ein antioxidatives Serum.

ZEIT FÜR EINEN PROFESSIONELLE BEHANDLUNG?

Der Hauptzweck einer Gesichtsbehandlung in diesem Alter besteht darin, die Kollagenproduktion und die Zellerneuerung anzuregen und den Muskeltonus zu unterstützen. Empfehlenswert sind Mikrostrom-, LED-, Radiofrequenz-, Dermaroller-, Sauerstoffanwendungen sowie Peelings.

Das sollten Sie tun

PFLEGEN SIE Hals und Dekolleté – Ihr fünfzigjähriges Ich wird es Ihnen danken.

Eventuell nachts ZUSÄTZLICH ein Vitamin-A-Serum anwenden.

PEELINGS sollten von nun an Teil Ihrer regelmäßigen Hautpflegeroutine sein.

…und nicht tun

Die tägliche Creme mit Lichtschutzfaktor VERGESSEN

Ernährung

Ein paar kleine Veränderungen können für die Revitalisierung und Reparatur der Haut entscheidend sein.

HORMONAUSGLEICHENDE NAHRUNG

- Nieren unterstützen / Leber reinigen: trinken Sie täglich 1,5 Liter Wasser oder ungesüßten Kräutertee. Wenn Ihnen Wasser pur zu fade ist, fügen Sie Pfefferminzblätter oder Zitrone, Limette, Orange, Gurke, Sellerie oder Wassermelone in Scheiben oder Stücken hinzu.

- Darmreinigung: mit fermentierter Nahrung wie Sauerkraut und Kimchi.

- Ballaststoffreiche Nahrung: Leinsamen, Nüsse, Hafer, Obst, Hülsenfrüchte, vor allem Bohnen (z.B. schwarze oder Kidneybohnen), Äpfel, Flohsamenschalen und grünes Blattgemüse, Vollkornreis, Weizenkleie, Chiasamen und Knoblauch

Ab FÜNZIG & DANACH

Fokus: Stärken, vitalisieren, reparieren & schützen

"

Ihre 40er sind gut. Ihre 50er sind großartig. Ihre 60er sind fabelhaft. Und 70 ist verdammt umwerfend.

HELEN MIRREN

In diesem Alter kann die Menopause Hautprobleme verursachen. Die Kollagenproduktion fällt nach der Menopause um etwa 30 Prozent. Die Textur der Haut verändert sich, sie wird dünner und transparenter, insbesondere bei hellem Hauttyp. Hals und Dekolleté werden bei den meisten deutlich faltig. Weil die Blutgefäße weniger Spannung haben, gelangen weniger Sauerstoff und Nährstoffen zur Lederhaut. Das natürliche Fettpolster unter der Haut verliert an Volumen. Da auch die Knochendichte abnimmt, schrumpft das Knochengerüst im Gesicht und die Haut wirkt allein deshalb schlaffer. Nicht zu vergessen die Schwerkraft – sie macht sich besonders in der Kieferpartie, um die Augen und an den Wangen bemerkbar. Pigmentflecken tauchen an Händen und im Gesicht auf. Ja, das alles klingt negativ, aber ein paar graue Haare und Fältchen können wunderschön sein und Sie sollten dieses Alter als eine Zeit des Positiven, des Selbstvertrauens und der Freiheit sehen – Pickel gehören nun der Vergangenheit an, und Sie können es genießen, vom Monatszyklus erlöst zu sein.

VERÄNDERUNGEN DER HAUT

- Die Kollagen- und Elastinproduktion sinkt
- Die Hyaluronsäureproduktion sinkt
- Cholesterinablagerung in den Arterien der Lederhaut
- Das Unterhautfettgewebe verringert sich, die Haut hat weniger »Polsterung«
- Geringere Knochendichte lässt auch das Knochengerüst des Gesichts schrumpfen
- Auswirkungen der Schwerkraft
- Die Melaninaktivität ist beeinträchtigt, Pigmentflecken (auch: Alters-/Sonnenflecken) treten auf
- Die Gesichtsmuskeln werden schwächer.

HÄUFIGE PROBLEME

- Dünnere Haut
- Verlangsamter Heilungsprozess
- Hitzewallungen
- Rosazea und sensible Haut
- Nachlassender Muskeltonus um Augen, Mund, Kiefer und Wangen
- Trockene Haut
- Tiefere Mimikfalten
- Weniger Schimmer
- Weniger Fettpolster
- Sichtbar schlaffere Konturen von Kiefer, Augen, Wangenknochen und Hals
- Sommersprossen
- Gesichtsäderchen, insbesondere an den Wangen

DIE UMSTÄNDE

Ihre Kinder haben wahrscheinlich das Nest verlassen und Sie haben jetzt hoffentlich mehr Zeit und Geld für sich zur Verfügung. Vermutlich fühlen Sie sich auch selbstsicherer. Jetzt stehen Ihre Wünsche im Mittelpunkt!

DIE RICHTIGEN PRODUKTE WÄHLEN

Regelmäßiges Reinigen und Feuchtigkeitscreme reichen nun nicht mehr aus. Geben Sie Ihrer Haut über Nacht mit Seren und Masken zusätzliche Feuchtigkei. Gelegentliche Peelings machen die Haut weicher, reichhaltige Feuchtigkeitscremes pflegen die Haut tagsüber. Wählen Sie Produkte mit den Vitaminen C und E, da diese einen Synergieeffekt haben. Benutzen Sie nachts eine Augencreme mit Retinol und straffen und festigen Sie die Haut täglich mit sanften Gesichtsmassagen. Als natürliche Pflegeprodukte eignen sich Hydrolate (z. B. Rosen- oder Lavendelwasser) oder andere Wassersprays bei Hitzewallungen. Rosenwasser hellt die Stimmung auf und ist ausgezeichnet für sensible Haut. Rosengeranie wirkt gleichend und ist ein hervorragendes Allroundmittel für Frauen.

Das sollten Sie tun

Der Haut FEUCHTIGKEIT ZUFÜHREN, und zwar sehr viel

Reichhaltigere Cremes KAUFEN

IDEALERWEISE eine kosmetische Gesichtsbehandlung alle vier bis sechs Wochen

GESICHTSMASSAGEN machen

Morgens und abends EIN SERUM VERWENDEN

… und nicht tun

Augencreme VERGESSEN

Vor dem Einsatz von Technik bei der Gesichtsbehandlungen ANGST HABEN, sie können wirklich helfen.

Die wöchentliche Feuchtigkeitsmaske VERGESSEN

ZEIT FÜR EINE PROFESSIONELLE BEHANDLUNG?

Sie haben die Wahl zwischen Gesichtsmassagen, Mikrostrom, manueller Lymphdrainage (MLD; Hilfe bei Rosazea), LED, Radiofrequenz, Dermaroller, Peelings, Sauerstoff und IPL gegen Rosazea und Gesichtsäderchen.

BLEIBEN SIE AKTIV

Geistige und körperliche Aktivität sind wichtig für strahlende Haut. Wählen Sie belastungsarme Aktivitäten wie Hatha-Yoga, Tai Chi, Walken, Radfahren und Schwimmen.

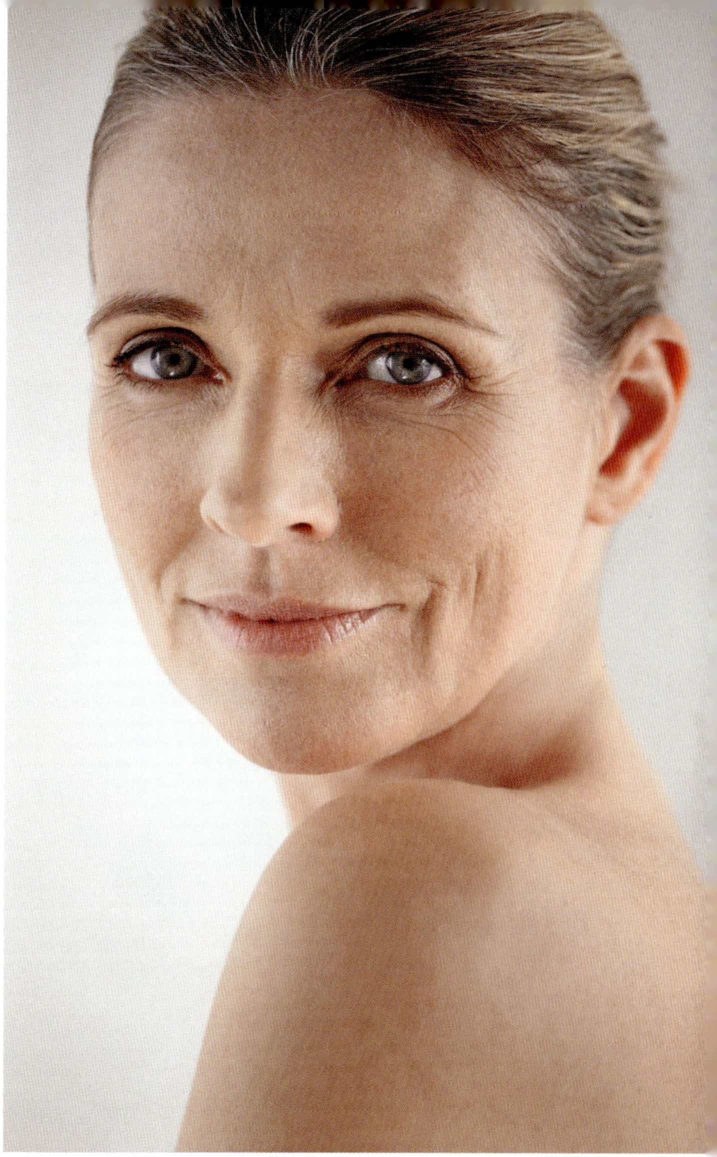

Ernährung

In jedem Alter wirkt sich die Ernährung auf unsere Haut aus. Ein paar kleine Veränderungen können für unsere Haut einen großen Unterschied machen.

VERZEHREN SIE MEHR

- Essenzielle Fettsäuren, die Ihre Haut von innen mit Nährstoffen versorgen und die Auswirkungen des sinkenden Östrogenspiegels auf die Feuchtigkeit der Haut ausgleichen, also Leinsamen und Sesam, Sonnenblumen- und Kürbiskerne.

“

Haut muss nicht aussehen wie aus Porzellan, vollkommen makellos. Sommersprossen, Pigmentflecken und Falten erzählen von Ihrem Leben und Ihrem Charakter; sie zeigen, dass die Haut individuell und echt ist, ohne Instagramfilter oder Airbrushing!

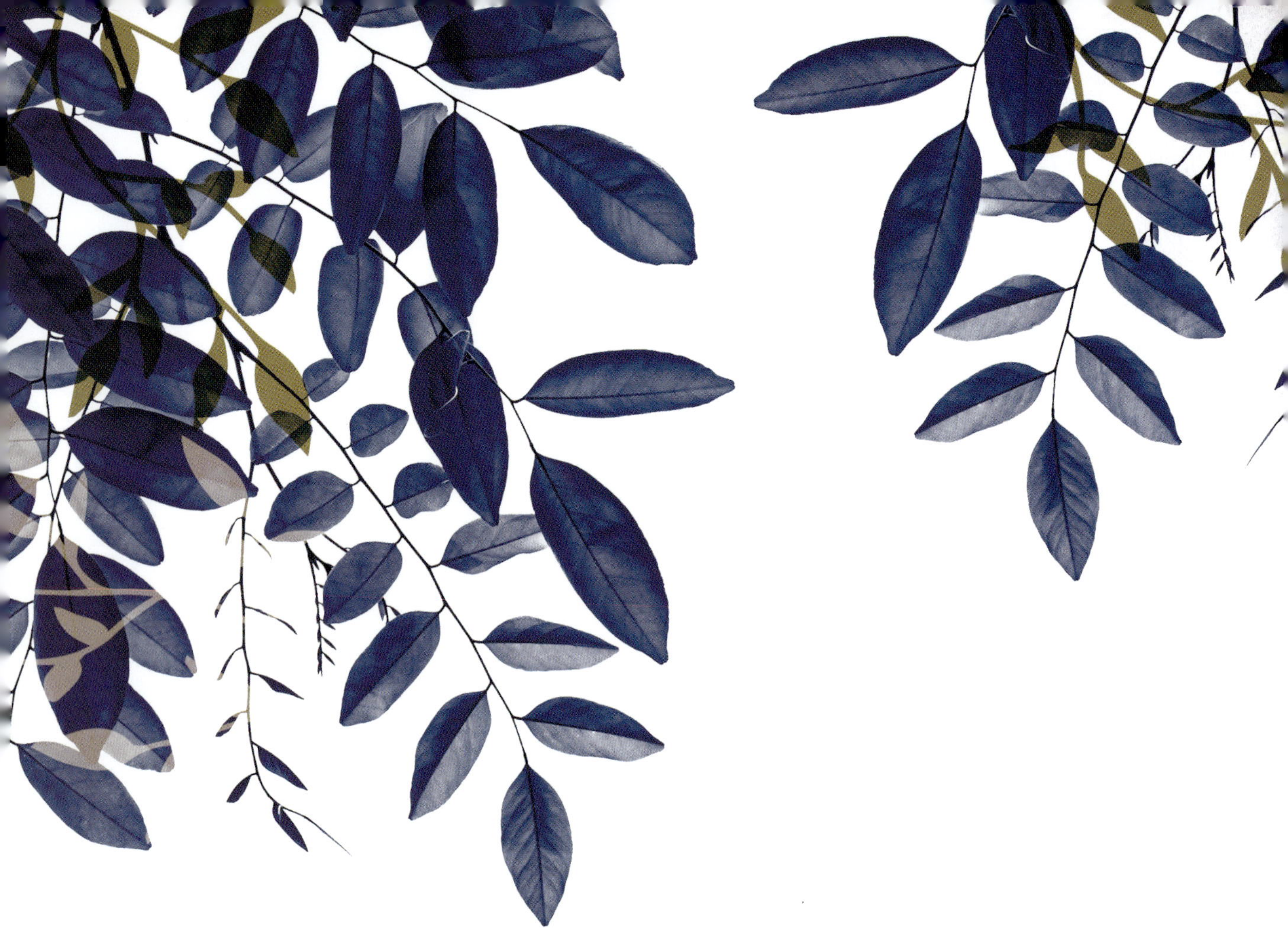

VIER

HAUTTYPEN & IHRE PROBLEME

HAUTTYPEN

Das erste Pflegeprodukt, das ich mir kaufte, war definitiv für mich das falsche. Ich es mir aufgrund seiner Farbe und der hübschen Verpackung ausgesucht und nicht überlegt, ob es sich für meinen Hauttyp eignete. Ein falsches Hautpflegemittel kann mehr Probleme verursachen als lösen. Oberstes Gebot ist daher, sich bei der Wahl des Produkts nach seinem Hauttyp zu richten.

Dazu muss man wissen, welchen Hauttyp man hat, und das ist nicht immer leicht und eindeutig zu bestimmen. Er wird durch unsere Gene bestimmt, aber auch durch unseren Lebensstil – Ernährung, Stresslevel, Wohnort .... Ich berate meine Kundinnen, um ihnen zu helfen, ihren Hauttyp zu bestimmen und die Beschaffenheit ihrer Haut zu analysieren.

Dieses Kapitel vermittelt Ihnen das nötige Know-how, um Ihren Hauttyp zu bestimmen. Die meisten Menschen – so viel sei schon verraten – haben aber eine Mischhaut.

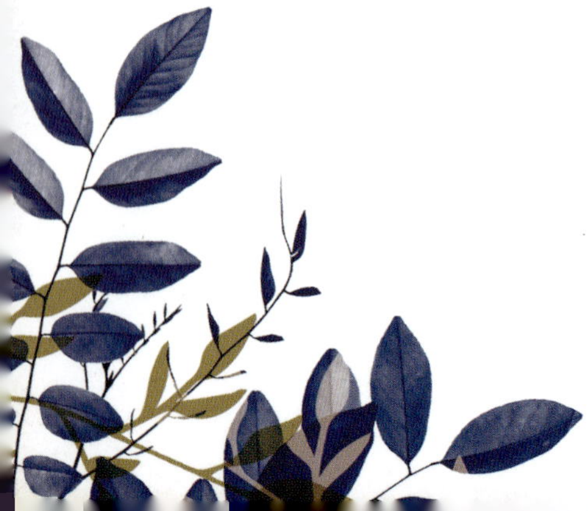

“

Ich bin nicht so schön wie du.
Ich bin so schön wie ich.

MARILYN MONROE

Normale Haut

Im Allgemeinen ist dieser Hauttyp unempfindlich gegenüber Einflüssen des Lebensstils und gibt kaum Anlass zur Sorge.

MERKMALE

- Gleichmäßige Farbe
- Weiche, glatte Beschaffenheit
- Kleine Poren mit wenigen oder ohne Mitesser
- Keine auffallend fettigen Stellen oder trockenen Bereiche
- Nur gelegentlich hormonell bedingte Pickel

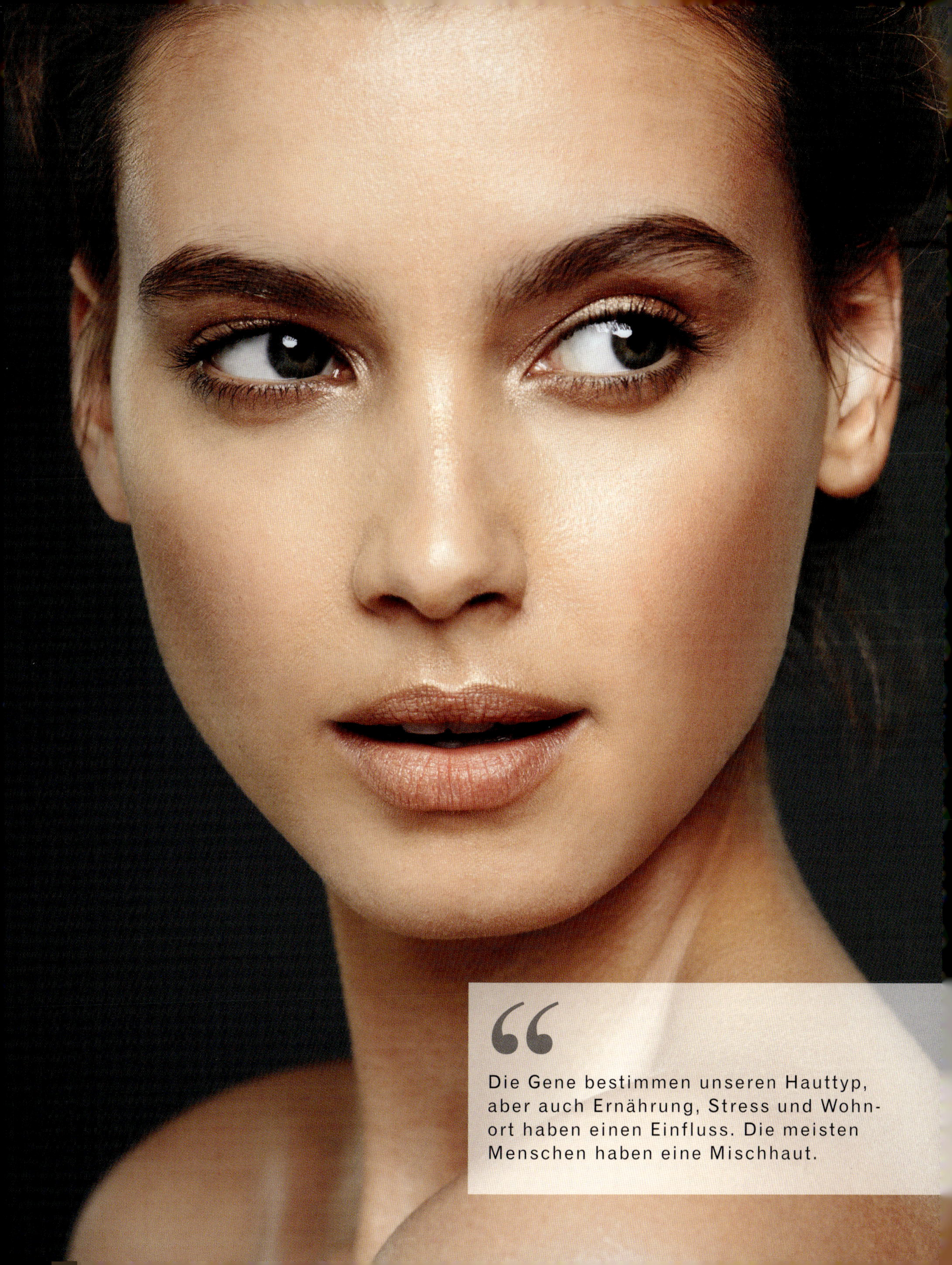

“

Die Gene bestimmen unseren Hauttyp, aber auch Ernährung, Stress und Wohnort haben einen Einfluss. Die meisten Menschen haben eine Mischhaut.

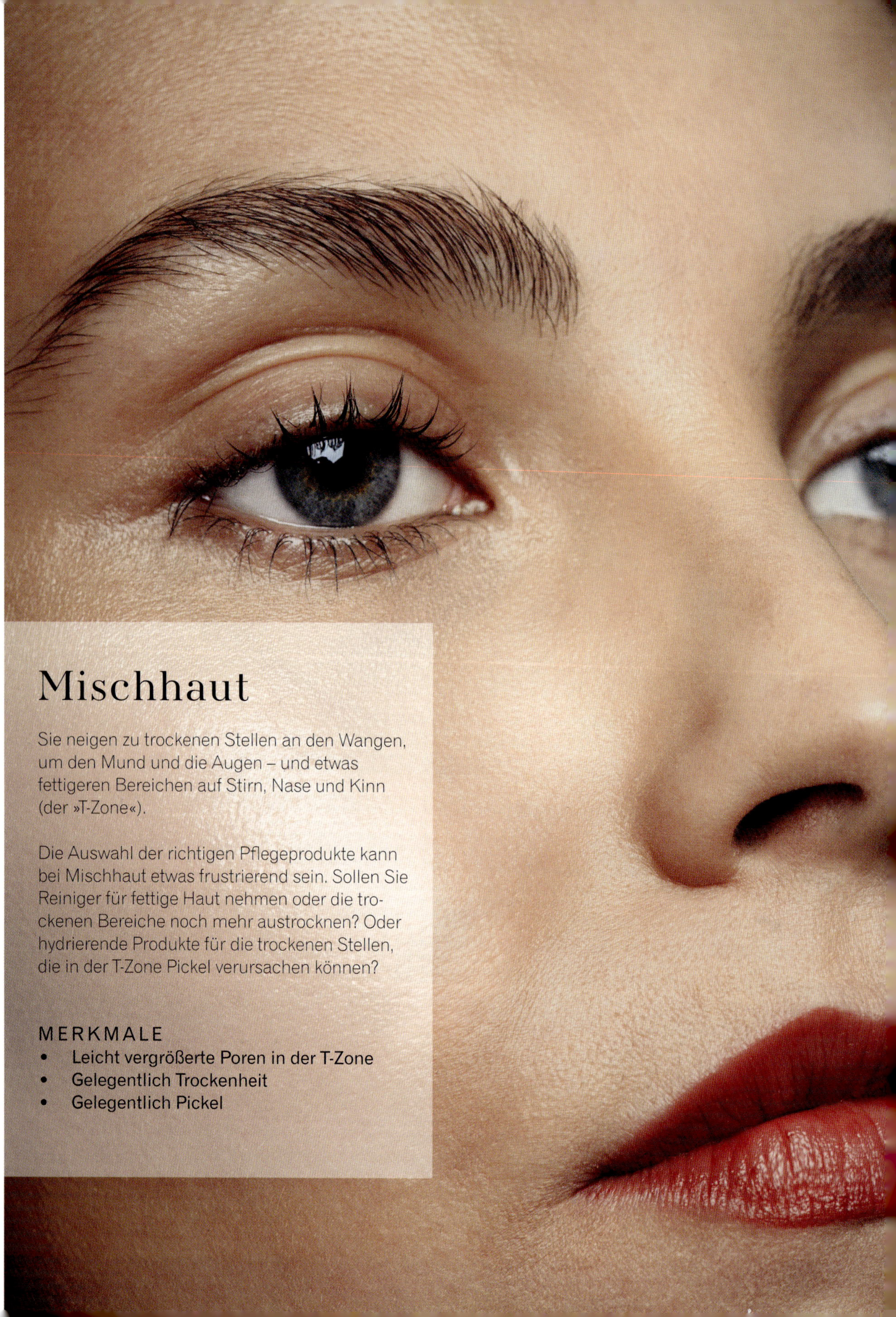

Mischhaut

Sie neigen zu trockenen Stellen an den Wangen, um den Mund und die Augen – und etwas fettigeren Bereichen auf Stirn, Nase und Kinn (der »T-Zone«).

Die Auswahl der richtigen Pflegeprodukte kann bei Mischhaut etwas frustrierend sein. Sollen Sie Reiniger für fettige Haut nehmen oder die trockenen Bereiche noch mehr austrocknen? Oder hydrierende Produkte für die trockenen Stellen, die in der T-Zone Pickel verursachen können?

MERKMALE

- Leicht vergrößerte Poren in der T-Zone
- Gelegentlich Trockenheit
- Gelegentlich Pickel

Trockene Haut

Trockene Haut haben wir meistens geerbt. Sie ist von feiner, trockener Beschaffenheit, fast ohne sichtbare Poren. Menschen mit trockener Haut haben oft einen wunderschönen, porzellanartigen Teint, der sich jedoch recht unangenehm und gespannt anfühlen kann. Da keine natürlichen Fette an die Hautoberfläche abgegeben werden, treten feine Linien und Falten oft recht früh auf. Nur Wasser zu trinken kann trockene Haut nicht befeuchten. Den Fetthaushalt auszugleichen ist eine viel effektivere Maßnahme.

MERKMALE

- Feine, kaum sichtbare Poren
- Empfindlichkeit und Rötung
- Ein Gefühl der Gespanntheit
- Feine Linien treten früher auf
- Minimale Fettigkeit
- Matte Farbe
- Schuppige oder rauhe Beschaffenheit

WAS REIZT SIE?

- Aggressive Hautpflegeprodukte
- Sonnenbestrahlung
- Seife
- Chemikalien wie Chlor
- Medikamente
- Sinkender Hormonspiegel aufgrund zunehmenden Alters

DIE OPTIMALE PFLEGE

Beste Produkte: Reinigungsbalsam, -creme und -öle sowie feuchtigkeitsspendende Seren mit Inhaltsstoffen wie Hyaluronsäure und Vitamin E. Ein Peeling pro Woche hält die trockene Haut weich; benutzen Sie auch täglich ein Gesichtsöl.

Beste Nahrungsmittel: Feuchtigkeitsspendende Nahrungsmittel wie Öle, Nüsse, Kerne, Sesam- und Leinsamen, Avocados, Omega-n-Fettsäuren und entsprechende Ergänzungsmittel sowie Fischöle.

Dehydrierte Haut

Dieser Hauttyp wird oft mit sehr trockener Haut verwechselt. Wenn Ihre Haut dehydriert ist, bedeutet das, dass ihr Wasser fehlt. Die Haut ist nämlich bei der Versorgung das letzte Organ, dem das Wasser zugutekommt, das wir trinken. Ist unsere Haut dehydriert, also feuchtigkeitsarm, verdunstet die Feuchtigkeit zu schnell durch ihre verschiedenen Schichten. Ihre natürliche Barrierefunktion ist geschwächt, und infolgedessen ist sie für umweltbedingte Schäden besonders anfällig.

MERKMALE

- Gefühl der Gespanntheit
- Feine Linien und schuppige Beschaffenheit
- Die Haut strahlt nicht
- Verlust der Elastizität

WAS REIZT SIE?

- Reinigen mit aggressiven Produkten
- Hautpflegeprodukte mit unzureichendem Schutz
- Krankheit
- Zu wenig Wasser trinken
- Klimaanlage
- Extreme Hitze und Kälte

DIE OPTIMALE PFLEGE

Beste Produkte: Reinigungscreme, -milch oder Balsam und ein stark feuchtigkeitsspendendes Serum mit Hyaluronsäure und Aloe vera. Vor der Feuchtigkeitscreme ein sanftes Gesichtstonikum. Wöchentliche Feuchtigkeitsmasken.

Beste Nahrungsmittel: Wassermelone, Kokosmilch, Sellerie und Gurke enthalten viel Wasser. Unterstützen Sie die Bausteine der Haut mit Ölen aus Leinsamen und Walnüssen. Trinken Sie unbedingt genug Wasser.

Fettige Haut

Bei fettiger Haut neigen Sie wahrscheinlich zu großen Poren sowie Pickeln und Mitessern. Die (fettproduzierenden) Talgdrüsen sind übermäßig aktiv. Die gute Nachricht: Sie sind vermutlich nicht von vorzeitiger Hautalterung betroffen!

MERKMALE

- Große, deutlich sichtbare Poren
- Glänzende Haut
- Eher dicke Haut
- Mitesser und Pickel

WAS REIZT SIE?

Die Haut mit aggressiven chemischen Reinigern zu behandeln kann sie übermäßig austrocknen. Die Talgdrüsen erhalten so die Botschaft, mehr Fett zu produzieren. Sie sind nicht in der Lage, den Pickel verursachenden Zyklus zu durchbrechen. Lassen Sie sich nicht von der allerneuesten Anti-Aging-Wundercreme verführen. Höchstwahrscheinlich ist sie viel zu reichhaltig und verursacht weitere Unreinheiten.

DIE OPTIMALE PFLEGE

Beste Produkte: Ein »trockenes« Pflanzenöl wie Distelöl bzw. Safloröl (s. Kapitel 5) sparsam aufgetragen (etwa halbe Erbsengröße) kann fettige Haut wieder ins Gleichgewicht bringen, da es den Drüsen mitteilt, dass bereits genug Fett vorhanden ist. Ich empfehle aus diesem Grund, über Nacht ein Öl statt einer Feuchtigkeitscreme aufzutragen.

Die Größe der Poren ist genetisch festgelegt. Kein einziges Kosmetikprodukt kann sie verkleinern. Ich empfehle Ihnen, eine leichte oder ölfreie Feuchtigkeitscreme und vor allem leichte Seren zu verwenden, statt die Haut mit schweren Feuchtigkeitsprodukten zu hydrieren, da diese die Poren zustätzlich verstopfen.

Sensible Haut

Jeder kann von Zeit zu Zeit von sensibler Haut betroffen sein. Ich unterscheide zwei Arten:

1. REAKTIV: Ein Ausschlag, eine Entzündung, Trockenheit oder ein gereizter Bereich, oft als Histaminreaktion (natürliche Reaktion des Körpers auf eine Substanz, die er nicht mag oder gegen die er allergisch ist).

2. RESPONSIV: Neigung zu Erröten und Empfindlichkeit bei Massagen oder Temperaturveränderungen. Verstärkte Durchblutung verursacht Erröten und eventuell Besenreiser.

MERKMALE

- Rote Flecken
- Dünne, durchscheinende Haut
- Eventuell Unreinheiten, verstopfte Poren
- Vereinzelt Besenreiser
- Ausschläge, die kommen und gehen

WAS REIZT SIE?

- Extreme Temperatur und -schwankung
- Manche kosmetische Inhaltsstoffe
- Chemikalien
- Synthetische Duftstoffe
- Lebensmittelallergien

Produkte, die Sie meiden sollten: alles mit synthetischen Duftstoffen. Vorsicht auch bei Peelings, da diese die Haut zum Erröten bringen. Manche ätherischen Öle stimulieren zu stark und verschlimmern eine Hautreizung.

Nahrung, die Sie meiden sollten: Kaffee und Alkohol. Meiden Sie bei Psoriasis Nachtschattengewächse, also Paprika, Kartoffeln, Tomaten und Auberginen.

Beste Nahrungsmittel: Entzündungshemmer wie Kurkuma, Süßholz und Zimt (s. Kapitel 8), Omega-n-Fettsäuren (z. B. Lein-, Hanföl, Öle mit B-Vitaminen), Bierhefe, Haferflocken und Hülsenfrüchte

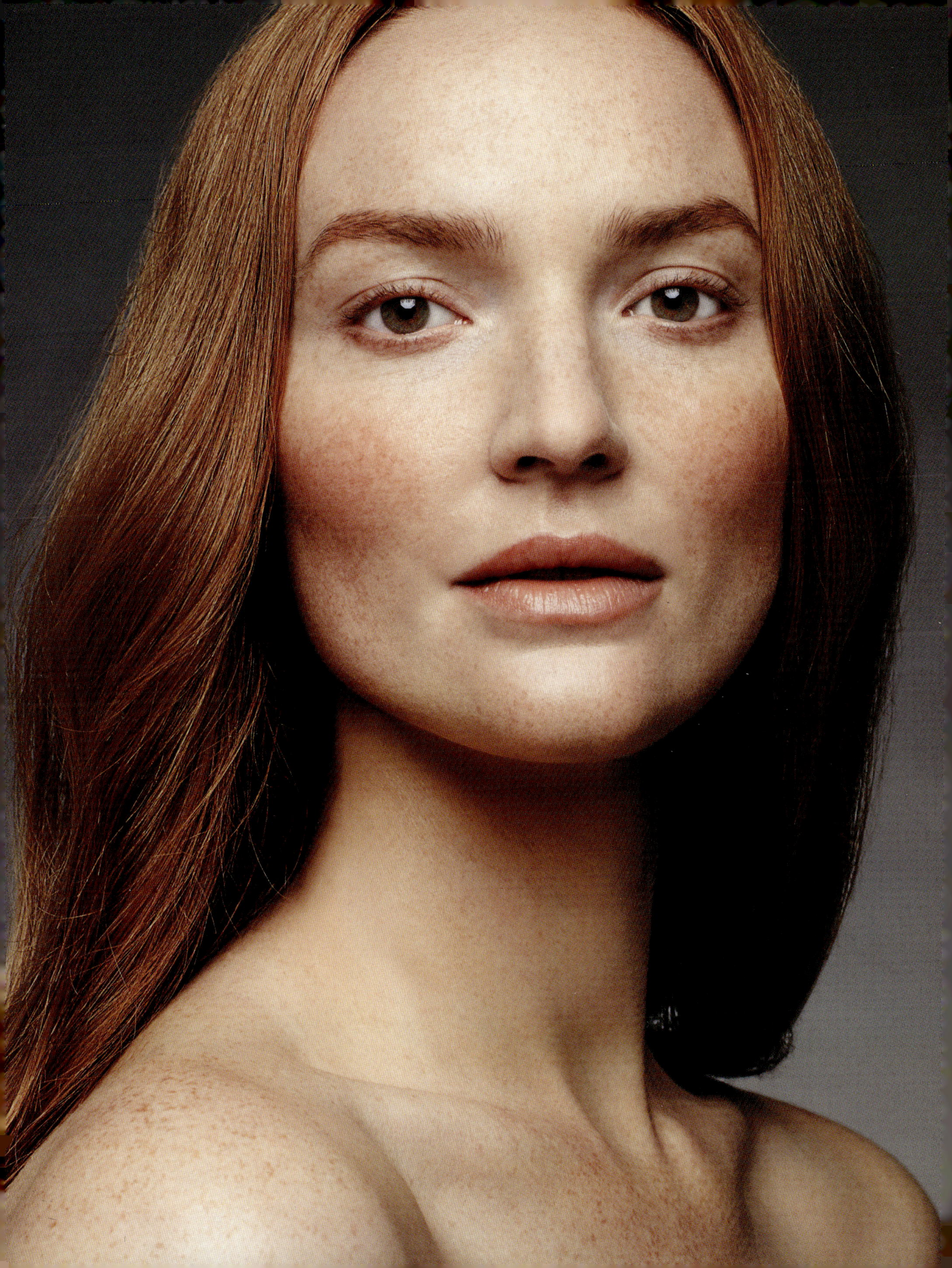

Ihr HAUTTON

Der Hautton (die Farbe) ist klar zu unterscheiden vom Hauttyp. Der Hautton wird durch das Pigment Melanin bestimmt, das die Haut vor Schäden durch Sonneneinstrahlung schützt. Profis beurteilen den Hautton nach der Fitzpatrick-Skala, die Thomas Fitzpatrick 1975 aufstellte. Sie hilft uns ferner bei der Bestimmung des Hauttyps und dessen Sonnenbrandneigung. Auch Augen- und Haarfarbe spielen bei der Einschätzung des Bräunungsverhaltens der Haut eine Rolle. Die Skala reicht von Typ 1, der in der Sonne immer verbrennt und niemals bräunt, bis Typ 6, der selten verbrennt und sehr leicht bräunt.

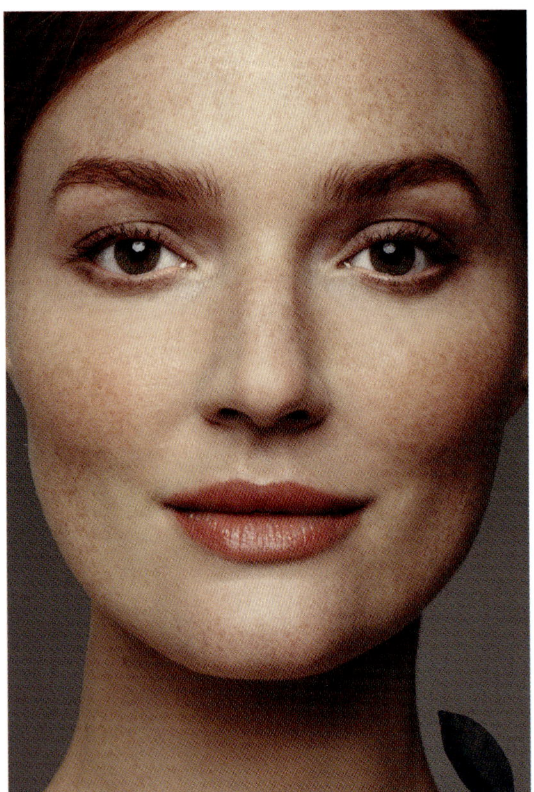

Es gibt viele Varianten. Hier zeigen wir nur eine Auswahl, um Ihnen eine Vorstellung davon zu geben.

- HELL: Fitzpatrick Typ 1–2 (keltisch bis nordisch)

Enthält wenig Melanin und ist sehr empfänglich für Hautschäden, vorzeitige Hautalterung durch Sonnenexposition, sichtbare, geplatzte Äderchen, defekte Kapillaren und Rosazea. Bekommt nach kurzer Zeit einen Sonnenbrand. Augenfarbe kann blau oder grau sein.
LSF 30–50 täglich

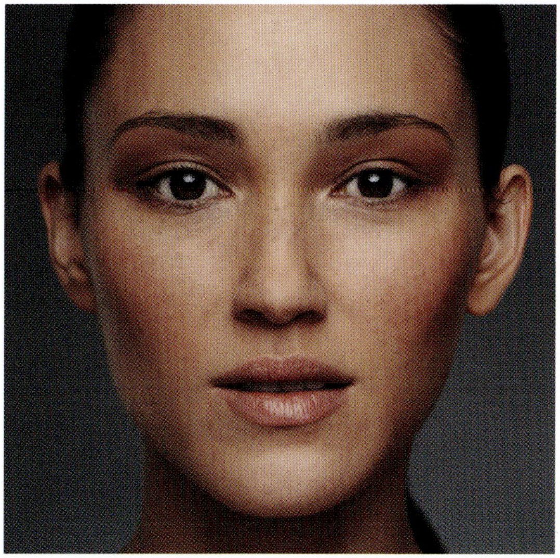

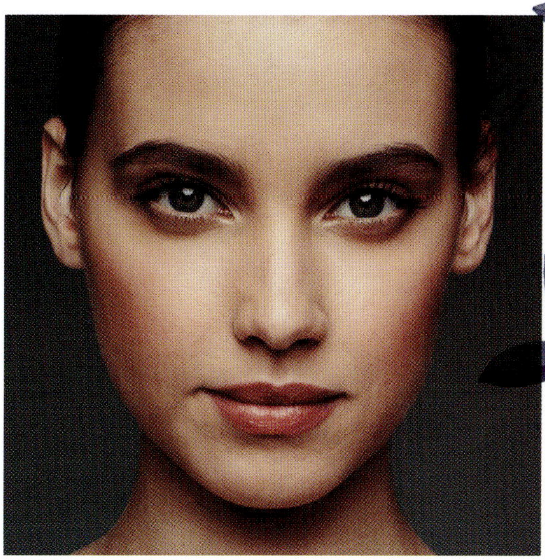

- **HELLBRAUN & GELB:** Fitzpatrick Typ 3 (Mischtyp)

Enthält mehr Melanin als weiße Haut und ist somit unempfindlicher für Schädigung durch die Sonne, verbrennt aber leicht und bräunt etwas. Augenfarbe wahrscheinlich haselnuss- oder hellbraun.
LSF 30–50 täglich

- **OLIV:** Fitzpatrick Typ 4 (mediterran)

Enthält mehr Melanin als weiße Haut und ist somit unempfindlicher für Schädigung durch die Sonne, bräunt leicht. Sie ist tendenziell auch elastischer und somit weniger anfällig für vorzeitige Hautalterung und Dehnungsstreifen. Augenfarbe braun. **LSF 15–30 täglich**

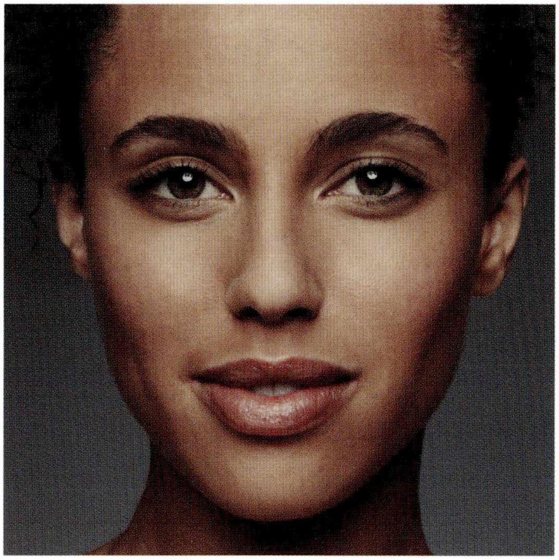

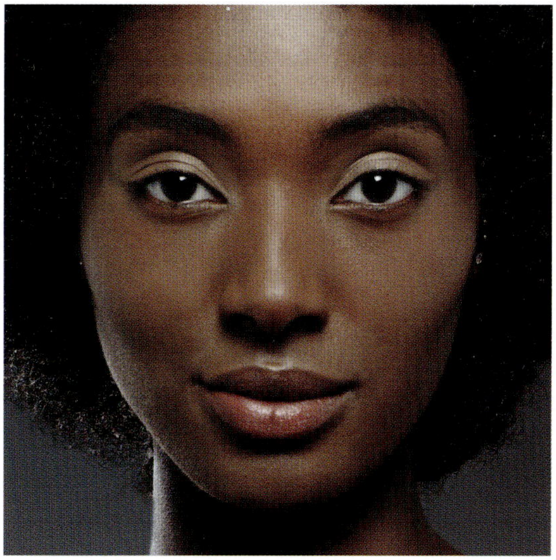

- **BRAUN:** Fitzpatrick Typ 4–5 (mediterran bis dunkel)

Enthält eine größere Dichte an Talgdrüsen und ist tendenziell fettiger; altert langsamer. Sie ist generell elastischer und bleibt länger straff. Augenfarbe wahrscheinlich braun.
LSF 15 oder mehr, täglich

- **SCHWARZ:** Fitzpatrick Typ 5–6 (dunkel bis schwarz)

Verträgt Sonne gut, ist dennoch anfällig für Hautkrebs; braucht mehr Sonnestrahlung, um ausreichend Vitamin D herzustellen. Neigt zu Trockenheit und Narbenbildung. Augenfarbe dunkelbraun. **LSF 15 in der Sonne**

HAUT-PROBLEME

Akne

Viele Faktoren können Akne verursachen oder verschlimmern. Die eigentliche Ursache sind aber immer Hormone.

Akne galt früher als Hauterkrankung, die Teenagern das Leben schwer machte. Doch heute breitet sich Akne wie eine Epidemie bei Erwachsenen in der Lebensmitte aus. Es mag Sie überraschen zu hören, dass bis zu 80 Prozent der Bevölkerung irgendwann einmal an Akne leidet. Aber warum?

Die Talgdrüsen (und Pickelverursacher) reagieren höchst empfindlich auf Hormonschwankungen und entzünden sich leicht. Die Folge ist Akne im Gesicht, an den Oberarmen, auf dem Rücken und an der Brust. Meistens beginnt sie in der Pubertät, wenn der Körper Androgene zu produzieren beginnt, Hormone, die die Produktion der Talgdrüsen anregt. Wegen des Zusammenhangs zwischen Hormonen und Akne tritt diese bei Frauen immer wieder auf – in der Schwangerschaft, der Menopause oder während der Einnahme hormoneller Verhütungsmittel.

Leider gibt es im modernen Leben auch zahlreiche Chemikalien, die den natürlichen Hormonhaushalt stören, etwa Phthalate und Weichmacher. Dieser verursachen bei Männern wie bei Frauen unwiderrufliche hormonelle Veränderungen. Synthetische Duftstoffe sind weitere Reizstoffe, die das Immunsystem stören und die Fähigkeit der Haut, Angriffe von pickelverursachenden Bakterien abzuwehren, schwächen.

WIE EIN PICKEL ENTSTEHT

Unser Körper besitzt etwa fünf Millionen Haarfollikel – die Geburtsstätten für Pickel. Jedes dieser winzigen Löcher enthält Zellen und Drüsen, die Fett produzieren, um das dort wachsende Haar zu pflegen. Wenn es jedoch zu viele Zellen gibt oder diese hormonbedingt verkleben, entsteht eine Blockade. Immer mehr Zellen und Talg sammeln sich an, können nicht an die Oberfläche: Der Follikel schwillt an. Gleichzeitig verringert sich die Sauerstoffzufuhr zu diesem Follikel, ideale Bedingungen für die Vermehrung von Bakterien. In kurzer Zeit bildet sich ein Pickel und die Öffnung des Lochs verstopft.

PROFESSIONELLE BEHANDLUNG

Je nach Ursache Ihrer Akne sind die Maßnahmen unterschiedlich effektiv. Eine Kombination von persönlicher Hautpflege, professioneller Behandlung und Ernährungsumstellung erzielt die besten Ergebnisse. Blaues LED-Licht und Laserbehandlung tötet die Bakterien ab. Entzündungshemmende, antibakterielle Peelings wirken unterstützend, aber für echte Ergebnisse benötigt man ein gutes Behandlungsprogramm.

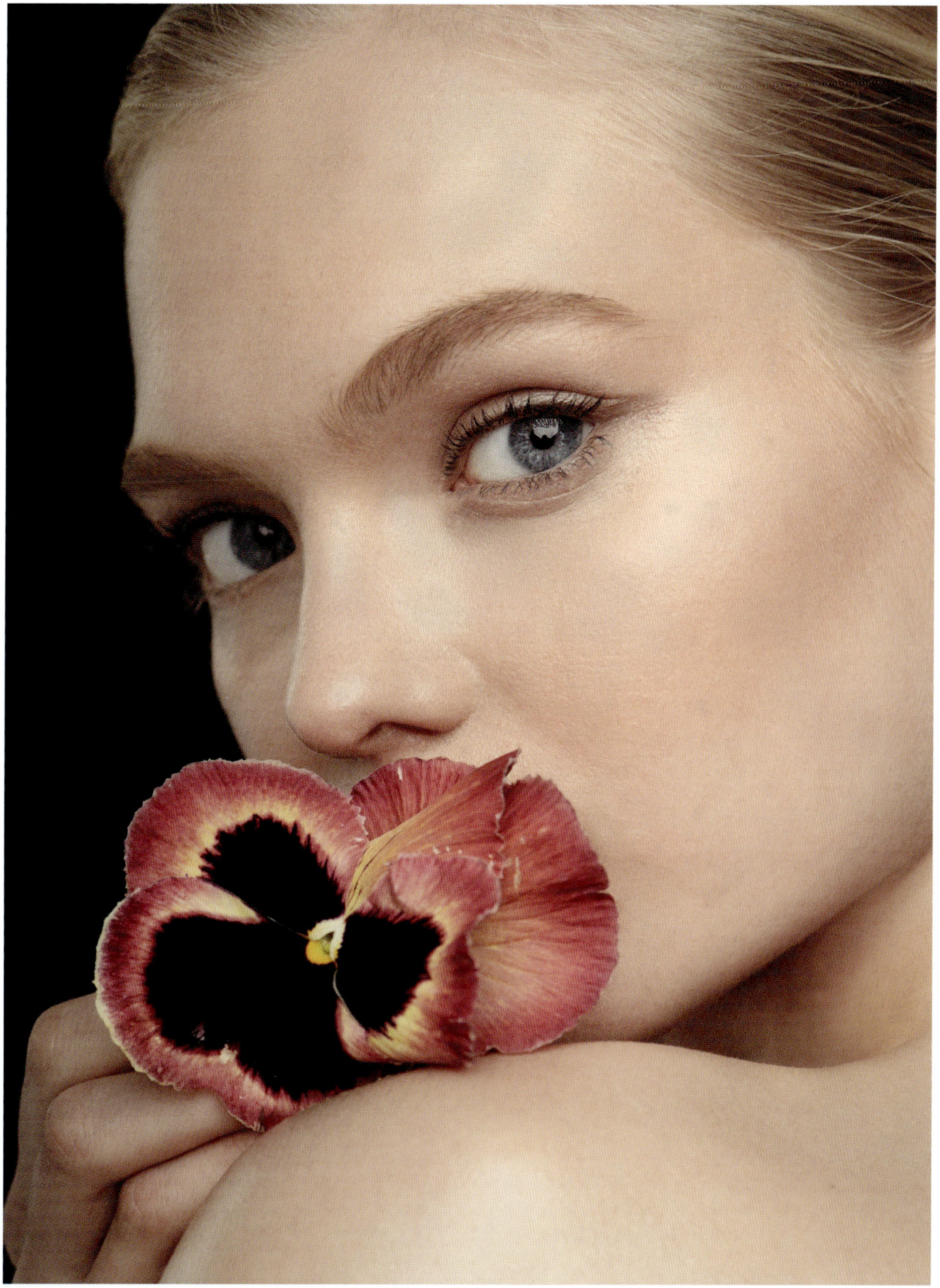

DER ZUSAMMENHANG ZWISCHEN ERNÄHRUNG UND AKNE

Mit geringfügigen Ernährungsumstellungen und bestimmten Ergänzungsmitteln können Sie Ihre Akne besser in den Griff bekommen.

• **Zucker:** Medizinische Erkenntnisse legen nahe, dass 100 g Zucker die Leistung des Immunsystems fünf Stunden lang um 50 Prozent herabsetzen. Zuckerhaltige Nahrungsmittel schwächen die Infektabwehr des Körpers. Damit steigt das Risiko von Entzündungen und Akne. Während ein Pickel bei einem gesunden Immunsystem in fünf bis sieben Tagen abheilt, kann ein durch Zucker geschwächtes Immunsystem die Pickel verursachende Entzündung nur eingeschränkt bekämpfen, sodass dieser zehn Tage oder sogar zwei Wochen lang reifen kann.

• **Raffinierte Kohlenhydrate:** Diese verursachen einen Anstieg der Insulinproduktion im Körper. Das kann zu einem Übermaß an männlichen Hormonen führen, die die Talgdrüsen stimulieren. Versuchen Sie daher, süße und stärkehaltige Nahrungsmittel wie Reis, Pasta, Brot, Zerealien, Obst und Obstsäfte, Milch und Milchprodukte in Maßen zu sich zu nehmen.

• **Fleisch:** Fleisch enthält Hormone und hormonartige Substanzen, die das Gleichgewicht unseres Körpers stören. Alarmierend ist, dass Dermatologen zufolge Frauen, die regelmäßig rotes Fleisch essen, mit höherer Wahrscheinlichkeit an Akne und Hirsutismus (abnorme Behaarung) leiden.

• **Milchprodukte:** s. Kapitel 8.

Nahrung, die helfen kann

ESSENZIELLE FETTSÄUREN (EFS): Studien haben gezeigt, dass EFS Hormonstörungen regulieren können, die Akne verursachen. Bei Menschen mit hormonbedingter Akne wurde ein EFS-Mangel festgestellt. Enthalten sind sie in Lein- und Hanfsamen, Walnüssen, dunkelgrünem Gemüse, Kürbiskernen, Lachs, Makrele, Sardinen, Sardellen, Hering, Thunfisch.

ZINK: Austern, Meeresfrüchte, Putenfleisch, Eier, Kichererbsen, Linsen, Paranüsse, Rüben, Kürbiskerne, Hafer, Petersilie, Ingwerwurzel, Buchweizen, Karotten

VITAMIN A: Chilis, Petersilie, Papaya, Karotten, Mangos, Pfirsiche, Grünkohl, Aprikosen, Kürbis, Süßkartoffeln, Brokkoli, Speisekürbis

LÖSLICHE BALLASTSTOFFE: Leinsamen, Nüsse, Hafer, Obst, Hülsenfrüchte, vor allem Bohnen (z.B. schwarze und Kidney-Bohnen), Äpfel

UNLÖSLICHE BALLASTSTOFFE: grünes Blattgemüse, Obstschalen, Vollkornreis, Kleie, Kohl, Chiasamen, Knoblauch

VITAMIN C: Süßkartoffeln, Paprika, Kresse, Brokkoli, Zitrusfrüchte, Kiwis

VITAMIN E: Avocados, Sonnenblumenöl, Weizenkeime, Kürbiskerne, Tomaten, fettreicher Fisch, Haselnüsse, Mandeln

Die *besten* Tipps gegen Akne

1 KLUG REINIGEN

Wer an Akne leidet, hat oft das Gefühl, dass die Haut »schmutzig« sei und gereinigt werden müsse. Aber Akne wird nicht durch Schmutz verursacht. Die Wände einer Pore sind tief im Hautinneren verklebt. Wählen Sie daher einen Reiniger mit einer Kombination aus entzündungshemmenden, antibakteriellen, antioxidativen und feuchtigkeitsspendenden Inhaltsstoffen. Salicylsäure, grüner Tee, Teebaum, Retinoide, Azelainsäure, Alpha- (AHA) und Beta-Hydroxysäure (BHA) schälen die Haut und reduzieren die Talgproduktion. An Tagen, an denen Ihre Haut eine »Pause« braucht, nehmen Sie einen anderen, sanften Reiniger.

2 LIEBER NATÜRLICH

Hautpflegeprodukte können Ihre Probleme verschlimmern. Wenden Sie weniger oder natürliche Produkte an. Ätherisches Lavendel-, Rosmarin-, Teebaum-, Weihrauch- und Kamilleöl wirkt entzündungshemmend und antibakteriell.

3 KEIN KOSMETIKSPIEGEL

Das Problem erscheint schlimmer, als es ist. Und bitte die Pickel nicht ausdrücken!

4 SONNENLICHT

Früher wurden Sonnenbäder gegen Akne empfohlen. Heute kennen wir die Risiken der übermäßigen Einwirkung von UV-Licht auf die Haut. Daher würde ich diese Behandlung nie empfehlen.

5 MAKE-UP

Verwenden Sie Make-up auf Mineralienbasis. Ich weiß, dass Sie Ihre Akne abdecken möchten, aber zu viele synthetische Stoffe können die Poren noch mehr verstopfen. Reinigen Sie Ihre Kosmetikpinsel regelmäßig mit Shampoo.

6 ÖLE

Verwenden Sie über Nacht eine winzige Menge Öl. Ihre Haut benötigt für ihre Gesundheit und Ausgeglichenheit trotz allem etwas Fett.

7 DAS VERDAUUNGSSYSTEM UNTERSTÜTZEN

Eine unverzichtbare Maßnahme; siehe dazu Kapitel 8.

Lindernde Ergänzungsmittel

ZINK: Unterstützt die Reparatur von Narbengewebe

VITAMIN C: Unterstützt die Kollagenproduktion und die Reparatur der Haut

VITAMIN E: Verbessert Hautton, Feuchtigkeit, Elastizität

VITAMIN A: Unterstützt die Reparatur der Haut

LEINSAMEN: Wirken entzündungshemmend und hormonausgeleichend

“ Stress verringert die Fähigkeit der Wundheilung um etwa 40 Prozent. Auch Pickel brauchen dann länger zum Abheilen.

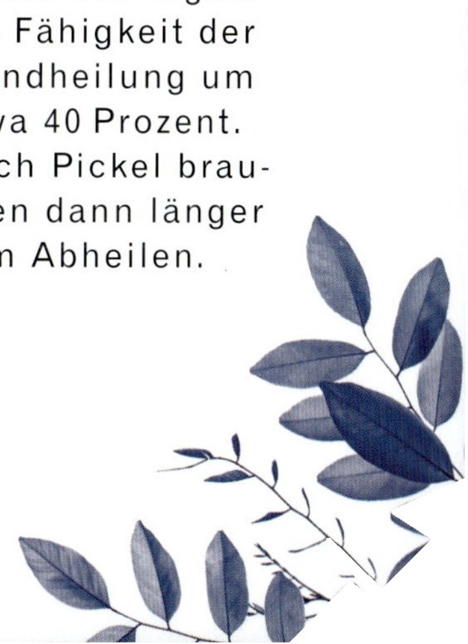

Milien

Milien sind winzige kleine Körner knapp unter der Hautoberfläche. Oft treten sie rund um die Augen auf.

Sie entstehen, wenn abgestorbene Hautzellen und Keratin zwischen den Epidermisschichten eingeschlossen werden. Eine feine Hautschicht wächst darüber und verhindert, dass sie auf natürlichem Wege abfallen. Milien sind harmlos, werden aber vielleicht als unschön empfunden. In sehr seltenen Fällen kann eine Autoimmun- oder genetische Erkrankung zugrundeliegen.

PROFESSIONELLE BEHANDLUNG:
Die Beseitigung von Milien gehört definitiv in die Hände von Hautarzt oder Kosmetikerin. Sie erfolgt mithilfe einer kleinen Kanüle oder einem sterilen Messer. Die winzigen Hautschnitte verheilen innerhalb weniger Tage.

Das sollten Sie tun

- **Reinigen:** Zweimal täglich mit einem guten Reiniger und einem Musselintuch
- **Peelen:** Ein Peeling mit Milchsäure, AHAs oder BHAs entfernt abgestorbene Hautzellen und verhindert, dass sie unter nachwachsender Haut eingeschlossen werden.
- **Massage:** Eine Massage der Haut rund um die Milien fördert die Durchblutung und löst eingeschlossene Zellen.
- **Retinol:** Die Anwendung eines sanften Retinolprodukts über Nacht beschleunigt die Zellerneuerung

… und nicht tun

- **Ausdrücken:** Auch wenn die Versuchung groß ist – Milien auszudrücken, endet meist mit Tränen. Sie beschädigen die Haut und riskieren Narben. Widerstehen Sie also!
- **Schwere Feuchtigkeitscremes benutzen:** Eine Anti-Aging-Creme, die für Ihre Haut zu reichhaltig ist, verstopft die Poren eher. Nehmen Sie stattdessen ein leichteres Öl oder Serum.
- **Produkte mit Mineralölen und Silikonen verwenden:** Diese erzeugen eine Barriere auf der Hautoberfläche, die Milien verschlimmert.

Rosazea

Diese Hauterkrankung zeigt sich als Rötung und Empfindlichkeit im Gesicht, primär auf Wangen, Nase, Kinn und Stirn.

Auch Kopfhaut, Augen, Ohren, Hals und Rücken können von Rosazea betroffen sein. Die Rötungen entstehen durch geweitete Äderchen der Gesichtshaut und Entzündung der Talgdrüsen, die Pickel, rote Knötchen und unebene Haut verursachen. Sie kann in jedem Alter auftreten, doch am häufigsten begegnet sie mir bei Frauen zwischen 30 und 50 Jahren. Leider ist die Ursache noch unbekannt, wenngleich jüngere Studien nahelegen, dass Haarbalgmilben (Demodex), die uns besiedeln, dabei eine Rolle spielen.

MEDIZINISCHE BEHANDLUNG:

Antibiotika können Erleichterung verschaffen, doch meist kehren die Symptome wieder. Der Darm steht in enger Verbindung mit der Haut, daher sollten die Auswirkungen der Antibiotika auf die Darmflora durch Probiotika ausgeglichen werden. Äußere Medikation, meist als antibakterielle fungizide Cremes, funktioniert oft für kurze Zeit. Doch häufig verschlimmert sie das Problem.

ROSAZEAAUSLÖSER

Unsere Körperzellen enthalten sogenannte Histamine. Werden diese in den Blutkreislauf freigesetzt, nennt man das eine Histaminantwort. Sie kann Jucken und Rötungen verursachen.

- **Nahrungsmittel:** Da manche Nahrungsmittel Histamine enthalten, die diese Antwort auslösen, vermeidet man sie bei Rosazea am besten. Dazu gehören Bananen, Käse, Tomaten, Schokolade, Thunfisch aus der Dose, Avodados, Marmelade, Joghurt, Erdbeeren und Ananas. Alkohol, heiße Getränke, Koffein, stark gewürzte Speisen, Zitrusfrüchte, Geräuchertes, Essig und Sojasaucen verursachen ebenfalls oft Rosazea.

- **Stress:** Stress verstärkt Rosazea, diese reduziert das Selbstbewusstsein, was den Stress wiederum vergrößert.

- **Wetter:** Extreme Hitze oder Kälte sowie UV-Strahlen können die Haut zum Erröten bringen. Auch manche Chemikalien in Sonnencreme lösen Rosazea aus. Eine Sonnencreme auf Basis von Zinkoxid oder Titandioxid ist besser für empfindliche Haut geeignet.

- **Hautpflegeprodukte:** Meine an Rosazea leidenden Klientinnen haben meist hypersensible Haut, die viele konventionelle Cremes mit Duft- und Farbstoffen nicht verträgt.

- **Medikamente:** Manche Mittel verursachen Ausschläge. Über lange Zeit eingenommene Antibiotika können diese Wirkung haben.

NATÜRLICHE BEHANDLUNG

Lymphmassagen können effektiv sein. Bei den Rötungen sammeln sich Flüssigkeiten und Toxine in der Haut an. Regelmäßige Lymphdränage im Gesicht kann die Ansammlung von Toxinen auf ein Minimum beschränken.

Die richtigen Produkte

Biologische Produkte werden Ihnen guttun, da sie weniger bis gar keine synthetischen Inhaltsstoffe haben, die die Erkrankung oft verschlimmern. Optimal sind beruhigende Inhaltsstoffe wie Kamille, Ringelblume, Aloe vera und Vogelmiere. Besonders wertvoll ist das Öl aus Schwarzer Johannisbeere, Mandel-, Nachtkerzen- Wildrosen-, Sanddorn- und Hanfsamenöl.

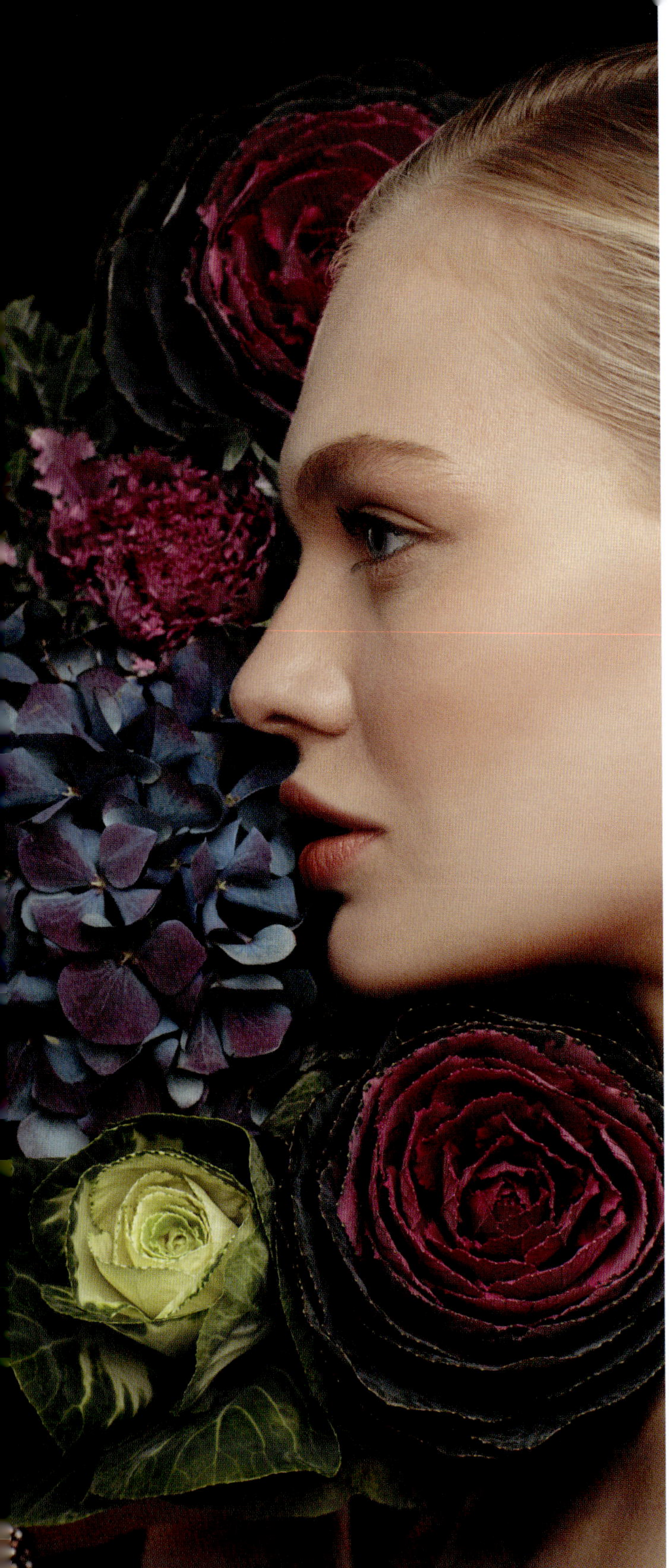

4 Tipps gegen Rosazea

1 KRÄUTERTEES

Salbei, Rosmarin, Thymian, Kamille, Zitronenmelisse, Mariendistel, Fenchel, Knoblauch und Eibischwurzel

2 SPORT

Anstrengender Cardiosport kann Rötungen hervorrufen. Bevorzugen Sie daher belastungsarme Aktivitäten wie Walken, Pilates, Yoga und Radfahren. Meiden Sie Schwimmbäder, da das Chlorwasser die Haut reizt.

3 ERGÄNZUNGSMITTEL

Probiotika wie Acidophilus unterstützen eine gesunde Darmflora.

4 MAKE-UP

Rosazea abzudecken verschlimmert das Problem. Make-up aus natürlichen Mineralien reizt die Haut weniger stark.

Und Sie können …

- Ein Gesichtsspray in die Handtasche stecken und die Haut zwischendurch kühlen, wenn sie sich rötet.
- Einen Eiswürfel lutschen – das kühlt die Haut von innen!
- Alkohol am besten völlig meiden. Wenn es Sie doch nach einem Drink gelüstet, trinken Sie eine klare Spirituose mit Soda und Zitrone statt Wein, der Schwefel enthält und einen höheren Zuckergehalt aufweist.

Pigmentierung

Eine Hyperpigmentierung liegt vor, wenn Ihre Haut zu viel Melanin produziert.

Sonnenstrahlung, Hormonschwankungen, Schwangerschaft, die Pille und bestimmte Medikamente können diesen Prozess auslösen. Leider wird eine einmal aufgetretene Hyperpigmentierung immer wiederkehren, auch wenn Sie sie einmal erfolgreich behandelt haben, weil sich die DNA der Hautzellen dauerhaft verändert hat. Duftstoffe, ätherische Öle, Entzündungshemmer, Aknemittel und manche ärztlich verschriebenen Medikamente können zusätzlich die Sonnenempfindlichkeit der Haut erhöhen. Benutzen Sie Parfüm also nur, wenn Sie abends ausgehen, und fragen Sie Ihren Arzt nach eventuellen Auswirkungen auf die Haut, wenn er Ihnen neue Mittel verscheibt.

UNTERSCHIEDLICHE ARTEN

- **Durch Sonne hervorgerufene Altersflecken:** Diese unvermeidlichen Begleiterscheinungen des Alterns treten meist auf den Handrücken und den äußeren Gesichtsbereichen auf.

- **Hormonbedingte Pigmentierung:** Wird oft als Melasma bezeichnet. In der Regel tritt die Pigmentierung in den zentralen Gesichtsbereichen auf: Wangen, um die Augen, Stirnmitte und Oberlippe. Ein Chloasma ist eine in der Schwangerschaft auftretende Pigmentierung, auch Schwangerschaftsmaske genannt: ein schmetterlingsförmiges Muster im Gesicht, das nach dem Abstillen meist wieder verschwindet.

- **Postinflammatorische Pigmentierung:** Diese tritt an Stellen auf, an denen die Haut z. B. aufgrund von Aknenarben, Verbrennungen und manchen Laserbehandlungen Verletzungen aufweist.

PROFESSIONELLE BEHANDLUNG:

Laser, Fraxel-Laser, IPL, Kojisäure, Peelings, Hydrochinon

Hautkrebs

Das maligne Melanom ist eine bösartige Form von Hautkrebs. Sie tritt auf, wenn die Pigmentzellen (Melanozyten) schnell und unkontrolliert wuchern.

SYMPTOME

Der Unterschied zwischen einem Melanom und einem harmlosen Muttermal ist nicht so leicht festzustellen. Mit der sogenannten ABCDE-Regel können Sie Ihre Haut auf krankhafte Veränderungen hin untersuchen.

WOFÜR STEHEN A, B, C, D, E?

- **A: Asymmetrie**
Melanome sind häufig unregelmäßig oder asymmetrisch, gewöhnliche Muttermale hingegen symmetrisch.
- **B: Begrenzung**
Melanome haben häufig eine unregelmäßige Kontur mit ausgefransten Rändern. Muttermale haben einen deutlichen, glatten Rand.
- **C: Colour (Farbe)**
Melanome sind oft mehrfarbig: Sie weisen mehrere Brauntöne, dazwischen schwarze, rote, rosa, weiße oder bläuliche Stellen auf. Muttermale sind meist einheitlich braun.
- **D: Durchmesser**
Melanome haben in der Regel mehr als 7 mm Durchmesser. Muttermale haben normalerweise nicht mehr als 6 mm Durchmesser.
- **E: Erhabenheit/Entwicklung**
Ragt ein Muttermal mehr als 1 mm über das normale Hautniveau hinaus oder verändert es seine Größe, Form oder Farbe, kann dies ein Hinweis auf Hautkrebs sein.

Bei einem der genannten Anzeichen oder Kribbeln bzw. Jucken eines Muttermals sollten Sie am besten einen Arzt aufsuchen. In Deutschland übernehmen die Krankenkassen eine Vorsorgeuntersuchung ab 35 Jahren.

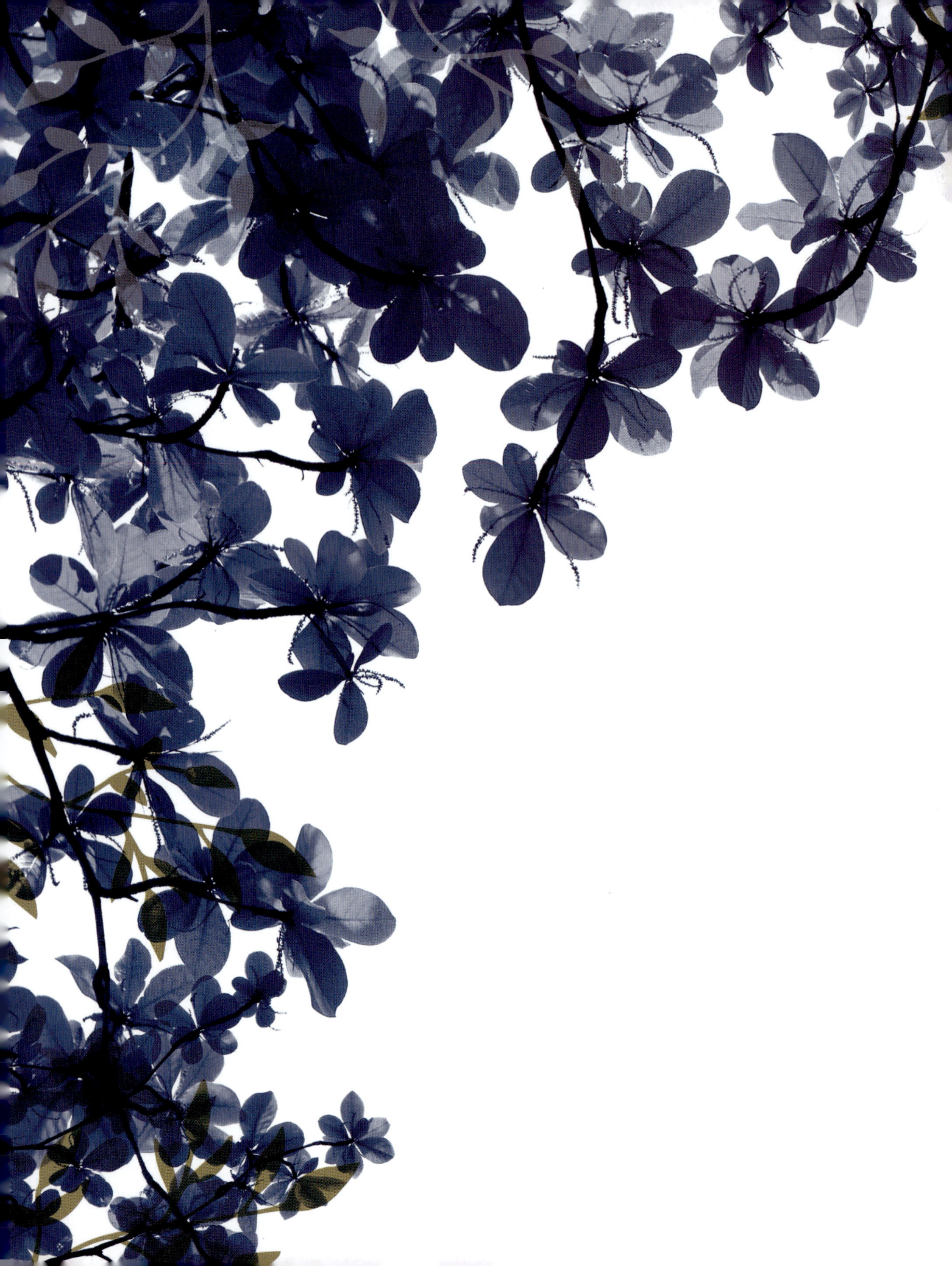

IHRE INDIVIDUELLE HAUTPFLEGE

Wie SIE DIE PRODUKTE *anwenden*

Während unsere Großmütter bei der Hautpflege vor allem auf Wasser, Seife und eine Universalcreme zählten, sind unsere Ansprüche an ein gepflegtes Aussehen heute viel höher. Wissenschaft und Technik haben unglaubliche Fortschritte gemacht und stellen uns zahlreiche Mittel für eine tolle Haut zur Verfügung. Die Auswahl an »Wunder«-Cremes, -Seren, -Lotionen, -Masken und -Peelings ist geradezu überwältigend. Wie sollen wir da herausfinden, was wirkt und für uns geeignet ist?

Damit Sie sichtbare Verbesserungen erzielen und auch langfristig von Ihrer Hautpflege profitieren, müssen Sie Produkte kombinieren, die sich ergänzen. Die teuersten sind nicht unbedingt die besten! Ihre Wirksamkeit wird von der Qualität der Inhaltsstoffe und der Produktformel bestimmt. Wichtig ist aber auch, wie gut sie aufgenommen werden und zu Ihrer Haut passen.

Das Hautpflegesystem

Um die besten Resultate zu erzielen, müssen Sie verstehen, in welcher Reihenfolge die verschiedenen Produkte angewendet werden. Als Faustregel gilt, das Produkt mit der dünnsten Konsistenz zuerst und das mit der dicksten Konsistenz zuletzt aufzutragen. Lassen Sie jedes Produkt erst einwirken, bevor Sie das nächste anwenden.

- DIE MORGENROUTINE
  Bevor Sie Ihr Make-up auflegen, wenden Sie Ihre Produkte in folgender Reihenfolge an: Reiniger, Gesichtswasser, Serum, Augencreme, Feuchtigkeitscreme, Sonnenschutzmittel.

- DAS ABENDRITUAL
  Vor dem Schlafengehen wenden Sie Ihre Produkte in folgender Reihenfolge an:

1. Reiniger
2. Gesichtswasser
3. Serum
4. Gesichtsöl oder Feuchtigkeitscreme

Bei fettiger Haut können Sie einfach reinigen, anschließend tragen Sie Gesichtswasser und zum Schluss ein Serum oder Öl auf. Die Feuchtigkeitscreme lassen Sie definitiv weg.

- DIE PERFEKTE MENGE
  Diese variiert je nach Produkt. Rechts sehen Sie Anhaltspunkte für die jeweilige Menge.

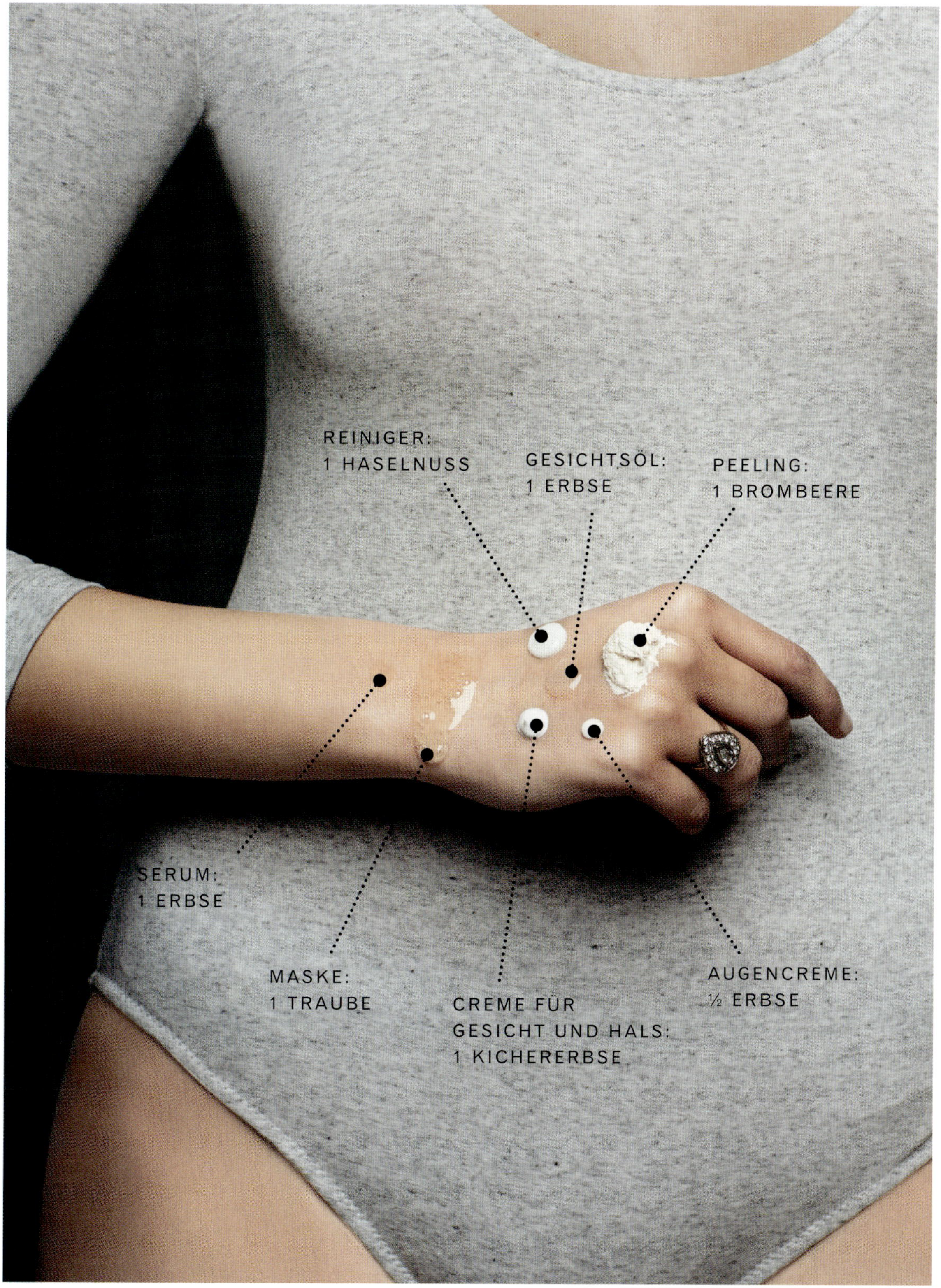
REINIGER:
1 HASELNUSS
GESICHTSÖL:
1 ERBSE
PEELING:
1 BROMBEERE
SERUM:
1 ERBSE
MASKE:
1 TRAUBE
CREME FÜR
GESICHT UND HALS:
1 KICHERERBSE
AUGENCREME:
½ ERBSE

Reiniger

Haut, die nur mit Wasser gewaschen wird, neigt zum Austrocknen. Ein guter Reiniger entfernt Oberflächenschmutz, Bakterien, Schweiß und Make-up, sodass die Poren nicht verstopfen. Durch die Massage der Haut während des Reinigens wird die Durchblutung der Oberhaut angeregt, und wir sehen frischer und gesünder aus. Aggressive Produkte können die Haut ebenfalls austrocknen, zu reichhaltige wiederum regen die Talgproduktion an, Hautunreinheiten sind die Folge. Fühlt sich die Haut nach dem Reinigen »blitzsauber« und angespannt an, ist das Produkt zu aggressiv.

Arten von Reinigern

Die Wahl Ihres Reinigers richtet sich nach Ihren Vorlieben und der Beschaffenheit Ihrer Haut. Ich benutze zwei verschiedene, je nachdem, wie sich meine Haut gerade anfühlt.

• CREME / MILCH

Diese Produkte reinigen sanfter als ein Reinigungsgel. Eigentlich gibt man etwas davon auf ein Wattepad und streicht damit über das Gesicht. Ich empfehle, eine kleine Menge davon auf die Fingerspitzen zu geben, sie auf Gesicht, Augen und Hals zu massieren und anschließend mit warmem Wasser und einem Baumwoll- oder Musselintuch abzuwaschen. Diese zusätzliche sanfte Politur entfernt abgestorbene Hautzellen und schenkt einen strahlenden Teint.

• REINIGUNGSGEL

Reinigungsgele werden mit Wasser angemischt. Herkömmliche aufschäumende Reinigungsgele können aggressiv sein, da die das Aufschäumen bewirkenden Chemikalien der Haut Feuchtigkeit entziehen. Vermeiden Sie Produkte mit Natriumlaurylsulfat (SLS), da es die Haut abschmirgelt, austrocknet und empfindlich macht. In neueren Rezepturen wird es oft durch sanftere pflanzliche Inhaltsstoffe ersetzt, die dieselbe aufschäumende Wirkung haben und sich für eine Tiefenreinigung der Haut besser eignen.

• BALSAM

Balsame sind sanfte, nährstoffreiche Mischungen aus Pflanzenölen, ätherischen Ölen und Kräutern, die Make-up – einschließlich Mascara – gut entfernen, da das Öl alle Partikel von der Hautoberfläche löst. Hat man die Haut damit massiert, entfernt man das Öl mit einem warmen Musselintuch, sodass keine die Poren verstopfenden Rückstände verbleiben. Die verschiedenen Balsame unterscheiden sich durch die Zusammensetzung ihrer Öle. Ich vermeide Mineralöle (Erdöl, Paraffin) – sie sind zwar nicht gesundheitsschädlich, doch bei Langzeitanwendung verstopfen sie die Poren, können Pickel verursachen und die Haut stumpf wirken lassen.

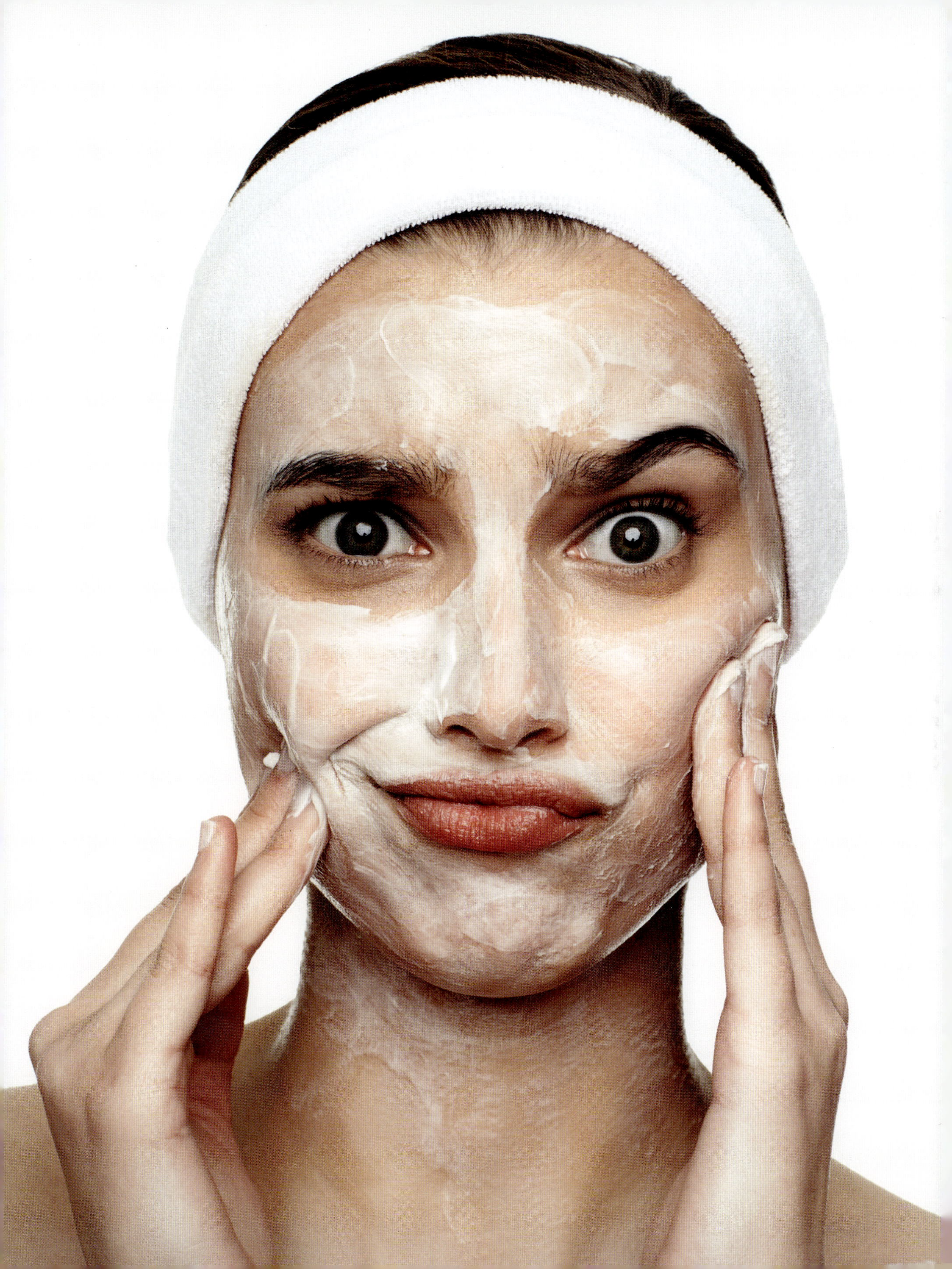

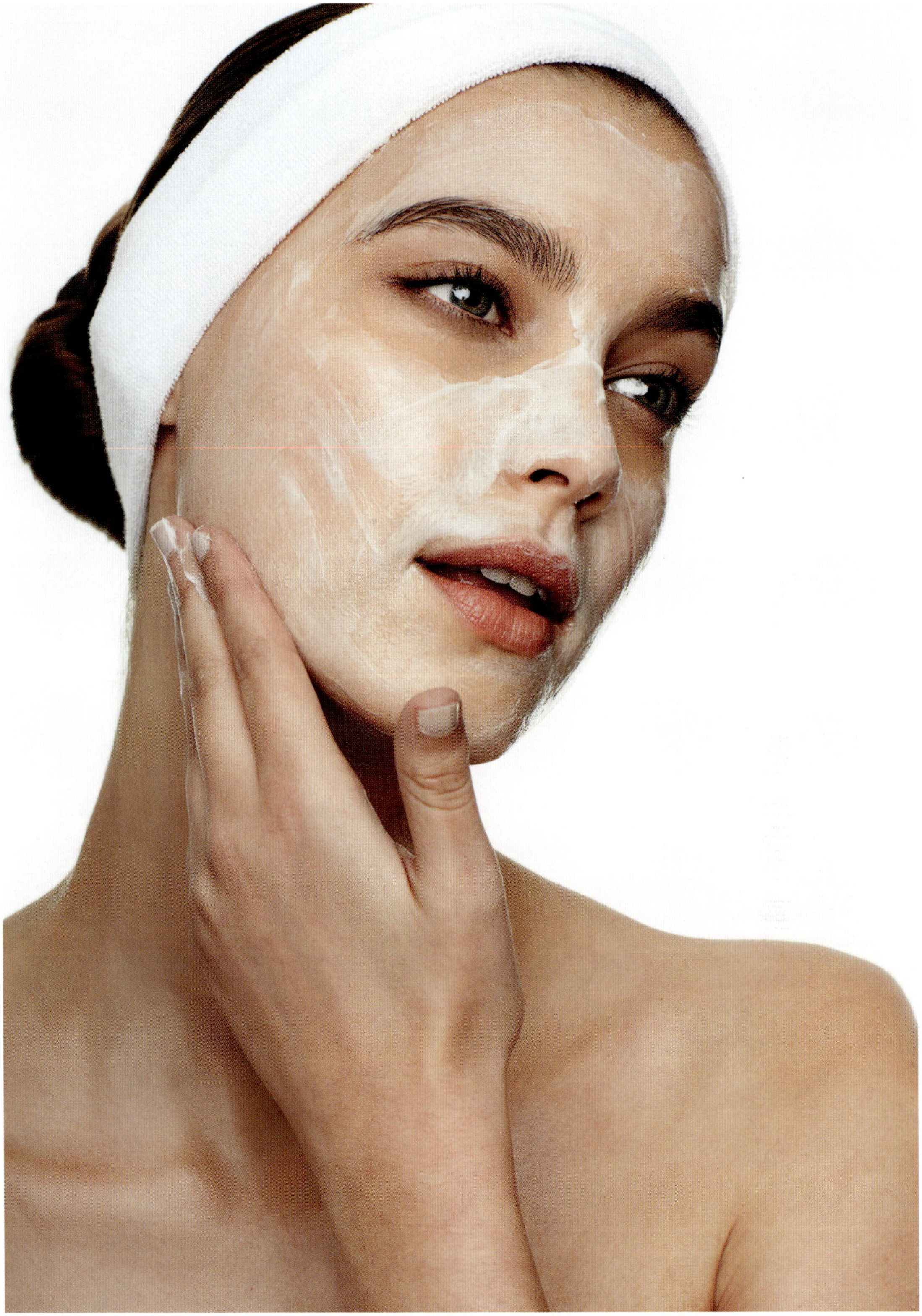

- **LÖSLICHER BALSAM/ÖLE**

Diese Produkte gehören einer neueren Generation von Gesichtsreinigern an. In der Regel haben sie die Konsistenz eines Gels oder Öls, das sich nach Hinzugeben von Wasser in eine leichte Milch verwandelt. Sie sind hervorragende Make-up-Entferner und werden am besten mit einem Musselintuch abgewaschen.

- **GESICHTSREINIGUNGSTÜCHER**

Obwohl sie praktisch sind, rate ich davon ab! Meist enthalten sie jede Menge Alkohol, Synthetik- und Duftstoffe, die die Haut reizen und röten können. Außerdem reinigen sie selten gut. Sparen Sie sie sich für unterwegs auf oder wenn Sie mal wirklich in Zeitnot sind.

- **MIZELLENWASSER**

Ein Mizellenwasser befindet sich an der Schnittstelle zwischen einem traditionellen Reiniger und einem Tonikum. Es kommt aus Frankreich und gilt als einfacher, effektiver und sanfter Entferner von Make-up und Schmutz, der nicht abgewaschen werden muss. Die namengebenden Mizellen sind winzige Tenside (reinigungswirksame Substanzen mit einem öligen Kern und einer wässrigen Hülle). Tragen Sie die Flüssigkeit auf ein Wattepad auf und streichen Sie damit über die Haut. Eventuell ist ein zweiter Durchgang erforderlich. Es ist eher ein Make-up-Entferner als ein richtiger Reiniger; bei Ekzemen und sehr sensibler Haut allerdings sehr hilfreich.

Richtig reinigen

- **ZWEIMAL TÄGLICH**

Sollen wir unsere Haut zweimal täglich reinigen? Die Antwort lautet ja! Abends müssen Make-up und der Schmutz des Tages entfernt werden. Doch auch morgens sollte die Haut gereinigt werden. Durch die morgendliche Reinigung werden Pflegeprodukte leichter und effektiver absorbiert.

- **DOPPELT REINIGEN**

Mit einem Gesichtsreiniger entfernen Sie die oberste Schicht dekoratives Make-up und sowie Verunreinigungen. Mit einem zweiten Produkt (oder noch einmal mit demselben) führen Sie dann eine Tiefenreinigung durch. Beim ersten Durchgang verwende ich am liebsten eine Creme oder einen Balsam, anschließend ein sanftes Gel.

5 Schritte zur perfekten Gesichtsreinigung

1. Erwärmen Sie den Reiniger zwischen den Händen.

2. Massieren Sie das Gesicht damit ein. Das regt die Durchblutung an und untertützt die Entgiftung. Fügen Sie ggf. Wasser hinzu. Massieren Sie das ganze Gesicht, an Kinn und Mund in kleinen Kreisen, um die Augen in größeren. Reinigen Sie auch die Haut am Hals, hinter den Ohren und im Dekolleté.

3. Geben Sie warmes Wasser hinzu.

4. Entfernen Sie den Reiniger mit einem warmen, feuchten Tuch.

5. Spritzen Sie sich kaltes Wasser ins Gesicht. Das schließt die Poren und sorgt für einen frischen Teint.

Tipp

Sie brauchen eine ganze Reihe von Tüchern für die Gesichtsreinigung, damit Sie jeden Tag ein frisches benutzen können.

Tonikum

Früher wurden mit Tonikum (Gesichtswasser) die Rückstände von Reinigungscremes entfernt. Sie enthielten hohe Konzentrationen von Alkohol, entzogen der Haut Feuchtigkeit und reizten sie. Moderne Produkte verdienen einen festen Platz in Ihrer Hautpflegeroutine, aber die Inhaltsstoffe des Produkts Ihrer Wahl sollten auf Ihren Hauttyp abgestimmt sein.

Arten von Tonikum

- FEUCHTIGKEITSSPENDEND: Sie enthalten Aloe vera, Vitamin E und Gurke.
- AUSGLEICHEND: Sie enthalten Salicylsäure und/oder Hamamelis (Zaubernuss) mit antibakteriellen, entzündungshemmenden Eigenschaften.
- PEELEND UND KLÄREND: Sie enthalten AHAs (Fruchtsäuren). Ein Peeling-Tonikum ist eine Flüssigkeit auf Wasserbasis, die man wie ein Tonikum mit Wattepads anwendet; es handelt sich aber nicht um ein echtes Tonikum, sondern eher um ein Peeling.

WIE MAN SIE ANWENDET

Nach dem Reinigen tragen Sie Ihr Tonikum mit einem Wattepad auf die Gesichtshaut auf. Manche werden auch aufgespritzt und bleiben auf der Haut. Anschließend werden ein Serum und die Feuchtigkeitscreme aufgetragen. Das richtige Tonikum lässt die nachfolgend angewandten Produkten leichter in die Haut eindringen und verbessert somit deren Wirkung.

“

Gesichtsseren sind die Superhelden Ihrer Gesichtspflegeroutine.

Seren

Seren gehören in jede Gesichtspflegeroutine. Jedes Serum hat andere aktive Inhaltsstoffe, die aufgrund ihrer Fähigkeit, wichtige Probleme wie Akne, Falten, Trockenheit, Rötungen und ungleichmäßige Pigmentierung zu lindern, ausgewählt wurden.

Für jeden Menschen und jedes Hautproblem gibt es ein Serum! Seren haben eine leichtere, flüssigere Konsistenz als Feuchtigkeitscremes und eine höhere Konzentration aktiver Inhaltsstoffe, die schneller und tiefer in die Haut eindringen. Eine Feuchtigkeitscreme wirkt vor allem an der Hautoberfläche, hält die obere Hautschicht prall, hydriert und geschützt. Ein Serum wird unter einer Feuchtigkeitscreme aufgetragen, sodass beide zusammenwirken und alle Hautschichten gesund, ausgewogen und jugendlich halten.

WIE MAN SIE ANWENDET

Eine kleine Menge hält in der Regel sehr lange. Reinigen Sie die Haut unbedingt, bevor Sie Ihr Serum auftragen – ölige Rückstände auf der Haut verlangsamen die Absorption und verringern die Effektivität aktiver Inhaltsstoffe. Seren können morgens und abends benutzt werden, abhängig von ihren wichtigsten Inhaltsstoffen. Wenn Ihres Retinol enthält, heben Sie es für den Abend auf, da es die Sonnenempfindlichkeit der Haut erhöht.

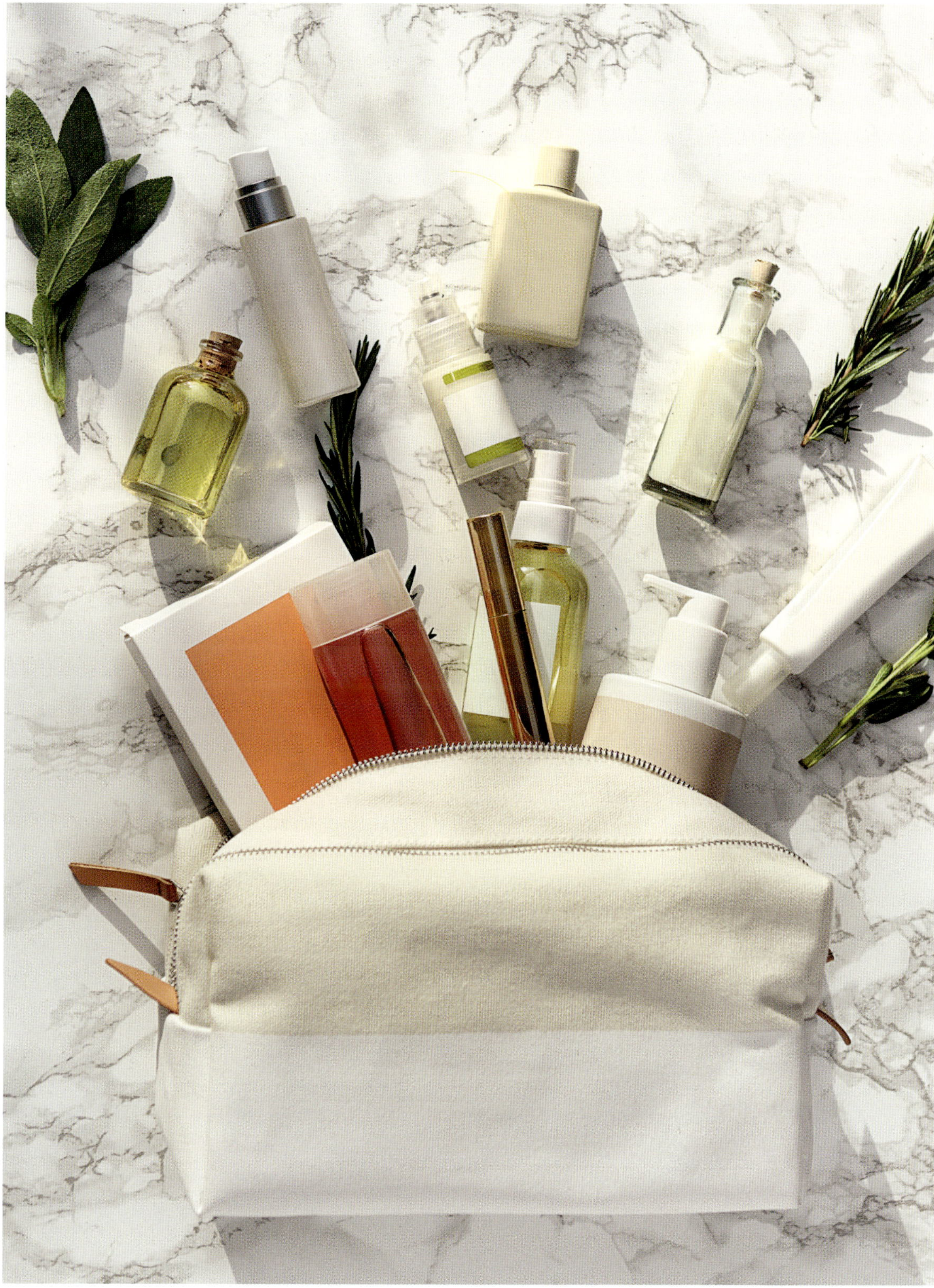

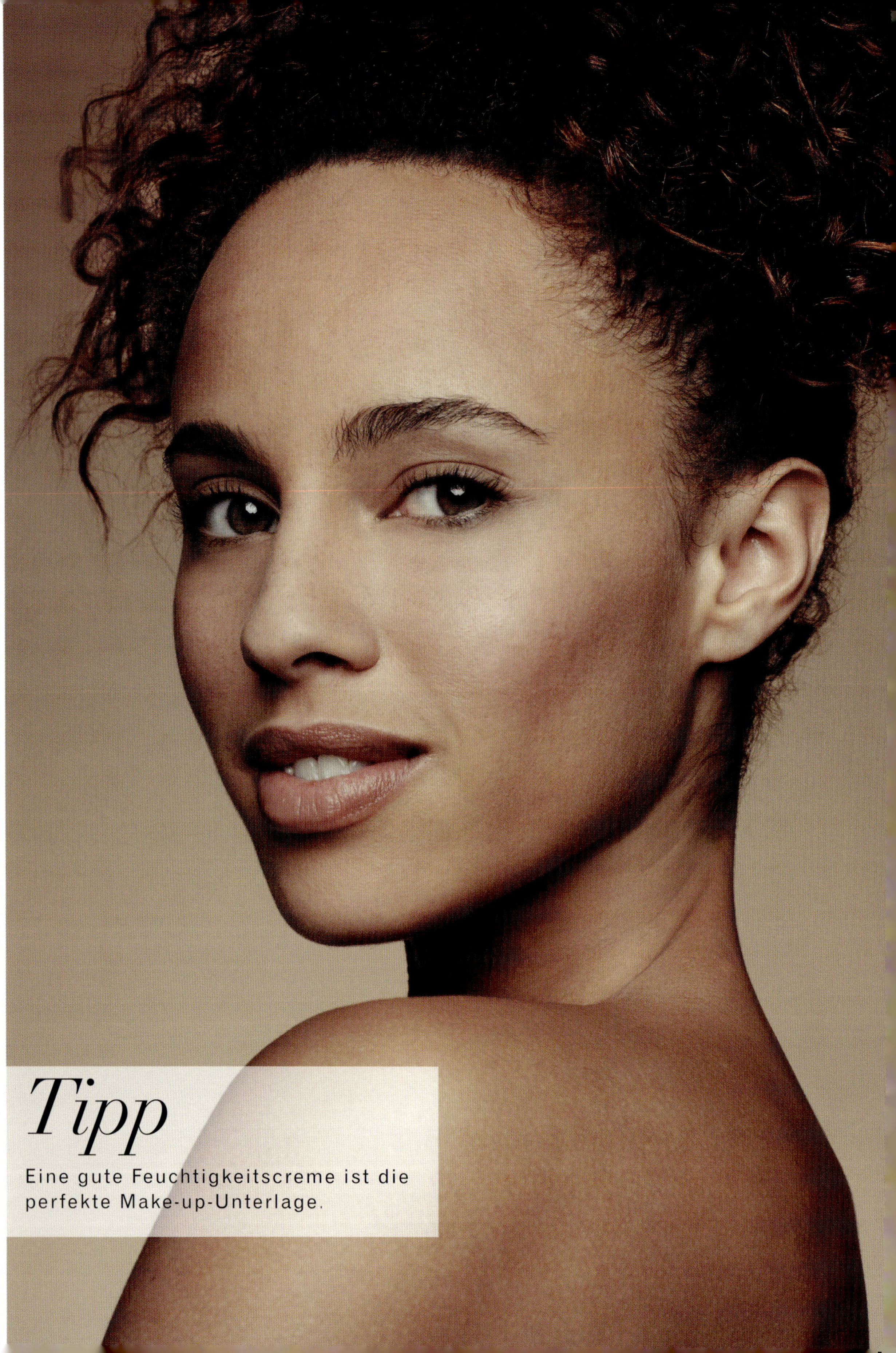

Tipp

Eine gute Feuchtigkeitscreme ist die perfekte Make-up-Unterlage.

Feuchtigkeitscremes

Diese Cremes sind ein wesentlicher Bestandteil unserer Hautpflegeroutine. Aufgrund ihrer Vielseitigkeit und Anwendbarkeit bei zahlreichen Hautproblemen sind sie ideal für die Anforderungen des modernen Lebens. Ich stelle mir eine einfache Feuchtigkeitscreme wie eine Mayonnaise aus Wasser und Öl (mit unterschiedlichen Anteilen) vor – die Haut braucht für ihre Gesundheit beides.

Eine gute Feuchtigkeitscreme kann …

1 HELFEN, die natürliche Schutzbarriere der Haut zu erhalten und einen durch äußere Faktoren – wie Zentralheizung, Klimaanlage und Wetterumschwünge – verursachten Feuchtigkeitsverlust verhindern.

2 WIRKEN: Durch Binden von Feuchtigkeit (sie verhindert Feuchtigkeitsverlust der Haut und führt ihr gleichzeitig Feuchtigkeit aus der Luft zu).

3 ERHALTEN, nämlich die natürlichen Feuchthaltefaktoren der Haut (NMF/natural moisturizing factor) – die Mischung aus Aminosäuren und wasserlöslichen Salzen im Inneren der Hautzellen. Weil diese wasserlöslich sind, werden sie leicht ausgewaschen. Dadurch sinkt die Fähigkeit der Haut, ihre Feuchtigkeit zu bewahren, und die Haut fühlt sich trocken an.

4 BEREITSTELLEN: Sie liefert eine gute Basis für Make-up.

5 AUSGLEICHEN: Trockene Stellen und die Sichtbarkeit kleiner Fältchen werden verringert.

6 NÄHREN: Die Haut wird mit wichtigen Inhaltsstoffen versorgen.

7 SCHÜTZEN: Feuchtigkeitscreme bewahrt die Haut vor Schädigung durch die Umwelt, etwa durch UV-Strahlen und Luftverschmutzung.

Feuchtigkeitscremes für verschiedene Hauttypen

Ihr Hauttyp und dessen Bedürfnisse bestimmen die Wahl Ihrer Feuchtigkeitscreme. Bei fettiger Haut eignet sich morgens eine fettfreie Feuchtigkeitscreme, die verhindert, dass Ihre Haut glänzt. Bei trockener Haut werden Sie sich hingegen eine reichhaltigere Creme wünschen.

- FEUCHTIGKEITSCREMES FÜR TAG UND NACHT
  In der Regel sind Tagescremes leichter als Nachtcremes, die meist dicker und reichhaltiger sind. Ich erziele jedoch bessere Ergebnisse, wenn ich diese herkömmliche Anwendung auf den Kopf stelle. Ich bevorzuge für den Tag reichhaltigere Cremes und viel leichtere Produkte für nachts. Falls Sie keine sehr trockene oder stark alternde Haut haben, verursacht eine reichhaltige Nachtcreme eher Hautunreinheiten. Fettige Haut erfordert gar keine reichhaltige Nachtcreme.

- BB- UND CC-CREMES
  Diese vielseitigen Produkte stammen aus Deutschland und sind eine preisgünstige Lösung für Feuchtigkeitspflege, Sonnenschutz und Farbabdeckung in einem. Es sind getönte Tagescremes mit unterschiedlich starker Abdeckung (BB für hellere Haut, CC für dunklere). In meinen Augen gehören sie eher in die Kategorie »Make-up« als »Hautpflege«. Verwenden Sie sie eher als Verbindung von Hautpflege und Make-up, statt sie als Ersatz für Feuchtigkeitscreme oder Sonnenschutzmittel zu nutzen.

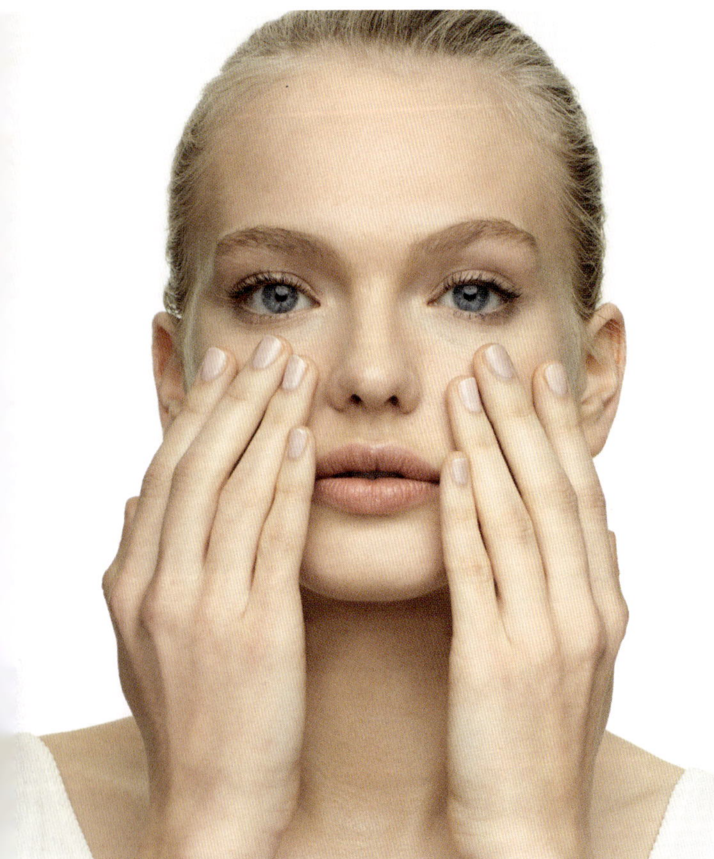

Diese Produkte unterstützen die Entfernung abgestorbener Hautzellen und sorgen für eine glattere Haut, fördern einen strahlenden Teint und beschleunigen die Zellerneuerung.

Man unterscheidet zwei Arten: Mechanische Peelings arbeiten mit einer körnigen Textur, die abgestorbene Hautzellen von der Hautoberfläche abrubbelt. Peelings neuerer Generation enthalten AHAs und BHAs (Salicylsäure), die abgestorbene Hautzellen sanft lösen und die Haut so glätten und erfrischen. Je nach Hauttyp einmal oder öfter pro Woche anwenden. Dickere, fettige Haut verträgt bis zu vier Peelings wöchentlich.

> “ Prüfen Sie einmal, welche schälende Wirkung Ihr Hautreiniger und Ihre Seren haben. Davon hängt ab, wie oft Sie ein Peeling anwenden sollten.

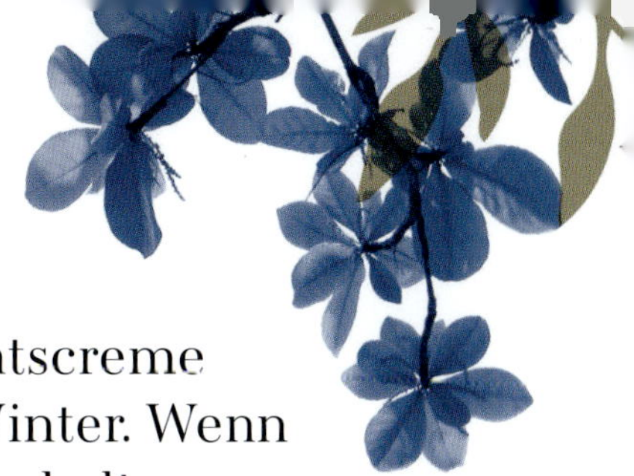

Sonnenschutz

Ich empfehle grundsätzlich, ganzjährig eine Gesichtscreme mit Sonnenschutzfaktor zu benutzen – selbst im Winter. Wenn Sie Ihrer Haut ihre Jugendlichkeit möglichst lang erhalten wollen, ist dies bei der Hautpflege ein Muss! UV-Strahlen sind die Hauptursache vorzeitiger Hautalterung.

Man unterscheiden zwei UV-Filterarten: physikalische und chemische.

CHEMISCHE UV-FILTER

Diese ziehen in die Haut ein und es kommt zu einer chemischen Reaktion, die den Schutzmechanismus aktiviert. Tragen Sie diese Cremes 20 Minuten, bevor Sie ins Freie gehen, auf, um diesem Prozess Anlaufzeit zu geben. Chemische Sonnenschutzmittel absorbieren die Energie der ultravioletten Strahlung in der Haut und »zerlegen« das Sonnenlicht, um ihre Schutzwirkung zu entfalten. Häufig eingesetzte chemische UV-Filter sind Octocrilen, Avobenzon, Octinoxat, Octisalate, Oxybenzon, Homosalat und Helioplex.

PHYSIKALISCHE UV-FILTER

Physikalische UV-Filter enthalten in der Regel die Mineralien Zinkoxid und Titandioxid. Manchen sind sie sympathischer als chemische Sonnencremes, da sie nicht von der Haut absorbiert werden und keine chemische Reaktion auslösen, sondern auf der Hautoberfläche verbleiben und die Sonnenstrahlen reflektieren. Sie blockieren die UVA- und UVB-Strahlen effektiv. Weil sie aber viele weiße Partikel enthalten, bilden sie einen weißlichen Film auf der Haut. Manche Marken kombinieren die Minerale mit Ölen und konnten so diesen Effekt reduzieren. Zinkoxid hat zusätzlich leicht heilende Eigenschaften und eignet sich auch für die Anwendung bei Kleinkindern und anderen sehr sensiblen Hauttypen. Zinkoxid ist ein häufiger Inhaltsstoff von Cremes gegen Windeldermatitis, da es die Wundheilung unterstützt und Rötungen lindert.

WAS DER LICHTSCHUTZFAKTOR BEDEUTET

Je höher der Lichtschutzfaktor, desto besser ist der Schutz. Sie können Ihre Haut ohne Sonnenschutz 20 Minuten der Sonne aussetzen, ohne dass sie verbrennt. Mit Lichtschutzfaktor 15 können Sie sich theoretisch (!) 15-mal länger in der Sonne aufhalten, also weitere 5 Stunden. In der Realität hätten Sie wahrscheinlich trotzdem nach 5 Stunden in der Sonne, nur durch Lichtschutzfaktor 15 geschützt, einen Sonnenbrand. Die meisten Sonnencremes wirken nach zwei Stunden nicht mehr und müssen erneut aufgetragen werden, um adäquaten Schutz zu bieten. Besser ist es auf jeden Fall, auch mit Sonnenschutzmittel nicht länger als 2 Stunden in der Sonne zu bleiben, helle Hauttypen noch weniger.

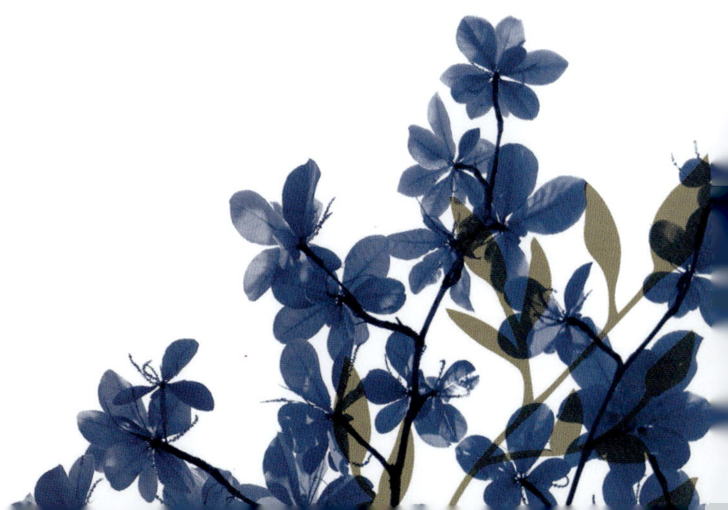

Masken

Viel zu wenig Frauen gönnen sich die Zeit, eine Maske aufzulegen und einwirken zu lassen. Im Vergleich zu einem Serum oder einer Feuchtigkeitscreme, die im Nu aufgetragen sind, scheint eine Einwirkzeit von 10 oder gar 20 Minuten wie eine halbe Ewigkeit! Aber Masken lohnen sich. Sie sind fester Bestandteil einer professionellen Gesichtspflege und verdienen auch in Ihrer individuellen Pflegeroutine einen festen Platz.

Arten von Masken

Masken zielen auf bestimmte Hautprobleme und sind meist mit wirkungsvolleren aktiven Inhaltsstoffen versehen als Feuchtigkeitscremes. Bei nur ein- oder zweimaliger Anwendung pro Woche erzielt man schon fabelhafte Ergebnisse. Entscheidend ist, dass Sie die für Ihre Haut am besten geeignete Maske auswählen.

Wenn Sie wissen, welche Wirkstoffe bei Ihren speziellen Hautproblemen helfen können, fällt Ihnen die Auswahl wesentlich leichter.

Hier sind einige, nach denen Sie Ausschau halten können:

- PORENREINIGENDE MASKEN:
  Tonerde, Salicylsäure
- NÄHRENDE MASKEN:
  Aloe vera, pflanzliche Öle, Glycerin, Sheabutter, Hyaluronsäure
- PEELINGMASKEN:
  Jojobaperlen, Nüsse und Samen, Fruchtsäuren
- KLÄRENDE MASKEN:
  AHAs, Vitamin C
- AUSGLEICHENDE MASKEN:
  Aloe vera, Gurke, Honig

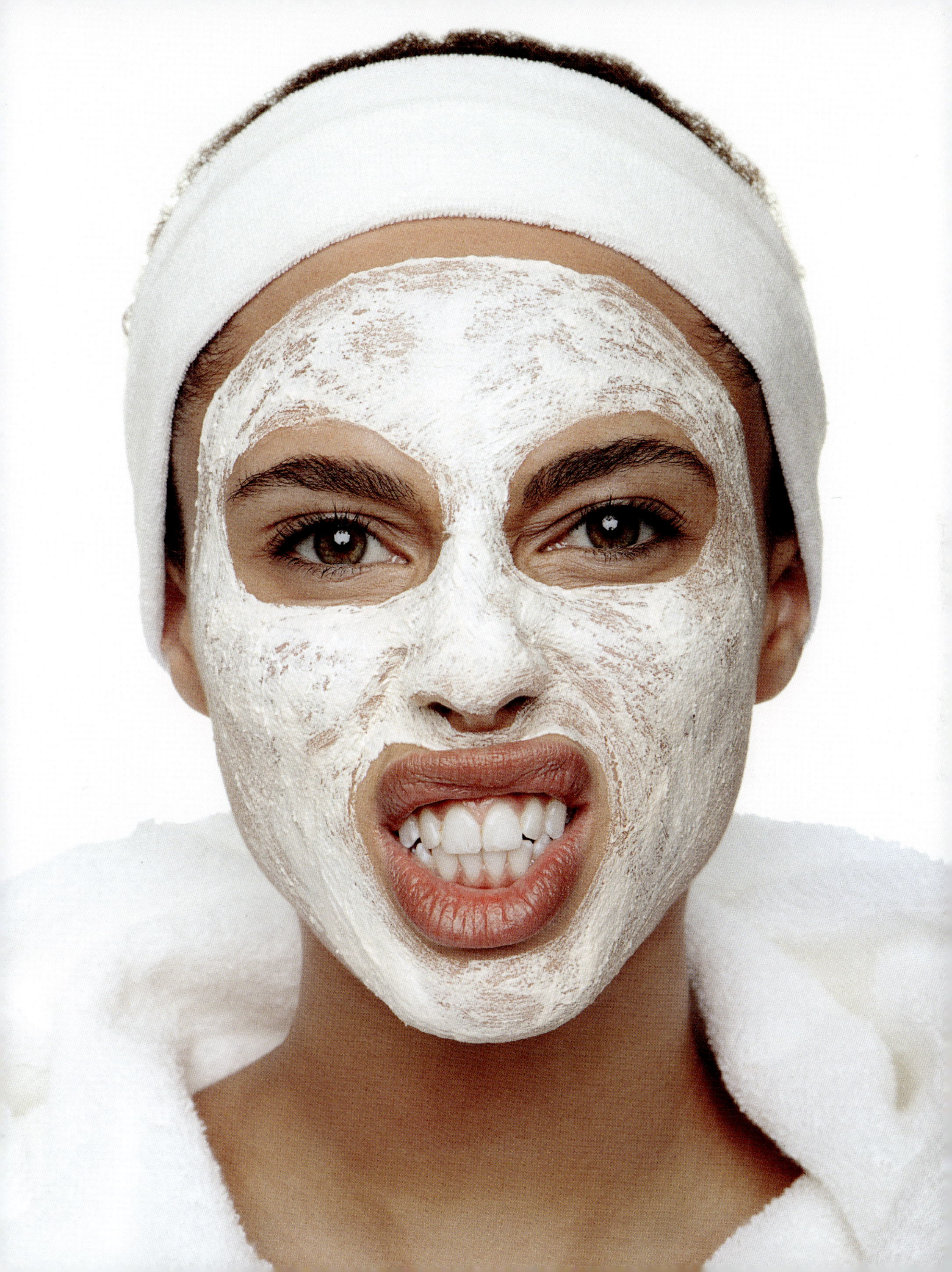

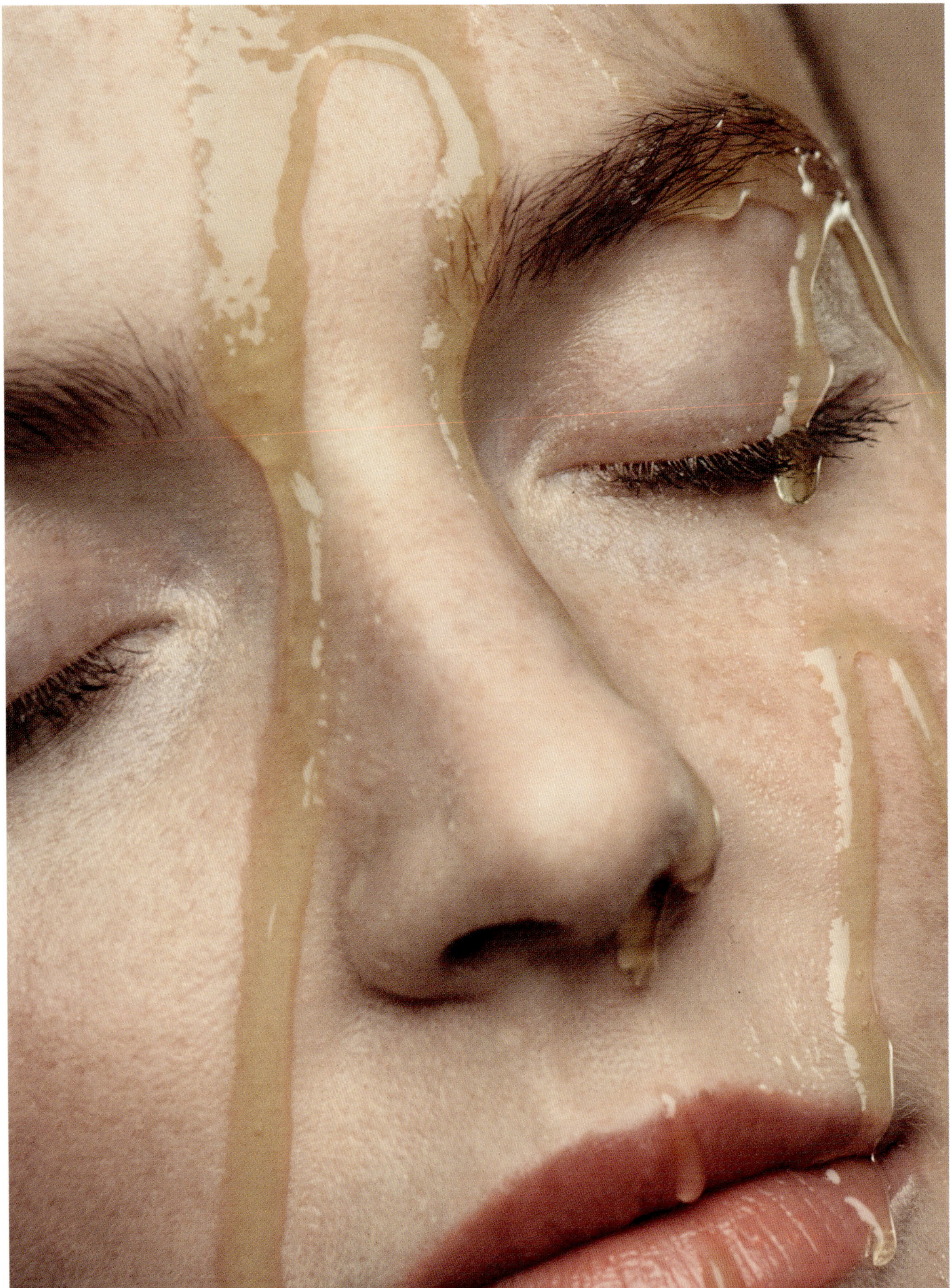

Öle

Pflanzenöle sind für den Teint in vielerlei Hinsicht wohltuend. Sie ersetzen Fette, die die Haut verloren hat, verhindern weiteren Feuchtigkeitsverlust und nähren die Haut. Dabei wirkt jedes Öl anders, etwa antioxidativ, antibakteriell oder entzündungshemmend. Da sich die Öle durch ihre individuelle Molekülgröße unterscheiden, dringen manche schneller und tiefer in die Haut ein als andere.

Welches Öl ist für Sie das beste?

Die Auswahl an pflanzlichen Hautölen ist groß. Hier sind nur einige, die sich für die verschiedenen Hauttypen eignen:

- **SENSIBLE HAUT:** Mandel-, Pfirsichkern-, Nachtkerzen-, Johanniskraut-, Avocadoöl
- **ALTERNDE HAUT:** Argan-, Wildrosen-, Kamelien-, Sanddorn-, Granatapfelkernöl
- **MISCHHAUT:** Borretsch-, Granatapfel-, Wildrosen-, Sanddornöl
- **FETTIGE HAUT:** Halten Sie Ausschau nach sogenannten »trockenen Ölen«, die eine leichtere Textur haben, schnell absorbiert werden und den hauteigenen Fetten ähneln, etwa Moringa- (Meerrettichbaum), Aprikosenkern-, Oliven-, Distel-, Hanf-, Borretsch- oder Mariendistelöl

“

Vermeiden Sie alle Produkte, die Mineralöl oder synthetische Stoffe enthalten. Sie haben sehr geringe bis keinerlei nährende Eigenschaften. Lediglich verletzter Haut verleihen sie eine wasserdichtere Schutzschicht, wenn das einmal nötig sein sollte.

ÖLE ANWENDEN

Aufgrund ihrer Textur massiert man Öle am besten in die Haut ein. Sie dringen dadurch tief ein. Die verbesserte Durchblutung und die Lymphdränage sorgen für ein frisches, gesundes Aussehen. Öle können tagsüber und nachts verwendet werden – ich lasse sie am liebsten über Nacht wirken, da sie dann die natürliche Regeneration der Haut während des Schlafens unterstützen. Eine erbsengroße Menge reicht schon aus – bei mehr wird die Haut fettig. Öle brauchen keine Konservierungsstoffe, weil Parasiten in ihnen nicht überleben – somit sind sie sehr rein. Durch Sonnenlicht und Alter können sie jedoch ranzig werden und den Schaden, den freie Radikale anrichten, noch verstärken, wenn man sie weiterhin verwendet. Der Geruch verrät sofort, wenn das der Fall ist.

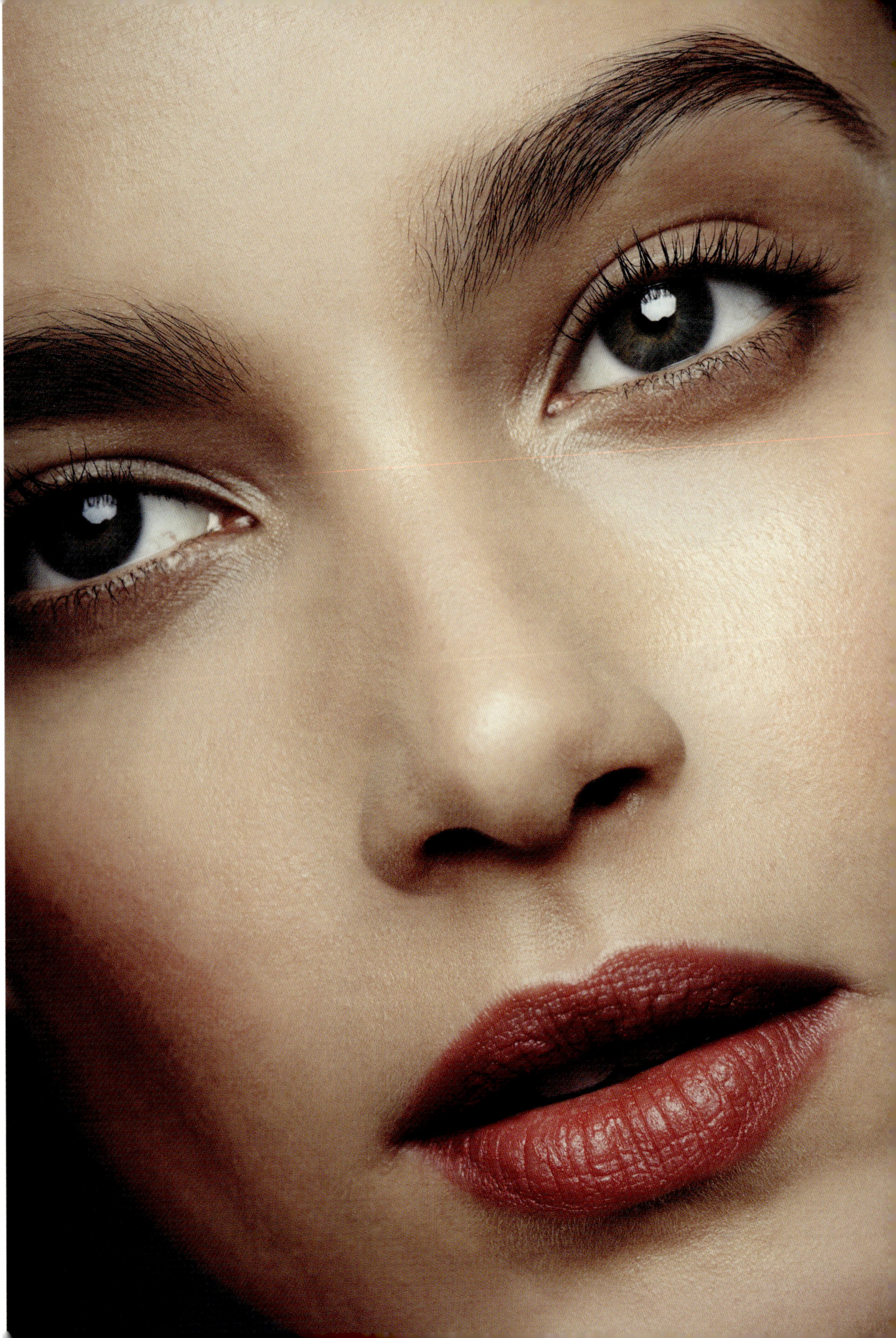

Augenpflege

Ab Dreißig sollten Augencremes ein unverzichtbarer Bestandteil Ihrer Pflegeroutine sein. Die zarte Haut um die Augen verlangt nach Cremes mit speziellen Wirkstoffen. Weil sie zehnmal dünner ist als die übrige Gesichtshaut, zeigen sich erste Anzeichen der Alterung hier zuerst. Die Muskeln darunter zählen auch zu den aktivsten des gesamten Körpers. Daher ist der Augenbereich besonders anfällig für Linien, Falten und Schwellungen.

Die optimale Pflege

- Tupfen Sie Augencreme bzw. Serum auf den gesamten Augenbereich. Die meisten Produkte können bedenkenlos auch auf das Augenlid aufgetragen werden, ein oft vergessener Bereich, der mit dem Alter zunehmend faltig wird.

- Wenden Sie Augencremes eher morgens als abends an. Im Schlaf können sie sich in der zarten Haut ansammeln ohne einzuziehen, weil der Blutkreislauf verlangsamt ist. Nach dem Aufwachen sehen Sie eventuell müde und verquollen aus.

- Das Auftragen der Augencreme direkt vor der Abdeckcreme macht einen riesigen Unterschied, wie Ihr Make-up aussieht und sich anfühlt. Fältchen sind weniger sichtbar und die Abdeckcreme sammelt sich nicht in den Augenfältchen.

- Tragen Sie abends ein Serum oder ein Gel auf.

- Sie möchten die Wirkung Ihrer Augenpflege intensivieren? Probieren Sie es mit einer Retinolcreme für die Nacht und einer feuchtigkeitsspendenden Creme für den Tag.

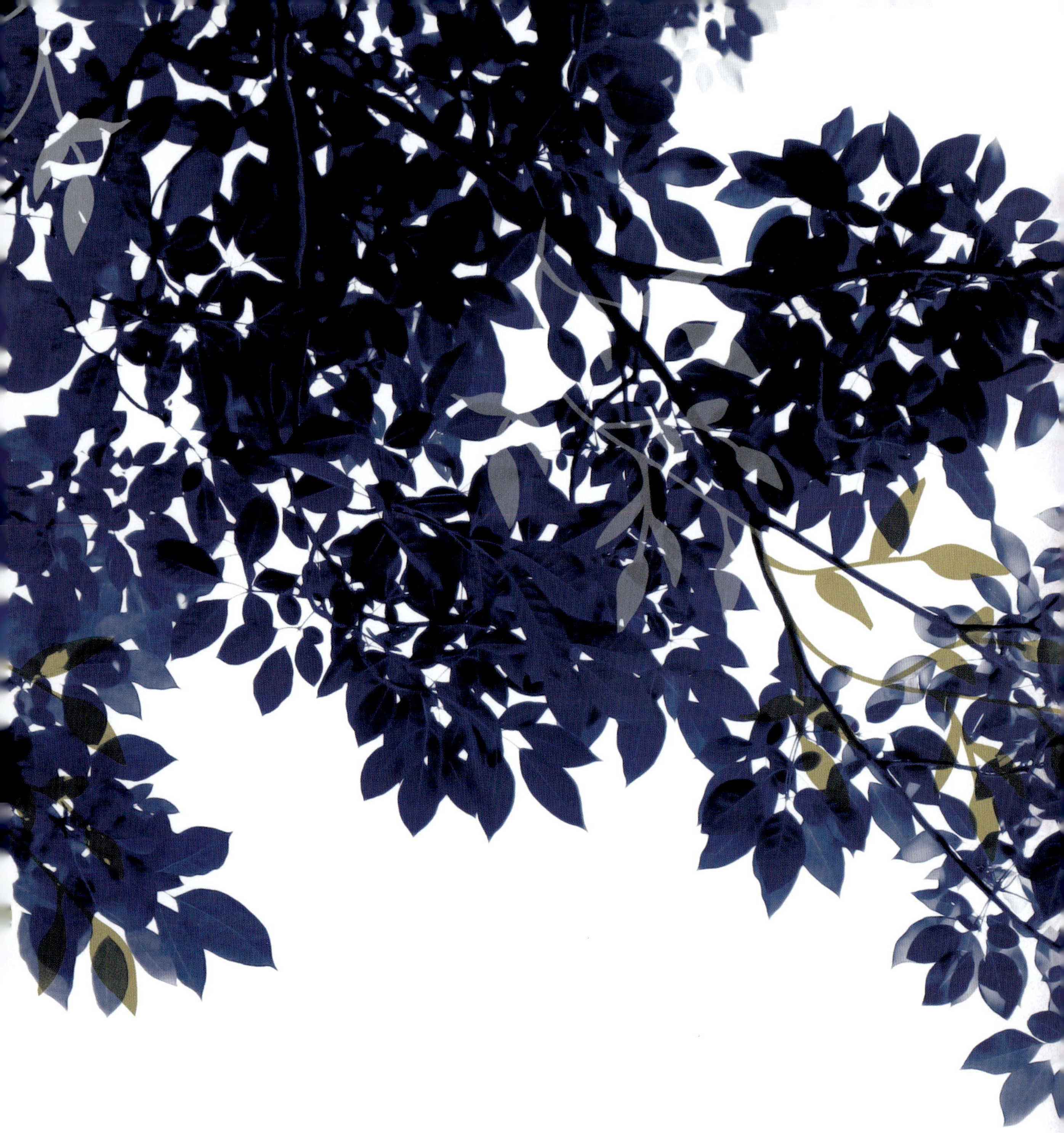

SECHS

KOSMETISCHE WIRKSTOFFE

WIRKSTOFFE, *die man* KENNEN MUSS

Um die Liste der Inhaltsstoffe von Kosmetika zu lesen und zu verstehen, muss man ein paar »Vokabeln« lernen. Manche Pflanzennamen erkennt man sonst gar nicht wieder. Vielleicht haben Sie von Retinol, Hyaluronsäure, Antioxidantien und vielen neuen »Wunderwirkstoffen« gehört und sind jetzt umso verwirrter. Ich bevorzuge natürliche, pflanzliche Inhaltsstoffe und einen ganzheitlichen, aber wissenschaftlichen Ansatz. Um das Geheimnis der eher technischen Wirkstoffe zu lüften, versuche ich, Fakten von Wunschdenken zu unterscheiden.

“

Ich bin schon lange in der Schönheitsindustrie, und manche Inhaltsstofflisten auf Produkten verwirren mich immer noch – manchmal sind sie schier unergründlich!

Antioxidantien

Antioxidantien zählen erwiesenermaßen zu den effektivsten Anti-Aging-Wirkstoffen. Sie reduzieren nicht nur Schäden durch freie Radikale, die für eine vorzeitige Hautalterung verantwortlich sind, sondern beugen auch Schäden durch die Sonne vor bzw. können sie sogar rückgängig machen. Antioxidantien reparieren und schützen also die Haut. Es gibt viele verschiedene, alle nützen der Haut auf eigene Weise. Um ein optimales Ergebnis zu erzielen, kombiniere ich sie. Studien zufolge zählen zu den effektivsten äußerlich angewandten Antioxidantien die Vitamine A, C und E, ferner Betacarotin, Resveratrol sowie das Mineral Selen.

- **VITAMIN C**

Dies ist bei der Hautpflege ein Muss. Es steigert die Kollagenproduktion und das Volumen der Haut, wehrt Schäden durch UV-Strahlen ab, unterstützt Heilungsprozesse und fördert einen klaren, gleichmäßigen Teint. Kein Wunder, dass es zu den Superhelden der Hautpflege gehört. Vitamin C wird auf Produktverpackungen oft als **Ascorbinsäure** aufgeführt. Bei trockener Haut empfiehlt es sich, ein Serum und/oder eine Feuchtigkeitscreme mit Vitamin C morgens und abends nach dem Reinigen aufzutragen.

Top Tipps

1 Großartiger zusätzlicher antioxidativer Schutz als Schicht unter der Sonnencreme, wenn Sie ins Freie gehen.

2 Vitamin-C-Serum nicht der Sonne aussetzen; es zersetzt sich und wird wirkungslos. Auch Luftkontakt möglichst vermeiden.

3 Vitamin C wirkt in Kombination mit Vitamin E sogar noch effektiver.

- **VITAMIN E**

Vitamin E, ein wunderbarer Allround-Hautpflegewirkstoff, ist ein in Öl lösliches Antioxidans, das insbesondere in Pflanzenölen vorkommt. Es ist von Natur aus in der Haut vorhanden, aber Sonnenlicht und freie Radikale reduzieren es. Vitamin E bewahrt die Feuchtigkeit der Haut, schützt vor Umweltgiften und wirkt entzündungshemmend und wundheilend. Es hilft auch gegen Rötungen, sodass es für sensible Haut oder bei Sonnenbrandneigung ideal ist. Bei den Inhaltsstoffen wird es als **Tocopherol** geführt.

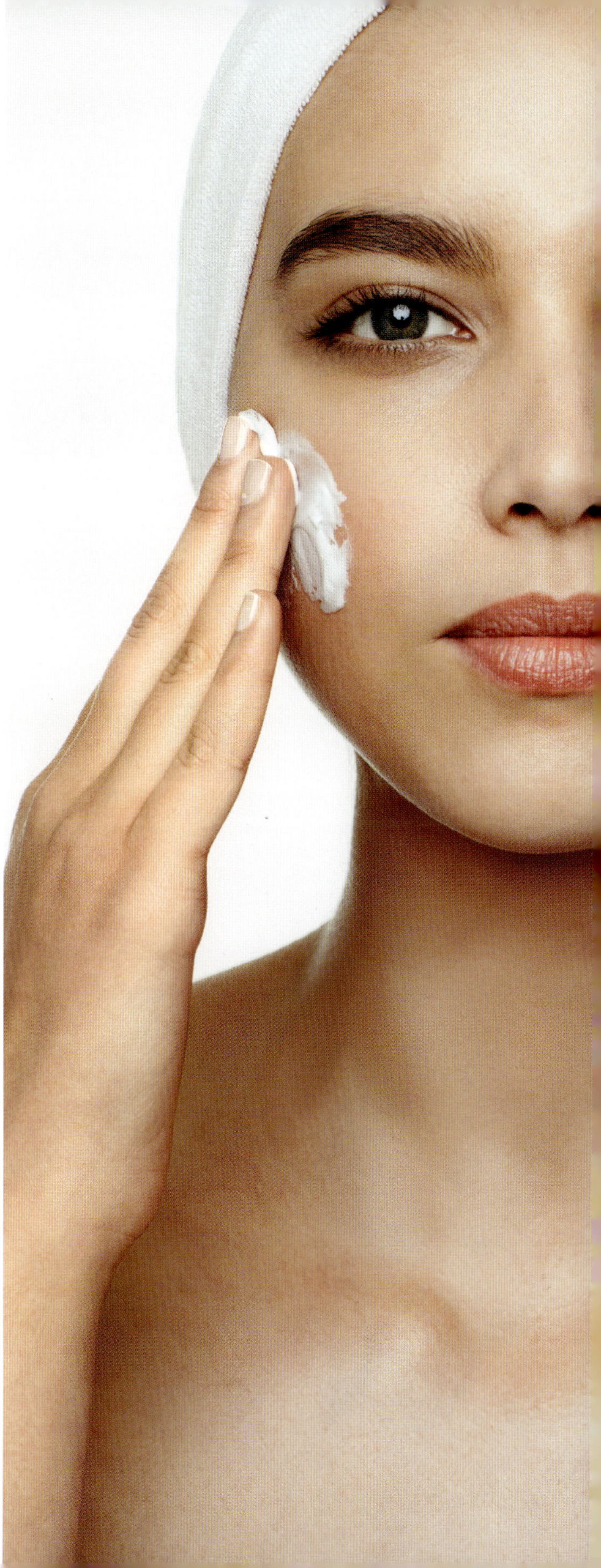

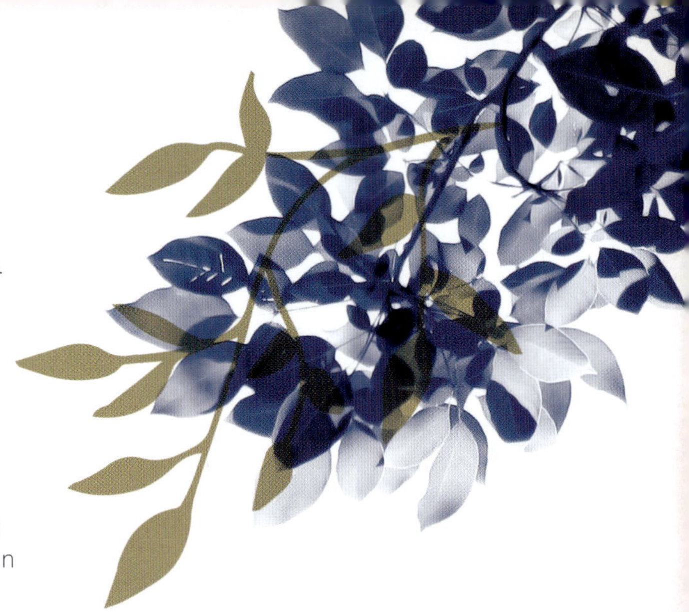

- **RETINOL**

Vitamin A wird nur aus Nahrungsmitteln gewonnen (grünes Blattgemüse, Fisch, rotes und gelbes Gemüse) und kann nicht direkt vom Körper hergestellt werden. Es wird aus Provitamin A in der Leber in Vitamin A umgewandelt und gespeichert.

Retinol ist die reine Form von Vitamin A und einer der besten Wirkstoffe für die Regeneration der Haut. Er gehört zu der Retinoide genannten Familie von kosmetischen Wirkstoffen und ist ein hervorragender »Zellkommunikator«, d. h., er kann Botschaften an fast jede Hautzelle senden und sie veranlassen, sich wie ihr jüngeres, gesünderes Ich zu verhalten. Retinol ist ein tolles Antioxidans, das Ihre Haut vor Schäden durch freie Radikale schützt und die Kollagenproduktion sowie die Zellerneuerung beschleunigt, sodass Ihr Teint länger jung aussieht. Es wirkt auch hervorragend gegen Pickel, verkleinert Poren und mildert Pigmentflecken. Retinol wird in Retinsäure (auch Vitamin-A-Säure oder Tretinoin genannt) umgewandelt, das die Zellregeneration beschleunigt. Vielleicht entdecken Sie auch den Inhaltsstoff Retinylpalmitat, der die Haut weniger reizt, weil er für die Umwandlung in Retinsäure länger braucht.

“

Die Verwendung eines Sonnenschutzmittels ist unverzichtbar, wenn Retinol Bestandteil Ihrer Hautpflegeroutine ist. Und er sollte nicht nur in der Grundierung enthalten sein – Sie benötigen mindestens LSF 30.

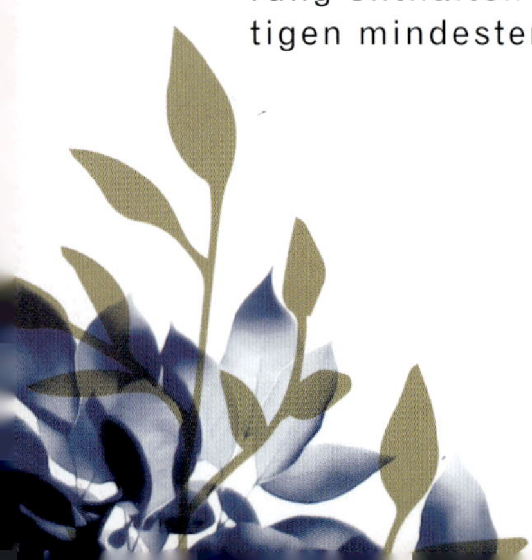

Retinol auf Rezept

Tretinoin: Verschreibungspflichtige reine Retinsäure mit aggressiver Schnellwirkung, die oft gegen Akne verschrieben wird – nicht zu verwechseln mit den Retinolen in handelsüblichen Kosmetikprodukten, da sie viel stärker sind und Hautrötungen, Abschälen, Jucken und Empfindlichkeit zur Folge haben können.

Roaccutan: Ein Vitamin-A-Derivat, das gegen sehr starke Akne verschrieben und oral eingenommen wird. Es hat zahlreiche unerwünschte Nebenwirkungen und ist während der Schwangerschaft tabu. Die Haut – nicht nur im Gesicht – wird davon dünn und trocken. Das Medikamt ist nicht mit Pflegeprodukten vergleichbar, die geringe Mengen Retinol enthalten. Während der Einnahme von Roaccutan müssen Sie Ihre Haut mit extrem sanften Produkten cremen und pflegen, benötigen einen hohen LSF und müssen trotzdem direkte Sonneneinstrahlung meiden. Sie sollten während der Einnahme und bis sechs Monate danach auch auf Kosmetikbehandlungen verzichten.

Häufige Fragen

FRAGE: Ist Retinol ein guter Anti-Aging-Wirkstoff?
ANTWORT: Ja! Es verbessert die Haut sichtbar, aber eine fantastische Haut benötigt eine Kombination mehrerer Wirkstoffe.

F: Hilft Retinol gegen Pickel und große Poren?
A: Ja. Die Größe der Poren ist zwar genetisch festgelegt, Retinol hilft aber bei vergrößerten oder beschädigten Poren. Es »weckt« inaktive Zellen und lässt sie richtig funktionieren. In Inneren vergrößerter Poren verringert es die »klebrige« Anhäufung von Zellen und Talg (Fett), sodass sie seltener verstopfen. Es reduziert auch die von der Haut produzierte Talgmenge, verstopfte Poren und Ausschläge werden seltener. Es hilft also doppelt!

F: Kann ich Retinol bei sensibler Haut nehmen?
A: Ja, sofern Sie keine supersensible Haut oder Rosazea haben. Wenden Sie es regelmäßig an, wenn Sie damit begonnen haben, sonst treten Rötungen, Schuppung und Irritationen auf. Beginnen Sie mit einer geringen Konzentration von 0,3 % und wenden Sie es ein- bis zweimal pro Woche über Nacht an. Steigern Sie die Anwendung im Laufe eines Monats auf jede zweite, dann auf jede Nacht. Wird Ihre Haut zu sensibel, nehmen Sie es seltener, bis sich Ihre Haut wieder beruhigt hat. Da der Retinolgehalt der Produkte unterschiedlich ist, sollten Sie stets die Etiketten lesen.

F: Kann ich meine Pflegeprodukte zusammen mit Retinol weiter benutzen?
A: Ja. Die anderen Produkte sind erforderlich, um die Hautgesundheit zu erhalten. Je strahlender Ihre Haut wird, desto weniger werden Sie starke Reiniger und zusätzliche Feuchtigkeit benötigen.

F: Was ist mit Peelings?
A: Ja! Peelings und Retinol sind ein gutes Team. AHAs, BHAs und körnige Peelings entfernen tote Hautzellen, sie unterstützen einander also in ihrer Wirkung. Retinol wirkt in den tieferen Schichten der Lederhaut. Um Hautirritationen zu vermeiden, ist es eventuell ratsam, die Häufigkeit der Peelings zu verringern. Achten Sie auf die Signale Ihrer Haut.

F: Wann soll ich es anwenden?
A: Das beste Ergebnis erzielen Sie bei einer Anwendung am Abend. Die Absorption dauert mehrere Stunden. Für diesen Prozess sollte die Haut am besten frei von Make-up und Sonnenschutzmittel sein. Vitamin C, Hyaluronsäure oder pflanzliche Seren wenden Sie lieber morgens an.

F: Wie benutze ich Retinol?
A: Idealerweise wird es auf die gereinigte und getrocknete Haut aufgetragen. Nicht für die Augenlider geeignet, wohl aber für die Haut rund um die Augen einschließlich Krähenfüßen. Es wandert von allein nach innen (spreitet), wenn es absorbiert wird.

F: Kann ich Retinol in der Schwangerschaft nehmen?
A: Lieber nicht, aber keine Panik, wenn Sie es schon getan haben. Die orale Einnahme großer Mengen Vitamin A wurde mit Geburtsfehlern in Verbindung gebracht, aber es besteht ein riesiger Unterschied zwischen solchen Medikamenten und Hautcreme mit Retinol. Die Wirkstoffmenge ist sehr viel geringer.

F: Soll ich im Urlaub mit Retinol pausieren?
A: Hören Sie mit der Anwendung von Retinol eine Woche, bevor Sie an einen sonnigen Urlaubsort reisen, auf. Nicht, weil es durch die Sonne weniger effektiv würde, sondern weil neue Haut an der Oberfläche durch Retinol anfälliger für Schäden ist. Packen Sie lieber nährende Produkte wie Feuchtigkeitstonikum und -creme, Gesichtsöl und Sonnenschutzmittel ein. Mit Retinol können Sie zwei Wochen nach Ihrer Rückkehr wieder beginnen.

• PEPTIDE

Peptide stimulieren die Stammzellen der Haut. Wenn Kollagen zerfällt, setzt es Peptide frei. Durch äußerliche Anwendung eines Peptids regen Sie die Haut an, neues Kollagen zu bilden. Ich bevorzuge Kupferpeptide, die die Kollagenproduktion beschleunigen und für mehr feuchtigkeitsbildende Komponenten in der Haut sorgen. Das Ergebnis ist eine feste, gut hydrierte Haut.

• ENZYME

Enzyme ermöglichen das sanfteste Peeling überhaupt und sind deshalb ideal für sensible Haut. Sie sind wunderbar, um den Teint schnell neu zu beleben, indem sie die Hautoberfläche glätten und klären. Abgestorbene Hautzellen lösen sie sanft ab. Vorwiegend handelt es sich um natürliche Wirkstoffe aus Früchten wie Papaya, Ananas, Mango, Kürbis oder Feige.

• ALPHA-HYDROXYSÄUREN (AHA)

Natürliche Säuren, die einen hautschälenden Effekt auf die Hautoberfläche haben und zur beschleunigten Zellerneuerung in tieferen Schichten der Lederhaut beitragen. Einfach gesagt, entfernen AHAs abgestorbene Hautzellen. Wenn Sie sich Ihre Haut als Backsteinwand vorstellen, lockern AHAs den Mörtel zwischen den Backsteinen/Zellen, sodass dieser leichter abfallen und strahlendere, gesündere und vollere neue Wände darunter freilegt. Zahlreiche Studien haben auch erwiesen, dass AHAs die Kollagenproduktion und die Hautdicke steigern. Feine Fältchen wirken dadurch weicher und die Haut wird wieder elastisch. Weil sich AHAs in der Regel in einer Wasserbasis befinden, sollten Sie sie auf eine gereinigte, trockene Haut auftragen – Öle verringern ihre Wirksamkeit. Wenden Sie sie bei normaler oder fettiger Haut maximal dreimal pro Woche an, bei sensibler Haut nur einmal pro Woche oder sogar pro Monat, wenn die Haut Irritationen zeigt.

AHAs, die Sie unter den Inhaltsstoffen auf den Produktetiketten finden:

Milchsäure (Lactic acid): saure Milch für gute Hydrierung. Die Milchsäuremoleküle gehören zu den größten unter den AHAs, daher werden sie langsam absorbiert. Infolgedessen reizt sie die Haut weniger und verursacht seltener Rötungen. Sie kann auch die hauteigene Feuchtigkeit wunderbar erhöhen.

Glykolsäure (Glycolic acid): ein Zucker; gut für das Peeling. Es hat die kleinste Molekülgröße und wird von der Haut schnell und tief absorbiert. Es ist seit Jahren als sehr effektives Peeling beliebt, reizt die Haut aber leicht, und mancher Teint verfärbt sich nach der Anwendung rosa!

Mandelsäure (Mandelic acid): aus Bittermandeln; aufgrund antibakterieller Eigenschaften großartig für fettige Problemhaut.

Zitronensäure (Citric acid): enthalten in Zitronen oder synthetisch hergestellt; hellt Pigmentierungen auf.

Azelainsäure (Azelaic acid): aus Äpfeln hergestellt; gut gegen Ausschläge.

Kojisäure (Kojic acid): aus Pilzen; sehr gut für pigmentierte Bereiche.

Bitte beachten Sie!
Bei der Anwendung von AHAs oder nach einem professionellen Peeling müssen Sie sich unbedingt tagsüber durch eine Creme mit hohem LSF schützen. AHAs entfernen die oberste Hautschicht, dadurch wird die Haut kurzfristig anfällig für UV-Schäden.

- **BETA-HYDROXYSÄUREN(BHA)**

BHAs reinigen das Innere der Poren, deshalb sind sie besonders gut bei Akne und Pickeln geeignet. Sie ähneln AHAs, aber während diese die Hautfeuchte meist erhöhen, können BHAs die Haut austrocknen und durch BHAs wird die Haut nicht sonnenempfindlicher, wie durch AHAs. Die häufigste BHA in Hautpflegeprodukten ist Salicylsäure, ein künstlicher Wirkstoff, der von Aspirin abgeleitet ist und entzündungshemmende und antibakterielle Eigenschaften hat.

- **HYALURONSÄURE**

Tatsächlich ist dies keine Säure, sondern ein Polysaccharid, ein Mehrfachzucker. Er kommt von Natur aus in unserem Körper vor, 50 Prozent davon in der Haut und in der größten Konzentration in den Augen und Gelenken. Er bindet Wasser in den Bereichen zwischen den Hautzellen und verleiht ihnen Fülle. Babyhaut enthält sehr viel davon – Hyaluronsäure sorgt für die weiche Babyhaut! Sie gehört zu den wenigen Kosmetische Wirkstoffen, die alle Hauttypen schnell und sichtbar verbessern. Je älter wir werden, desto geringer wird ihre Konzentration in unserer Haut, am deutlichsten zeigt sich das ab Vierzig. Doch wir können dem mit den richtigen Produkten begegnen. Hyaluronsäure pflanzlichen oder tierischen Ursprungs ist in vielen Seren enthalten. Ich setze sie nach dem Reinigen und vor der Feuchtigkeitspflege ein – oder mische sie mit einem anderen Serum. Sie pflegt und rehydriert die Haut nach dem Peeling oder einem professionellen Gesichtspeeling und kann bedenkenlos morgens oder abends angewendet werden.

- **LOKALE PROBIOTIKA**

Viele denken bei Probiotika an Joghurt, der die »freundlichen« Bakterien vermehrt und die Darmgesundheit fördert. Studien haben gezeigt, dass sie außer für die Verdauung auch für die Haut gut sind. Sie gleichen ihren pH-Wert aus und machen sie so widerstandsfähig gegen Angriffe von innen und außen. Verschiedene Bakterienstämme nützen auf unterschiedliche Weise, z. B. verhindern sie Schäden durch freie Radikale, verringern Entzündungen, regen die Kollagenproduktion an, versorgen die Haut mit Feuchtigkeit und beugen allgemein der Hautalterung vor. Wie in Kapitel 8 noch zu sehen, ist es wichtig, den pH-Wert der Hautoberfläche stabil zu halten, um die Vermehrung von Bakterien zu vehindern und für eine effektive Feuchtigkeitsbarriere zu sorgen. Eine jüngere Studie zeigte, dass die Verwendung eines fermentierten Milchprodukts mit Milchsäurebakterien die Struktur des Kollagens in der Haut verbesserte. Daher schlugen die Forscher vor, den Kollagen- und Reparaturprozess von beschädigter Haut mit fermentierter Milch zu unterstützen.

- **STAMMZELLEN**

Die Kosmetikindustrie verwendet meist pflanzliche, keine menschlichen Stammzellen. Wenige unbekanntere Marken nutzen Extrakte menschlicher Stammzellen, doch dies muss gekennzeichnet werden. Die meisten Zellen haben einen bestimmten Zweck – eine Gehirnzelle etwa bleibt immer eine Gehirnzelle. Stammzellen haben die Fähigkeit, sich entsprechend ihrer Umgebung in verschiedene Zellen zu entwickeln und beschädigte Zellen zu erneuern, zu ersetzen und zu reparieren. Theoretisch reift also eine universelle Stammzelle in der Hautumgebung zu einer neuen Hautzelle heran.

Pflanzliche Stammzellen sind Zellextrakte, keine vollständigen Zellen. Die Forschung hat gezeigt, dass sie die Haut auf hocheffiziente Weise unterstützen, weil sie sich in ähnlicher Weise durch ihre Umgebung prägen lassen.

- **HYDROCHINON**

Obwohl ich diesen Wirkstoff nicht empfehle, möchte ich dennoch ein paar Worte darüber verlieren. Frei verkäufliche Produkte mit Hydrochinon stehen im Verdacht, Hautkrebs zu verursachen, und sind in mehreren Ländern verboten. Es wird zur Bleichung von Pigmentflecken eingesetzt. Meiner Erfahrung nach lässt es diese zwar verschwinden, sie kehren jedoch – oft noch stärker – wieder. Frisch behandelte Haut darf keinesfalls der Sonne ausgesetzt werden, da es den natürlichen UV-Schutz der Haut ausschaltet. Es darf auch nicht mit Salicylsäure oder Retinol kombiniert werden. Während Schwangerschaft und Stillzeit ist Hydrochinon absolut tabu.

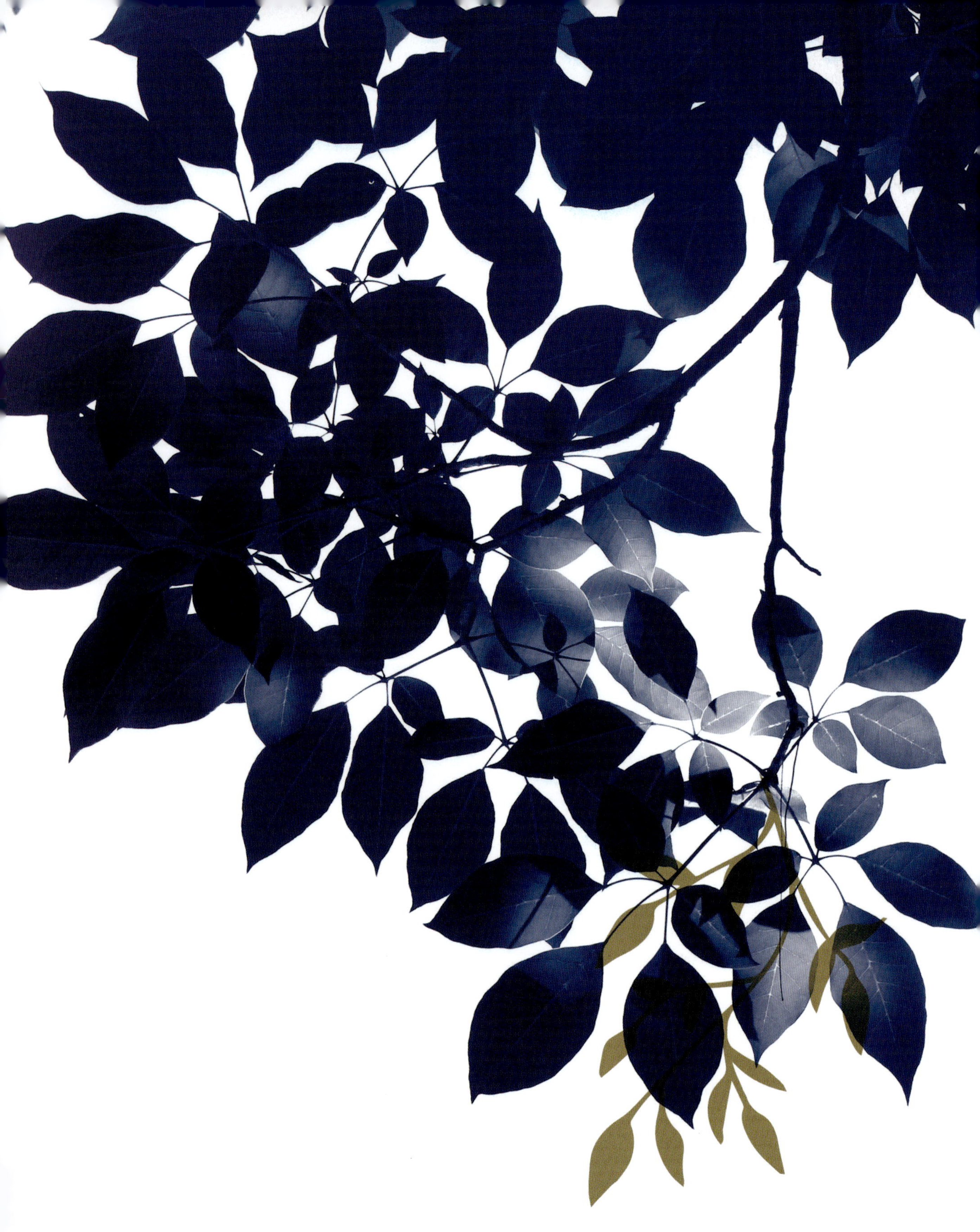

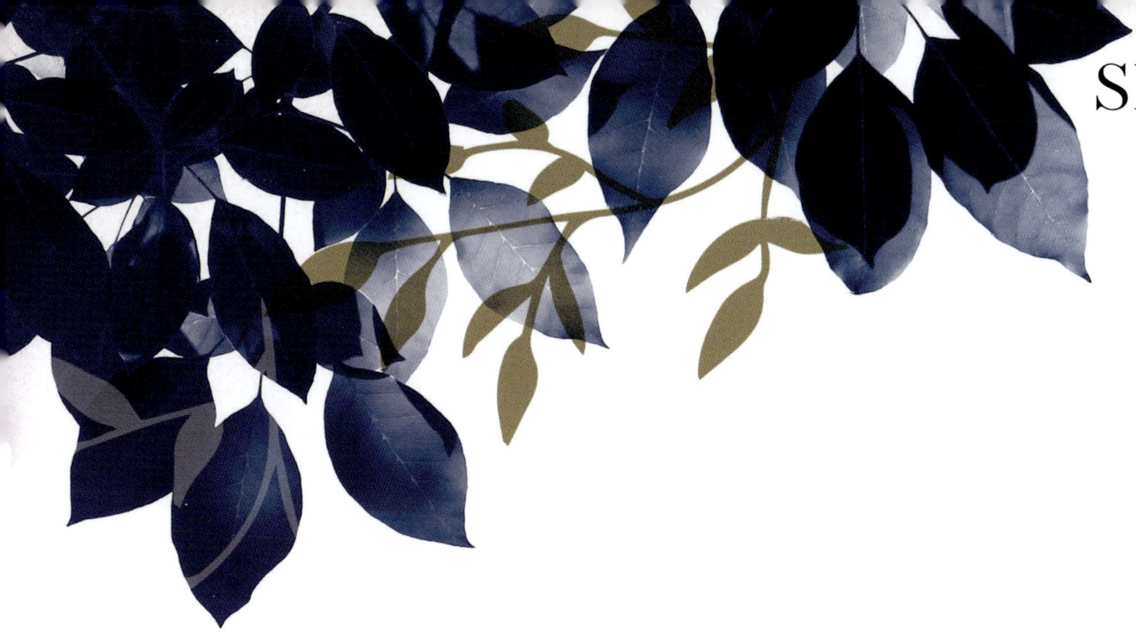

SIEBEN

FITNESS FÜR DIE HAUT

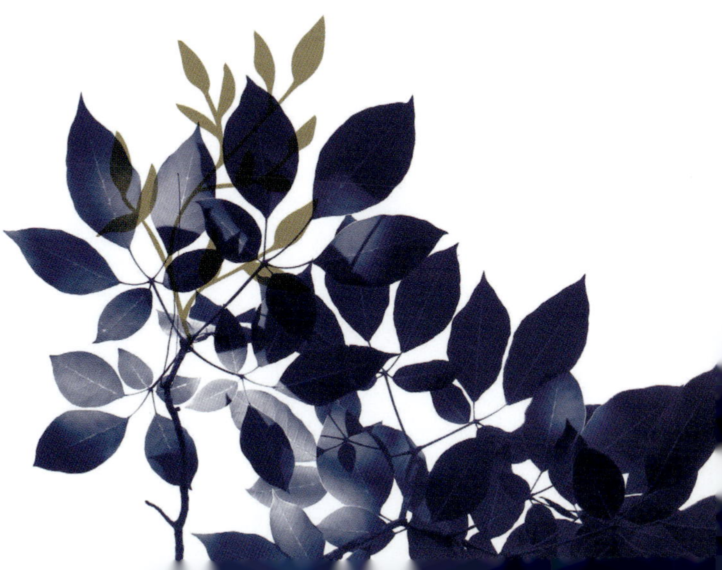

WAS *Ihr* GESICHT IHNEN VERRÄT

“

Unser Gesicht verrät so viele Gefühle. Sie können jemanden anschauen und sofort sehen, ob er traurig, gestresst, verärgert oder glücklich ist.

Nach einem langen Tag gibt es für mich – außer der Freude darüber, meine Kinder zu sehen – nichts Schöneres, als mich mit einer Gesichtsmassage zu verwöhnen. Auch an gemütlichen Sonntagmorgen, wenn ich im Bett frühstücke und Zeitung lese, gönne ich mir eine Gesichtsmassage. Dabei kann ich richtig spüren, wie der Stress aus meinem Gesicht weicht. In diesem Kapitel möchte ich Ihnen das Selbstvertrauen vermitteln, mit der Kraft Ihrer Hände Ihren Teint – und Ihren Geist – zu verjüngen. Die Techniken basieren auf traditionellen Therapien, die dafür bekannt sind, einen gesunden, strahlenden Teint zu fördern. Unser Gesicht verrät so viele Gefühle. Sie können jemanden anschauen und sofort sehen, ob er traurig, gestresst, verärgert oder glücklich ist. Es sind die Muskeln unmittelbar unter der Haut, die für diese unterschiedlichen Gesichtsausdrücke ursächlich sind. Wie alle Muskeln unterliegen sie dem Einfluss der Schwerkraft und altersbedingter Ermüdung – daher müssen wir sie so lange wie möglich fit halten.

Der traditionellen chinesischen Medizin (TCM) zufolge besteht ein Zusammenhang zwischen bestimmten Gesichtsbereichen und verschiedenen inneren Organen und Systemen. Das bedeutet, dass Hautprobleme im Gesicht – einschließlich Ausschlägen, Rötungen, trockenen Stellen, Schwellungen und tiefen Falten – ihre Ursache in tiefergehenden Problemen oder Ungleichgewichten von Organen und Systemen des Körpers haben können. Die Verfahren der TCM sind seit Jahrtausenden gut dokumentiert. Es liegt schließlich nicht auf der Hand, dass ein Ausschlag in einem bestimmten Bereich auf ein spezifisches Problem mit einem Organ hinweist.

Der untere Wangenbereich etwa steht in Verbindung mit dem Lungenmeridian. Wenn sich dort wiederholt Pickel zeigen, bedeutet das aber nicht unbedingt, dass Sie ein Problem mit Ihrem Atemorgan haben. Mit dem Lungenmeridian werden bestimmte Gefühle assoziiert, und die Pickel können durch Kummer, Ängste, mangelndes Selbstwertgefühl oder leere Energiespeicher verursacht sein. Wenn Hausmittel nicht mehr helfen, können Sie mithilfe von TCM die Ursache für Ihr Problem herausfinden. Immer geht es darum, den Körper wieder ins Gleichgewicht zu bringen und den ungestörten Energiefluss (Chi) zu unterstützen. Chi ist die Lebenskraft, die durch Meridiane genannte Kanäle fließt.

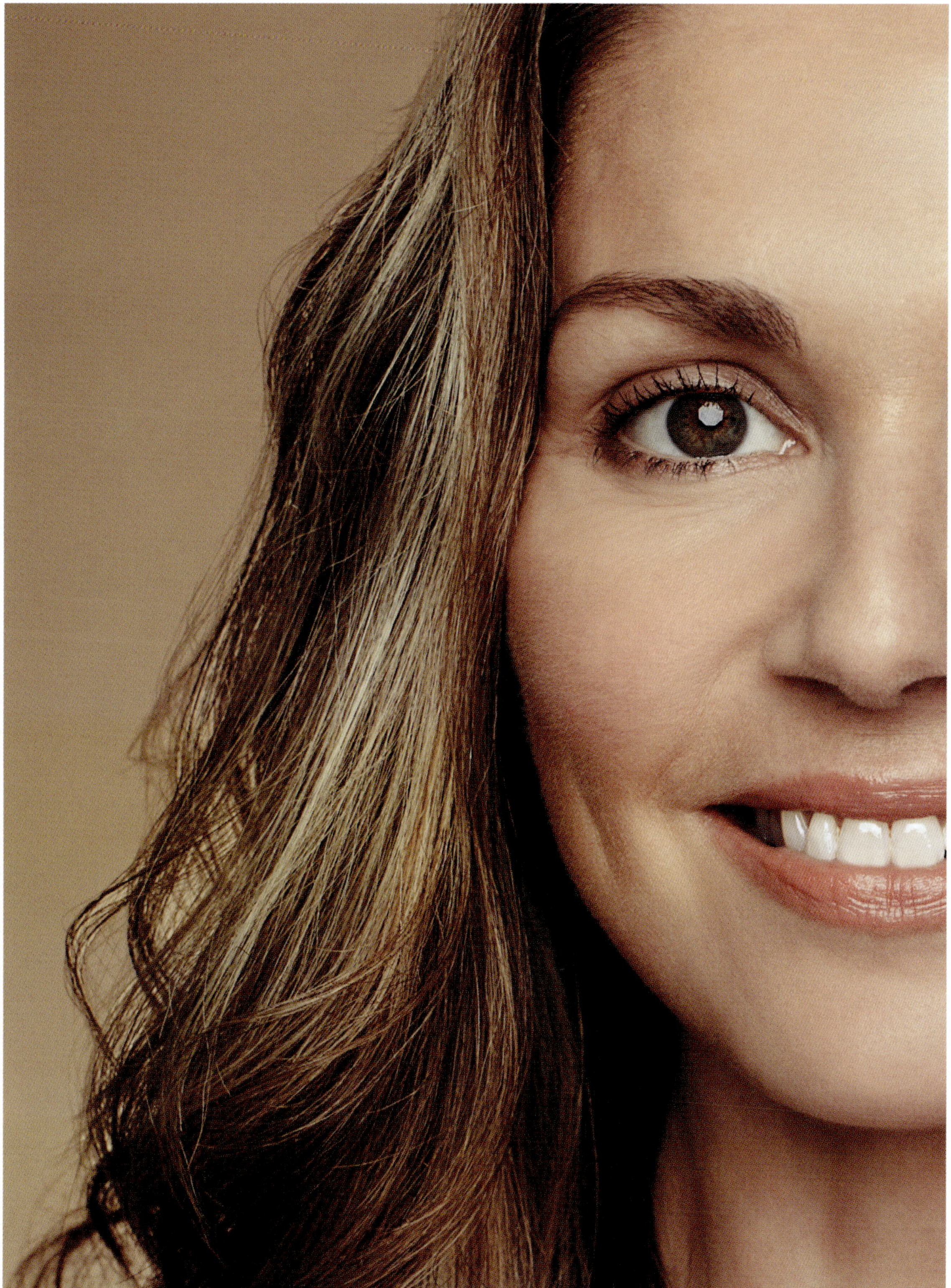

Was Ihre Haut Ihnen sagt

LUNGE

- Kummer, Stress oder traurige Nachrichten
- Schwaches Immunsystem. Versuchen Sie, es mit Ergänzungsmitteln zu stärken.
- Hautprobleme wie Ekzeme
- Zu starkes Schwitzen kann auch ein Ungleichgewicht dieses Meridians anzeigen.

LEBER

- Ärger, Launenhaftigkeit, unregelmäßige Periode, PMS und Menstruation generell
- Problem mit dem gesamten Augenbereich; aufflammende Ekzeme um und auf den Augenlidern sind bei Ärger/Frust nicht selten. Interessanterweise gilt eine vertikale Falte am inneren Ende der rechten Augenbraue als Anzeichen für Leberbeschwerden.
- Exzessive Toxine, zu viel fettreiche Nahrung, Alkohol, Milchprodukte. Setzen Sie auf grüne Smoothies, Mariendistel, gefiltertes Wasser.

HERZ

- Beim Herzen dreht sich alles um Freude; alle Emotionen, die mit einem Mangel an Glück und emotionalem Stress in Verbindung stehen, können sich hier als Rötung zeigen. Essen Sie weniger rotes Fleisch und mehr Omega-3-Fettsäuren.

MILZ UND MAGEN

- Sorgen, Verdauungsprobleme, Reizdarmsyndrom, Verstopfung, Burn-out, Nebennierenschwäche, allgemeine Erschöpfung
- Ursachen für Schwellungen können Allergie oder träge Verdauung sein. Nehmen Sie mehr Flüssigkeit und Ballaststoffe zu sich.

NIEREN

- Ängste, Gefühl der Isolierung, Fruchtbarkeitsprobleme, polyzystisches Ovarialsyndrom (PCOS), Harnwegs- oder Nierenprobleme können zu Schwellungen und Wassereinlagerung führen, Verschlimmerung durch Schlafmangel, zu viel Koffein, Zucker und Salz. Trinken Sie viel Wasser und unterstützen Sie Ihr Lymphsystem mit Bittersalzbädern und Bürstenmassagen des Körpers.

GALLENBLASE

- Verzagtheit, Unentschlossenheit und Probleme, die mit der Leber verbunden sind. Kann auf eine zu fettreiche Ernährung und übermäßig verarbeitete Lebensmittel hinweisen.

DICKDARM

- Mitesser und Pickel können Zeichen für ein träges Verdauungssystem und Verstopfung sein. Emotional können Sorgen und zu viele Gedanken die Verdauung beeinträchtigen.

STIRN

- Allgemeine Verdauungsprobleme, schlechte Ernährung, zu viel Zucker, schlechte Fette, übermäßig reichhaltige Nahrung und zu wenig Wasser. Verbessern Sie Ihre Ernährung und trinken Sie mehr Wasser.
- Bei einer Lebensmittelallergie zeigen sich in diesem gesamten Bereich oft kleine Pickel unter der Haut.

KINN UND KIEFERPARTIE

- Mit dem Hormonsystem verbunden, die Eierstöcke jeweils rechts und links unter den Mundwinkeln. Pickel entstehen oft nur auf der Seite, wo der Eisprung erfolgte.
- Weiße Flecken auf dem Kinn, gefleckte Stellen oder ein gerötetes Kinn können auf zu viel Zucker oder einen Darmpilz hinweisen.
- Auch Pickel seitlich am Kinn können mit dem Dickdarm in Verbindung stehen.

Gefühle sind menschlich. In Kapitel 2 erkläre ich, wie intensiv Stress sich auf unserer Haut zeigt. In der chinesischen Medizin müssen die Gefühle ebenso ins Gleichgewicht gebracht werden wie die Ernährung und der Lebensstil. Treten in einem bestimmten Bereich wiederholt Pickel oder tiefe Falten auf, kann die Ursache ein emotionales Ungleichgewicht sein, das Ernährung und Kosmetikprodukte allein nicht beseitigen können.

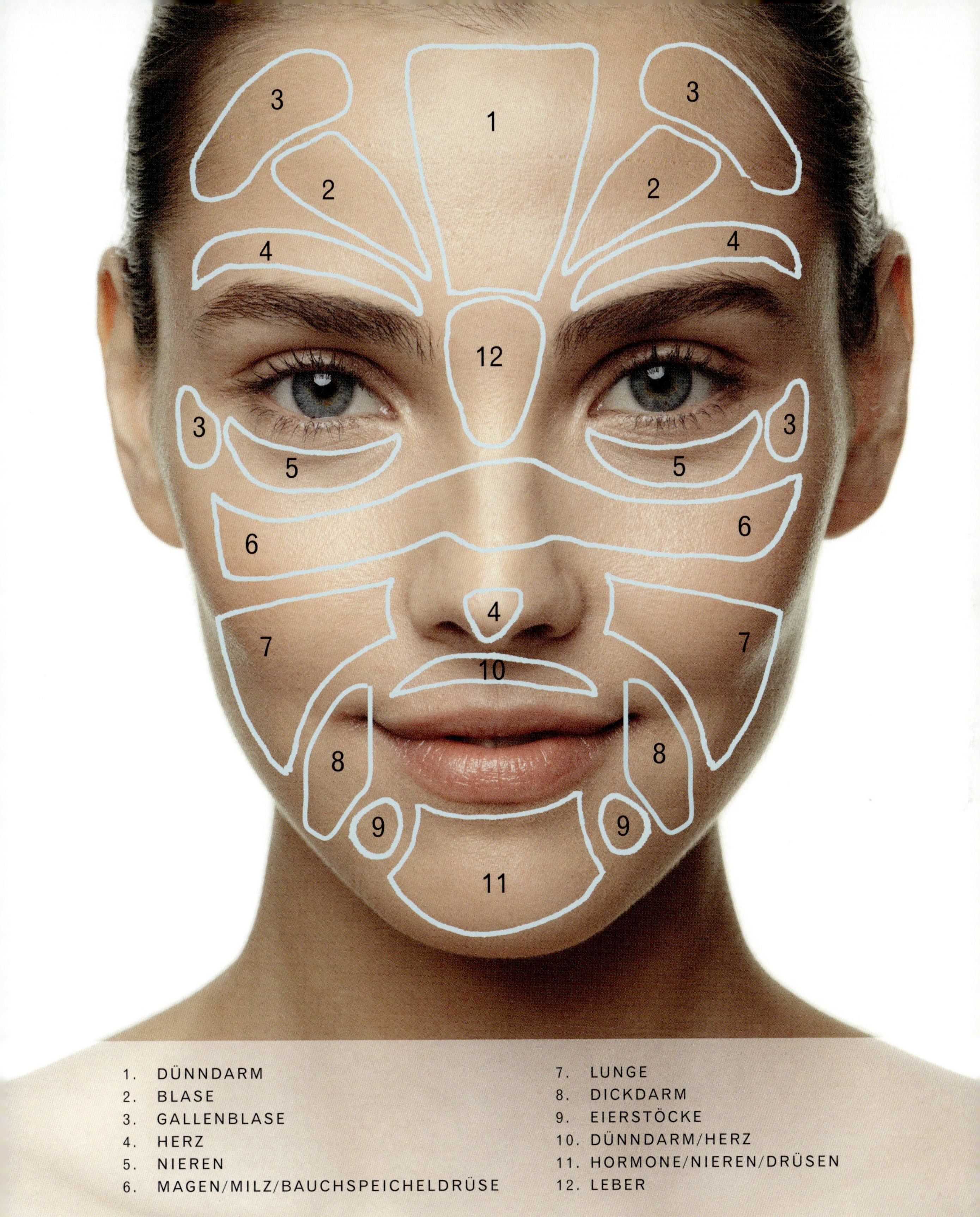

1. DÜNNDARM
2. BLASE
3. GALLENBLASE
4. HERZ
5. NIEREN
6. MAGEN/MILZ/BAUCHSPEICHELDRÜSE
7. LUNGE
8. DICKDARM
9. EIERSTÖCKE
10. DÜNNDARM/HERZ
11. HORMONE/NIEREN/DRÜSEN
12. LEBER

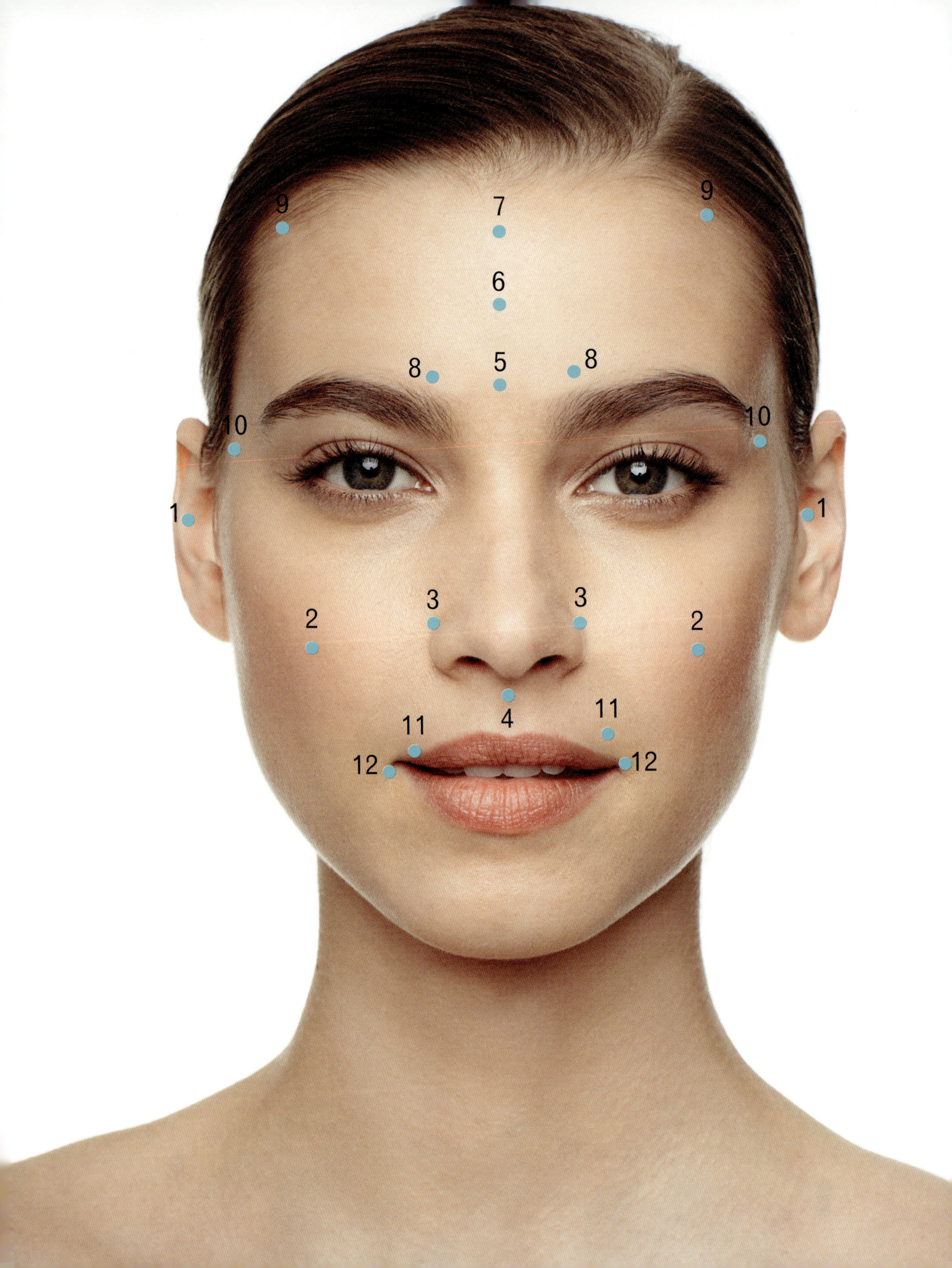
9
7
9
6
8
5
8
10
10
1
1
3
3
2
2
4
11
11
12
12

Gesichtsakupressur

Die Akupressur folgt denselben Prinzipien wie die Akupunktur, nur dass die Punkte statt mit Nadeln mit den Fingerspitzen stimuliert werden. Eine Behandlung durch einen ausgebildeten Therapeuten ist natürlich effektiver, aber Sie können sich auch selbst täglich eine Akupressur gönnen. Sie beruhigt ungemein, sodass ich sie fest in meine abendliche Hautpflegeroutine integriert habe. Bei dieser Technik werden die inneren Organe über Energiekanäle (Meridiane) stimuliert und so wieder ins Gleichgewicht gebracht, sodass viele Hautprobleme ursächlich behandelt werden. Drücken Sie mit einem Ihrer Finger fest auf jeden Punkt. Sie können den Finger drehen oder ihn rhythmisch oder durchgängig fünf bis zehn Sekunden lang fest aufdrücken. Atmen Sie dabei tief und langsam. Und keine Sorge: Selbst wenn Sie den Punkt nicht ganz genau treffen, stimulieren Sie die lokalen Nerven und das Gewebe.

DIE VORTEILE

- Verbessert die Durchblutung, löst Verspannungen und sorgt für freies Fließen von Energie und Blut. Da die meisten Meridiane im Gesicht beginnen und enden, stimulieren Sie auch andere Körperbereiche.
- Regt die Durchblutung der oberen Hautschichten an, sodass die Hautzellen besser mit Nährstoffen versorgt werden.
- Belebt ermüdete Muskeln und verbessert die Elastizität, sodass schlaffe Haut und Faltenbildung reduziert werde.
- Regt die Kollagenproduktion an, macht die Haut weich und glättet Falten.
- Lindert Entzündungen und unterstützt innere Entgiftungsprozesse.

1. Reguliert alle Körperfunktionen, unterstützt Nieren, Augen, Mund, Nase, Nebennieren, Magen. Entspannt das Nervensystem, gleicht den Blutdruck aus, unterstützt das Immunsystem, hilft der Verdauung.
2. Unterstützt Lunge und Herz, fördert die Entspannung, hilft bei Gesichtslähmung und -schwellung, Schlaflosigkeit, Sinusitis, entzündeten Augen.
3. Lunge, Leber, Herz, Magen, Milz. Regt die Endorphinausschüttung an, lindert Schmerzen, entzündungshemmend.
4. Herz, Lunge, Nase, Leber, Magen, Dickdarm. Verbessert die Durchblutung und erhöht die Energie.
5. Das »dritte Auge« zwischen den Augenbrauen. Regt die Hypophyse an und unterstützt das hormonelle Gleichgewicht. Den Punkt jeden Tag 60 Sekunden lang drücken. Entspannt, lindert Kieferschmerzen, Schlaflosigkeit, Sorgen.
6. Kehle, Augen, Nacken, Stirn. Fördert die Konzentration und hilft bei Problemen am Kopf, einschließlich Kieferschmerzen, Schlaflosigkeit, Sorgen.
7. Stirn, Augen, Leber, Hypophyse. Für einen ausgewogenen Hormonspiegel. Klärt den Geist.
8. Nebenhöhlen, Augen, Herz. Entspannt das Nervensystem und fördert den Schlaf. Lindert Schmerzen, entspannt die Muskeln.
9. Gallenblase, Milz. Beruhigt das Nervensystem, hilft bei Schlaflosigkeit und generellen Hautproblemen.
10. Augenschmerzen, Augenprobleme. Belebt die Augen, Schilddrüse, gegen Schlaflosigkeit
11. Bauchspeicheldrüse, Hormone. Fördert eine gesunde Verdauung.
12. Unterstützt Nebennieren und Nieren. Gut gegen Entzündungen.

Die Kraft der Berührung

Nicht-operative Gesichtsliftingmethoden haben eines gemeinsam: Sie arbeiten mit spezifischen, repetitiven Bewegungen, die den Blutfluss anregen, die Lymphdränage fördern und Verspannungen lösen. Ein verbesserter Muskeltonus stützt die Haut, strafft sie, schenkt weiche Gesichtskonturen, glättet Falten und verbessert die Hautgesundheit. Und nebenbei beruhigt sich der Geist.

Die Vorteile der Gesichtsmassage

- Es ist eine nicht-invasive Technik ohne Medikamente, die der Haut guttut.
- Sie verbessert die Durchblutung, sodass der Körper mehr Sauerstoff und Nährstoffe in das Bindegewebe transportiert. Davon profitieren weitere Bereiche.
- Sie regt den Fluss der Lymphen an, des natürlichen Verteidgungssystems des Körpers, reduziert Schwellungen und beschleunigt die Entgiftung der Haut.
- Die Haut wird sofort strahlend und straff.
- Die Zellerneuerung wird beschleunigt.

Welcher Zeitpunkt am besten für eine Gesichtsmassage geeignet ist, hängt von Ihrem Tagesrhythmus ab: eventuell abends, nachdem Sie Ihr Make-up entfernt haben, oder morgens, vor dem Reinigen. Bei mir steht sowohl neben der Dusche als auch neben der Badewanne ein Öl, sodass ich mein Gesicht entweder am Morgen oder am Abend massieren kann und das Abwaschen überflüssigen Öls kein Problem ist.

BEVOR SIE BEGINNEN: Nicht anwenden bei supersensibler Haut, Rosazea, Akne oder nach einem langen Aufenthalt in der Sonne.

WAS SIE VERWENDEN: Idealerweise ein Pflanzenöl (kein mineralisches oder paraffinhaltiges Öl, da diese die Haut wie Klarsichtfolie überziehen und die Poren verstopfen), etwa:

- Kokosöl: unglaublich nährstoffreich und feuchtigkeitsspendend, daher besonders gut für trockene Haut. Es enthält Antioxidantien, wirkt entzündungshemmend und antibakteriell. Es ist bei Zimmertemperatur fest, Sie können also sehr gut eine kleine Menge entnehmen.
- Arganöl: Die Haarpflege- und Schönheitsindustrie liebt dieses Öl wegen des hohen Gehalts an Vitamin E und Sterinen. Sie beruhigen, heilen und hemmen Entzündungen.
- Wildrosenöl: Es ist leicht, nährstoffreich, voller Vitamine, Antioxidantien und essenziellen Fettsäuren, die dunkle Flecken korrigieren, hydrieren, feine Fältchen reduzieren und die Narbenheilung unterstützen.
- Sanddornöl: Es ist weder zu ölig noch zu leicht, enthält reichlich Vitamin B und C sowie Omega-7- und -8-Fettsäuren. Es ist großartig für die Zellregeneration und Hautheilung, soll gegen Pilzinfektionen helfen und ist deshalb in vielen Mitteln gegen Nagelpilz enthalten.

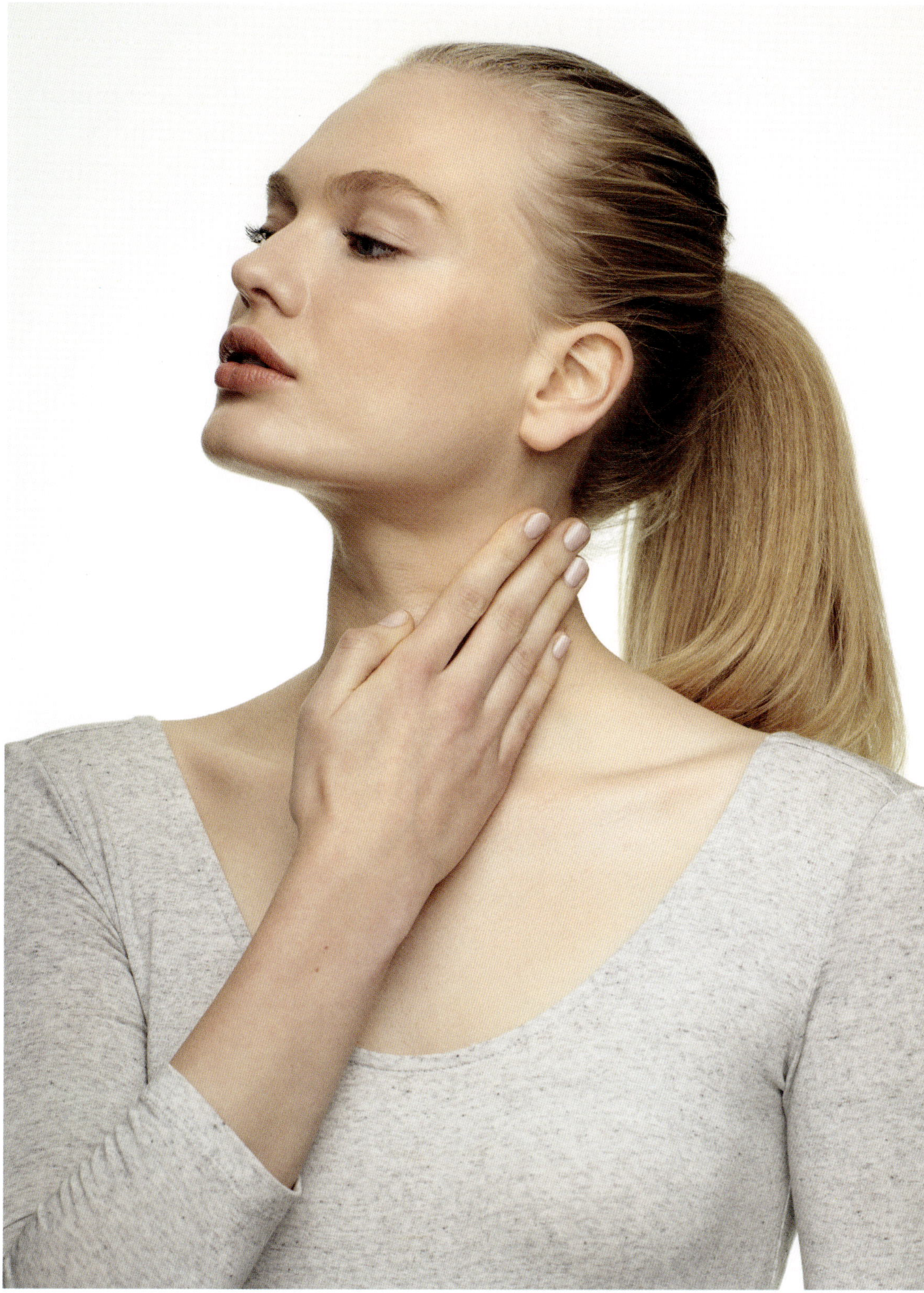

Straffende Gesichtsmassage in zwölf Schritten

Erwärmen Sie einen halben Teelöffel Öl in Ihrer Handfläche und tupfen Sie es sich auf Gesicht, Hals und Dekolleté.

---

1. Streichen Sie mit der rechten Hand auf der linken Halsseite mit großen Kreisen, Druck nach unten ausüben. Rechts mit der linken Hand wiederholen.

2. Massieren Sie beide Halsseiten mit beiden Händen gleichzeitig.

3. Öffnen Sie Zeige- und Mittelfinger scherenartig. Legen Sie den Zeigefinger hinter und den Mittelfinger vor das Ohr. Schieben Sie Ihre Hand zu beiden Seiten der Ohrs am äußeren Kiefer entlang vor und zurück – das regt den Lymphfluss an.

4. Halten Sie Ihre Hände mit gespreizten Fingern vor das Gesicht, setzen Sie die Daumen ans Kinn und schieben Sie sie am Kiefer entlang von der Kinnspitze bis zu den Ohren, um den Lymphfluss anzuregen.

5. Halten Sie Ihre Daumen unter dem Kinn und kneifen Sie sich mit den Zeigefingern. Streichen Sie kneifend am Kiefer entlang. Drücken Sie fest zu und machen Sie um den Mund kreisförmige Bewegungen.

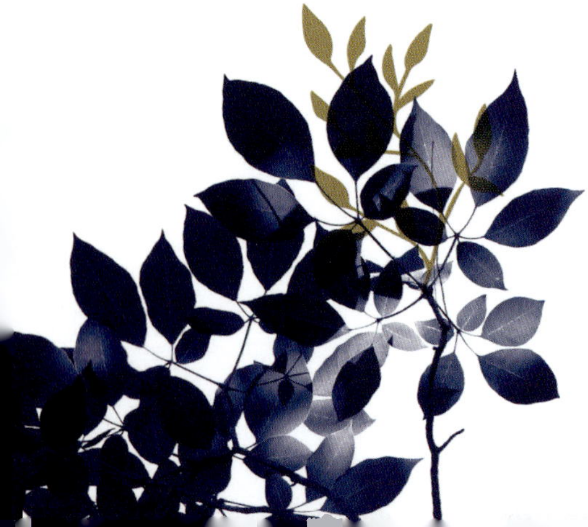

6. Schieben Sie auf einer Gesichtsseite abwechselnd mit der rechten und der linken Hand die Wange nach oben. Auf der anderen Seite wiederholen.

7. Ballen Sie beide Hände zu Fäusten und drücken Sie sich Ihre Fingerknöchel unterhalb der Wangenknochen in die Wangen. Blicken Sie nach unten, um den Druck zu verstärken, und zählen Sie bis fünf. Dann mit den Fingerknöcheln seitlich nach außen ausstreichen. Massieren Sie so die ganze Wange.

8. Setzen Sie die Fingerspitzen der drei mittleren Finger innen/unten an die Augenbrauen und streichen Sie nach oben und außen.

9. Ziehen Sie die Krähenfüße kräftig mit den Mittel- und Zeigefingern auseinander. Jede Dehnung fünf Sekunden halten.

10. Ziehen Sie die Zornesfalte mit den Mittel- und Zeigefingern auseinander. Halten.

11. Massieren Sie die Zornesfalten und anschließend die ganze Stirn mit kräftigen gegenläufigen Bewegungen. Ändern Sie in engen Abständen die Richtung und bewegen Sie die Finger auf und ab.

12. Lassen Sie alles zur Ruhe kommen, indem Sie sanft über Stirn, Wangen und Kinn nach außen streichen. Zum Schluss streichen Sie mit einer flachen Hand vom Kinn aus in Richtung der Lymphen bis zum Ohr und von dort den Hals hinunter. Auf der anderen Seite wiederholen.

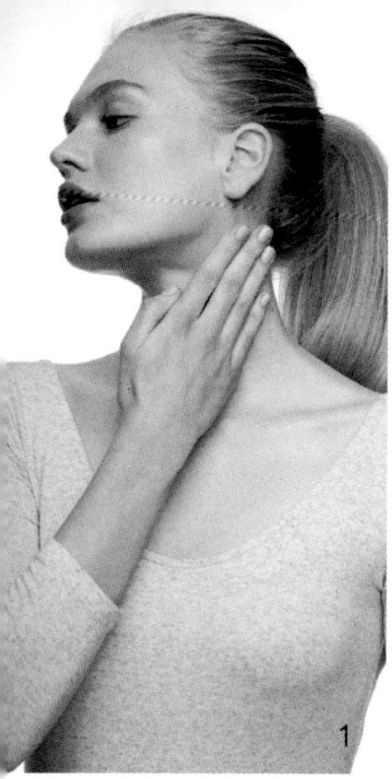

1

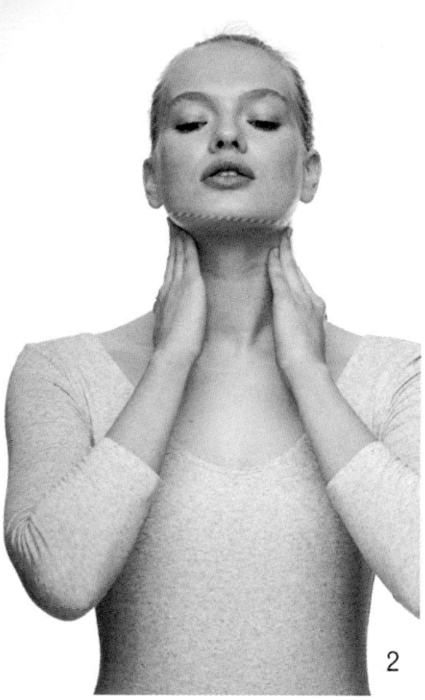

2

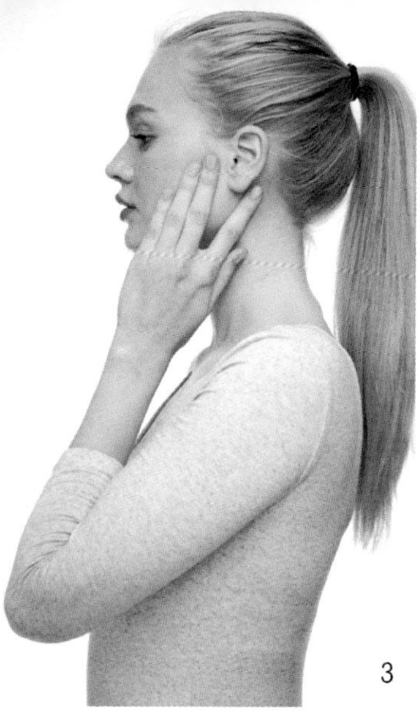

3

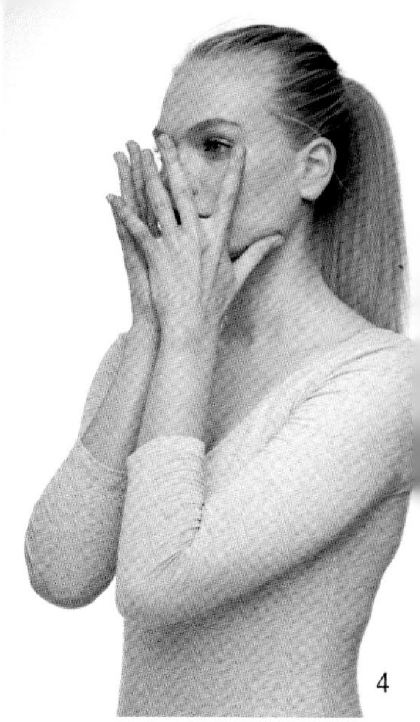

4

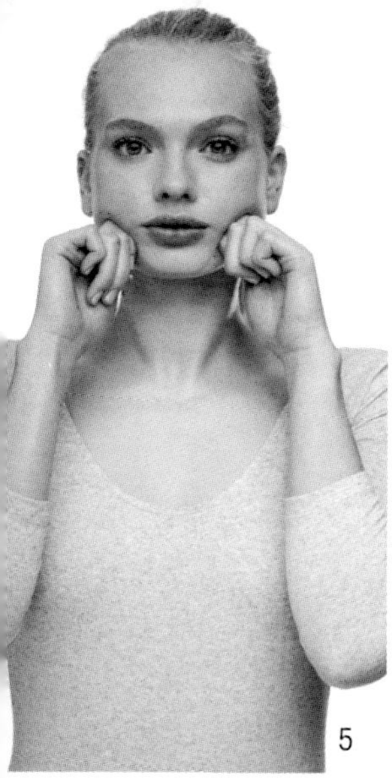

5

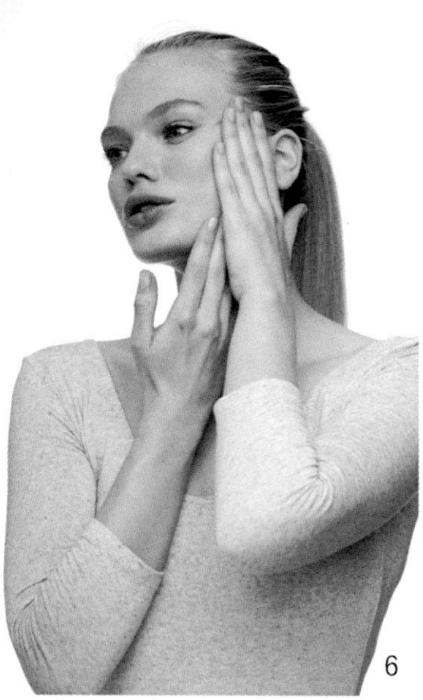

6

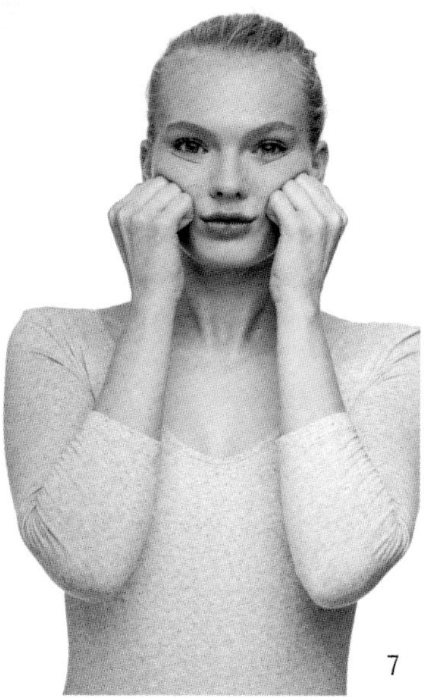

7

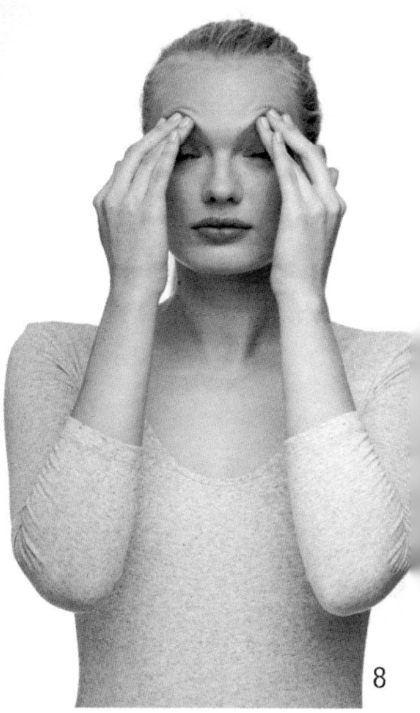

8

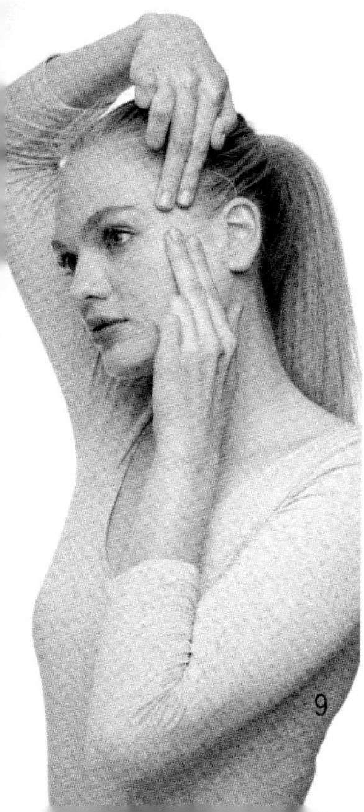

9

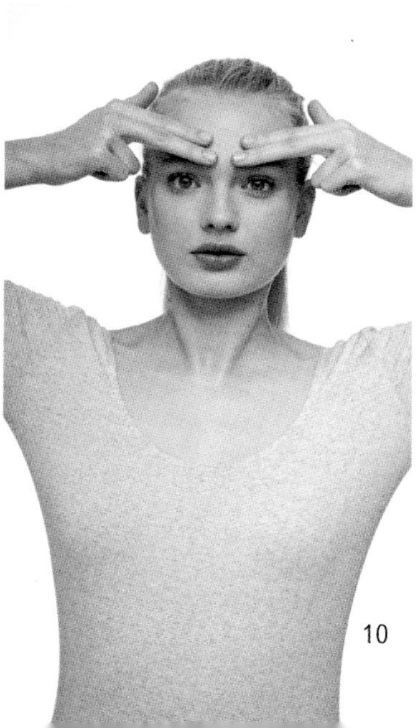

10

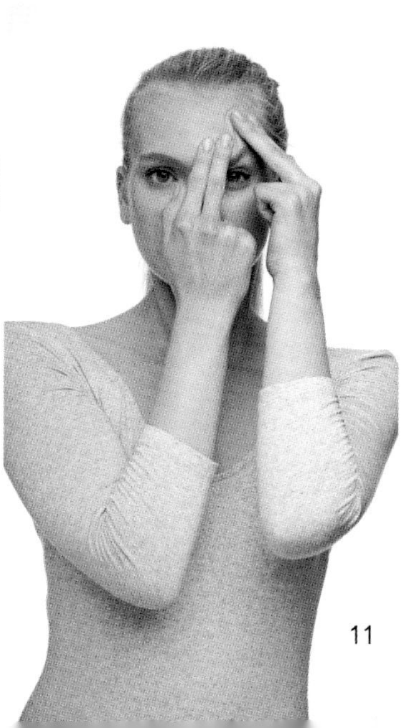

11

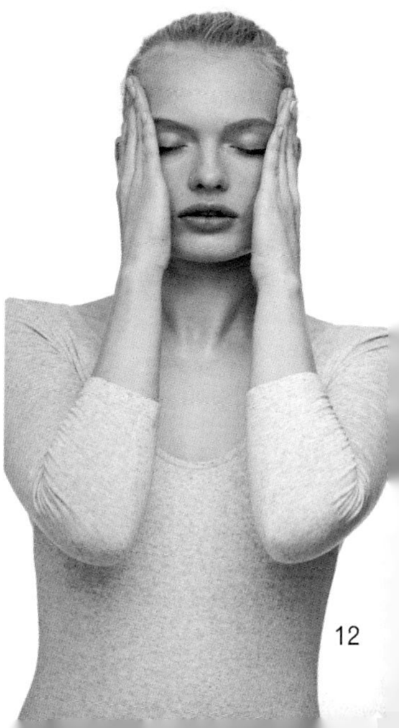

12

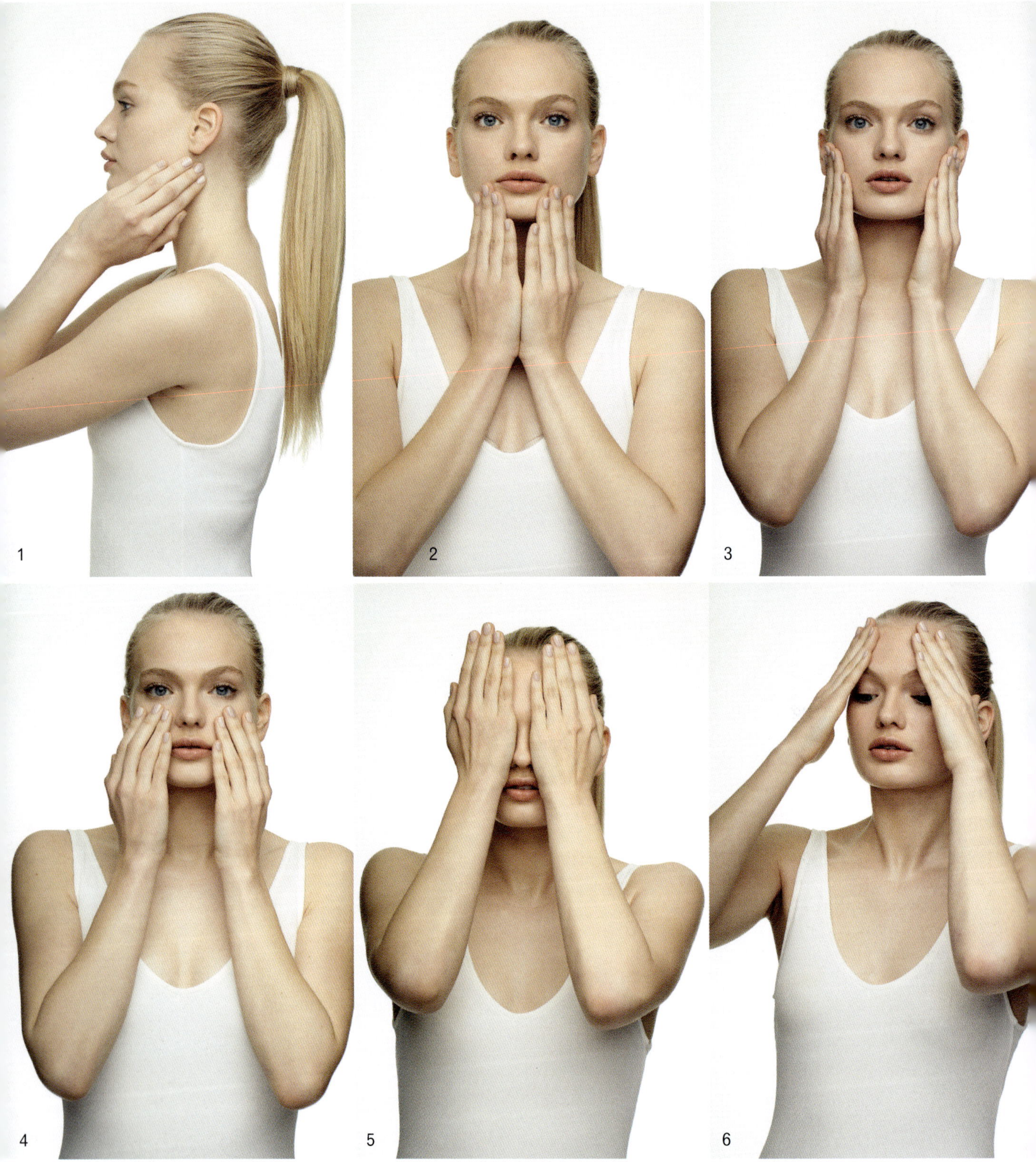
1
2
3
4
5
6

Abschwellende Gesichtsmassage

Sensible Haut, Akne und Rosazea erfordern eine besondere Massage, die mit dem Lymphsystem arbeitet, am besten mindestens zweimal wöchentlich.

DIE VORTEILE

- **Reduziert die Einlagerung von Flüssigkeiten und wirkt so gegen Schwellungen infolge von Krankheit, übermäßiger Konsum von Genussmitteln, eine Operation oder kosmetische Behandlung sind.**
- **Beruhigt bei Rötungen, Entzündungen, Schwellung und Sensibilität**
- **Verschafft Erleichterung bei Sinusitis**
- **Verringert das Auftreten von Narbengewebe**

Das Lymphsystem wird auch das zweite Transportsystem des Körpers genannt. Es hat aber nicht wie der Blutkreislauf mit dem Herzen eine Pumpe, die den Durchfluss gewährleistet. Im Grunde ist das lymphatische System ein Filtersystem, das Giftstoffe entfernt und sich auf die Atmung, Muskelbewegungen und die Peristaltik stützt. Lymphknoten sind überall im Körper angesiedelt. Sie produzieren weiße Blutkörperchen, die den Körper gegen Infektionen, Bakterien und Gifte schützen. Unterstützt man den Fluss der Lymphe, werden Entzündungen eingedämmt und Heilungsprozesse unterstützt.

SCHRITT FÜR SCHRITT

Massieren Sie sanft und rhythmisch nach unten und außen, ohne Öl oder Creme. Die Berührung muss sehr sanft sein; bei starkem Druck ist die Massage weniger effektiv. Tragen Sie möglichst ein Trägertop, binden Sie die Haar zurück, reinigen Sie Hände und Gesicht.

1. Legen Sie Ihre Hände mit geschlossenen Fingern an den Hals, sodass die Finger nach hinten zeigen und die kleinen Finger unter den Ohrläppchen liegen. Streichen Sie pumpend abwärts und lassen Sie die Haut zurückspringen. Dann eine vorwärtspumpende Bewegung ausführen.

2. Legen Sie die mittleren Fingerkuppen an Ihr Kinn und pumpen Sie nach unten. Die Hände am Kiefer entlang nach außen bewegen und wiederholen.

3. Legen Sie die Hände flach vor den Ohren auf das Gesicht, sodass die Zeigefinger an den Ohren liegen. Führen Sie eine nach außen pumpende Bewegung aus, mit der Sie sanft die Mundwinkel dehnen. Legen Sie die Fingerkuppen über Ihre Oberlippe und wiederholen Sie diese pumpende Bewegung. Legen Sie die Hände wieder auf die Wangen und pumpen Sie nach unten.

4. Legen Sie die mittleren Fingerkuppen unter Ihre Augen und führen Sie die pumpende Bewegung sehr, sehr sanft aus.

5. Legen Sie Ihre Handflächen über Ihre Augen und führen Sie die pumpende Bewegung sehr sanft aus.

6. Legen Sie Ihre Hände schräg/flach auf Ihre Stirnmitte und pumpen Sie mit der ganzen Länge Ihrer Finger abwärts. Bewegen sie Ihre Hände leicht nach außen und wiederholen Sie die Bewegung. Gleiten Sie sanft mit den Händen über die Stirn nach außen und beenden Sie die Bewegung mit gespreizten Fingern.

Wiederholen Sie jede Bewegung siebenmal. Der Ablauf erfordert anfangs etwas Übung, aber nach kurzer Zeit werden Sie ihn perfekt beherrschen.

Gesichtsyoga

Diese Anti-Aging-Technik wird schon seit vielen Jahrhunderten praktiziert, etwa von berühmten Schönheiten wie Kleopatra. Gesichtsyoga bzw. Gesichtsfitness schenkt feste, straffe und gesunde Gesichtsmuskeln, genauso wie traditionelles Yoga die Muskulatur des ganzen Körpers verbessert. Die effektivste Weg zu einem Körper im Gleichgewicht ist die Kombination verschiedener Maßnahmen und Techniken. Das gilt auch für das Gesicht.

DIE VORTEILE

- Ausstrahlung
- Straffere Gesichtskonturen
- Selbstvertrauen
- Strahlende Augen
- Ein glückliches Gesicht mit entspannten Zügen

FUNKTIONIERT ES?

Mit Übung und Geduld. Man muss lernen, die Muskeln isoliert anzuspannen, und das klappt nicht auf Anhieb. Unsere Gesichtsmuskeln sind klein, zart und den ganzen Tag in Bewegung. Mit zunehmendem Alter und verlangsamter Kollagen- und Elastinproduktion verringert sich die Fähigkeit der Haut, der Schwerkraft Widerstand zu leisten, sie bekommt Falten und wird schlaff. Stärken wir ihre Tiefenstruktur, kann sich die Haut länger von ihrer besten Seite zeigen. Wenn Sie Gesichtsyoga mit professionellen Behandlungen wie Mikrostrom (s. S. 178) kombinieren, die die Zellenergie der Gesichtsmuskeln steigern, erzielen Sie sichtbare Erfolge.

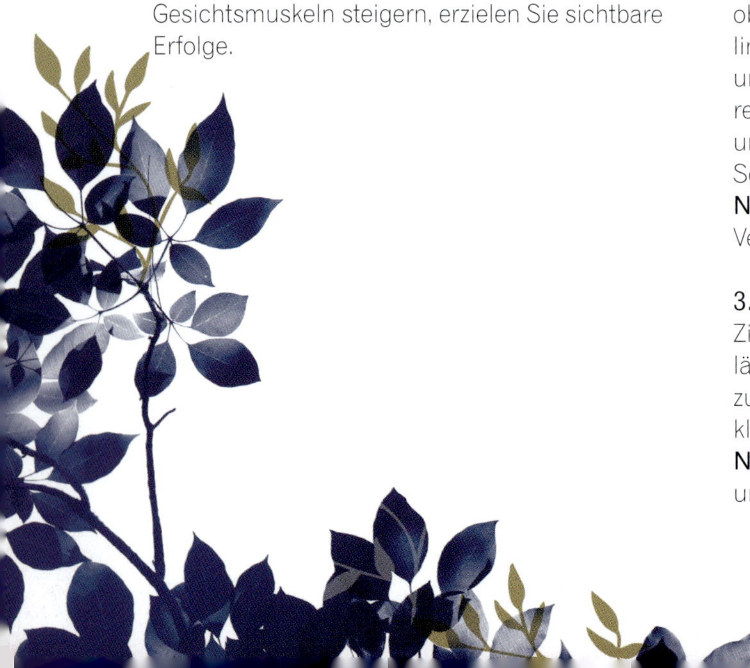

SCHRITT FÜR SCHRITT

Machen Sie Gesichtsyoga anfangs vor dem Spiegel. Denken Sie daran, alle Gesichtsmuskeln zu entspannen – auch bei Ganzkörper-Yoga. Wir runzeln oft unbemerkt die Stirn oder pressen die Kiefer zusammen, während wir eine (anstrengende) Stellung (Asana) halten.

1. Kiefer und Gesichtsseiten

Öffnen Sie den Mund und machen Sie Kaubewegungen. Üben Sie dabei mit den Fingern eine feste kreisförmige Druckmassage auf den Kiefer- und Wangenbereich aus, um den Kiefer zu lockern.
Nutzen: Löst Spannungen in Kiefer und Gesicht, besonders, wenn Sie zum Knirschen neigen.

2. »Facelifter«

Sitzen Sie aufrecht, lockern Sie die Schultern und strecken Sie den linken Arm um 45° vom Körper ab. Heben Sie den rechten Arm senkrecht nach oben, legen Sie ihn um den Kopf; die Hand aufs linke Ohr. Die Schultern bleiben locker. Tief atmen und mithilfe der rechten Hand den Kopf sanft zur rechten Schulter ziehen, bis Sie links im Gesicht und am Hals eine Dehnung spüren. Zur anderen Seite wiederholen.
Nutzen: Strafft die Gesichtsseite und verringert Verspannungen im Bereich Gesicht/Hals/Nacken.

3. »Das große O«

Ziehen Sie die Lippen fest über die Zähne und lächeln Sie. Schießen Sie die Augen fest, ohne zu pressen. Massieren Sie mit je zwei Fingern in kleinen Kreisen um Kinn und Oberlippe.
Nutzen: Glättet die Linien um den Mund, strafft und festigt die Wangen.

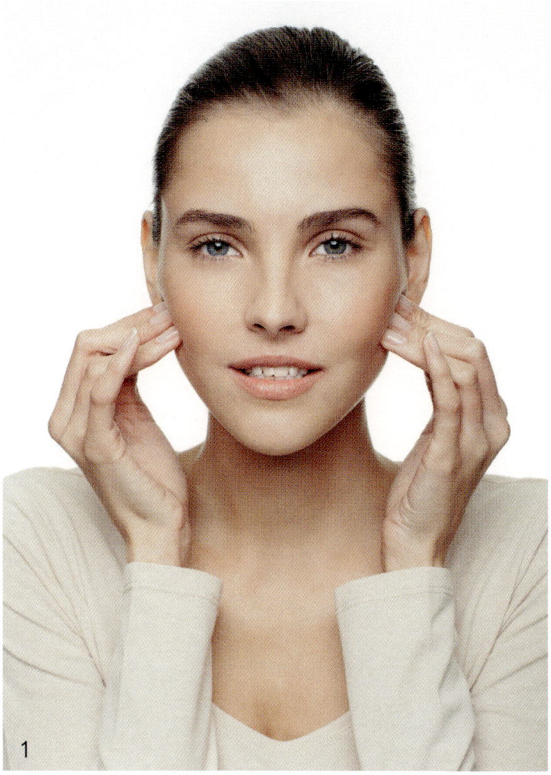
1

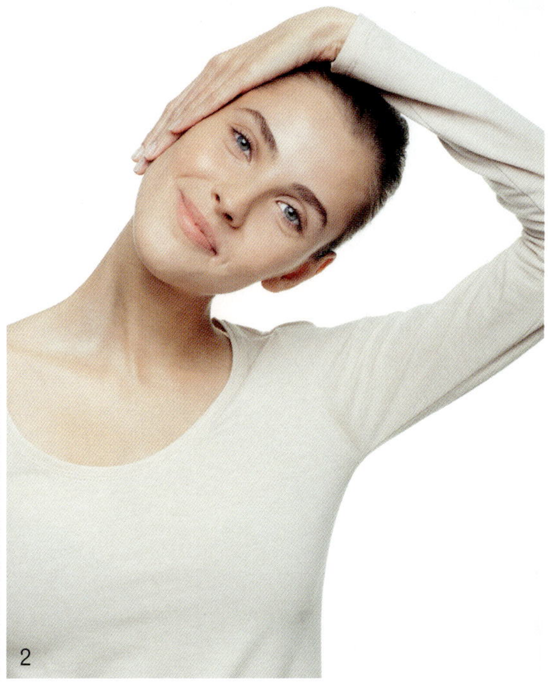
2

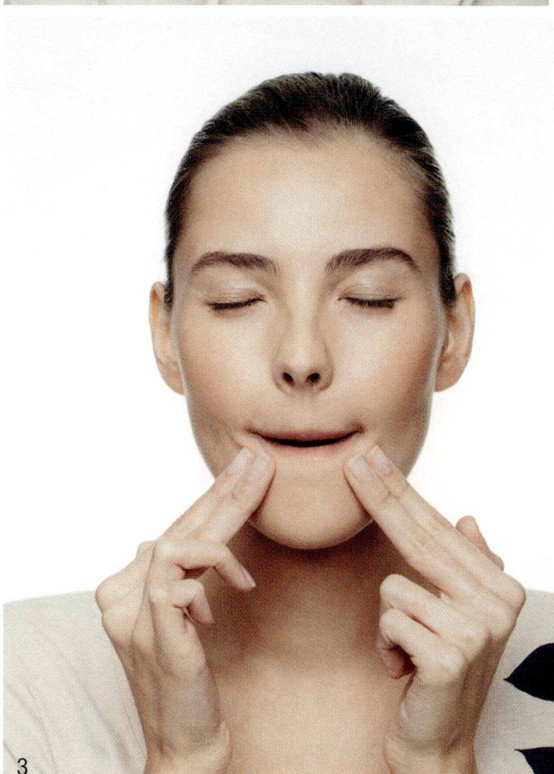
3

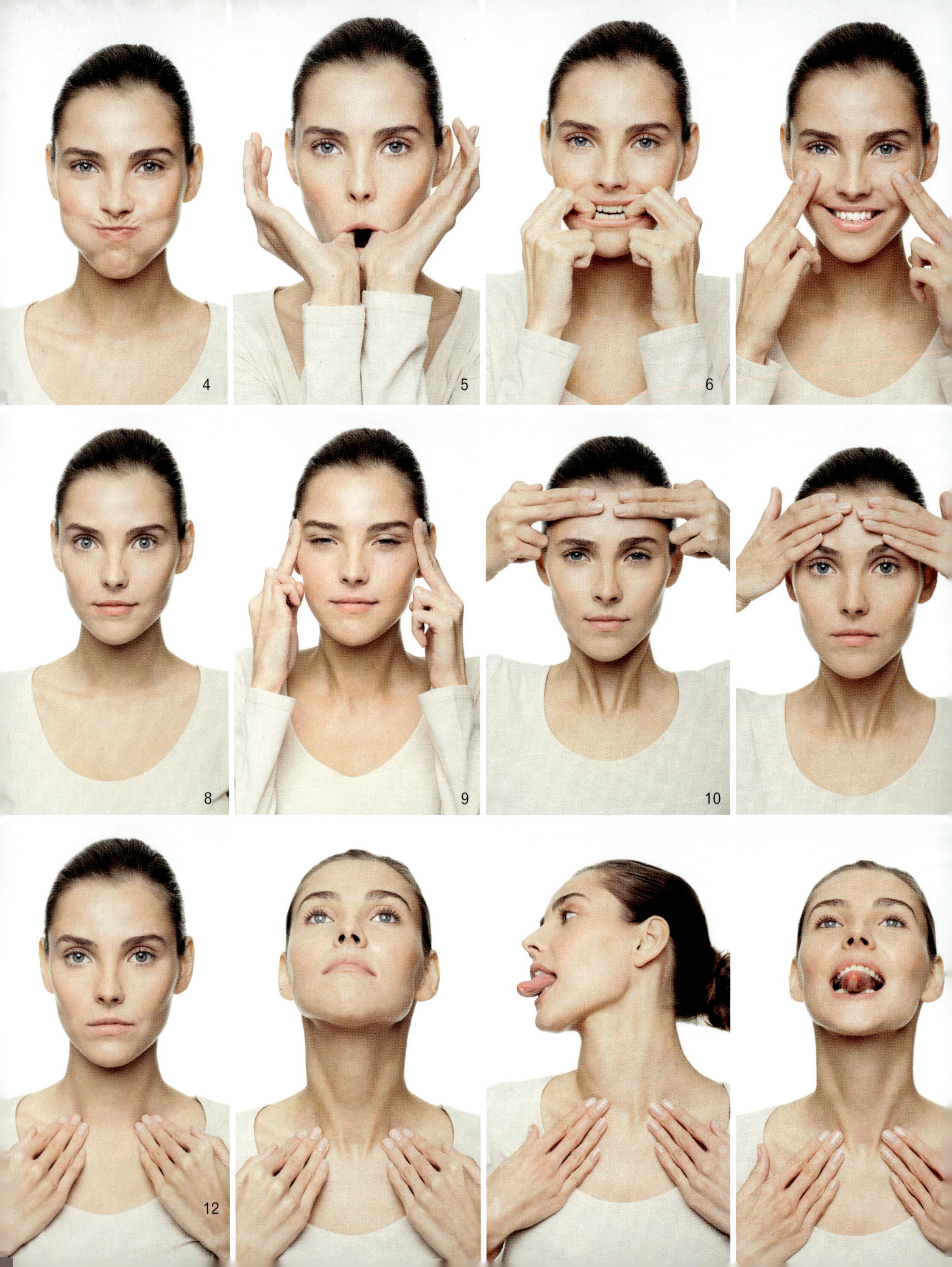

4
5
6
8
9
10
12

4. Mund und Lippen »Kugelfisch«

Füllen Sie Ihre Wangen mit Luft. Schieben Sie sie von einer Seite zur anderen. Auf jeder Seite fünf Sekunden halten.
Nutzen: Glättet die Nasolabialfalten, die Wangen wirken weicher, die Lippen voller.

5. Lippen- und Faltenglätter

Stecken Sie – Daumenwurzeln aneinandergelegt – Ihre Daumen in den Mund. Die Daumen nach außen drücken, dann den Mund fest in »O«-Form um die Daumen schließen. Fünfmal halten und lösen.
Nutzen: Glättet Lippenfalten, Nasolabialfalten und gleicht Volumenverlust um die Lippen aus.

6. Unterlippenglätter

Legen Sie Mittel- und Zeigefinger innen in Ihre Mundwinkel, schürzen Sie Ihre Lippen und halten und lösen Sie die Spannung so oft Sie möchten.
Nutzen: Glättet Linien um den Mund sowie die Nasolabialfalten.

7. Apfelbäckchen

Legen Sie die Fingerkuppen auf Ihre Wangen, üben Sie Druck nach unten aus und lächeln Sie. Entspannen. Zehnmal wiederholen.
Nutzen: Macht kecke Wangen und definiert die Wangenknochen.

8. Überraschter Blick

Konzentrieren Sie sich darauf, Ihre Augen weit zu öffnen, ohne die Stirn zu runzeln.
Nutzen: Effektive Übung, um die Stirn zu glätten. Trainiert auch die Muskeln rund um die Augen.

9. Krähenfußglätter

Legen Sie je zwei Finger unterhalb der Augenbrauen neben die Augen und spannen Sie die Haut. Blinzeln Sie, ohne die Augen ganz zu schließen, und spüren Sie, wie sich die Haut rund ums Auge strafft.
Nutzen: Glättet Linien rund um die Augen.

10. Obere Stirn straffen

Legen Sie die flachen Zeige- und Mittelfinger quer über die Stirn, die Zeigefinger liegen am Haaransatz. Ziehen Sie die Haut mit leichtem Druck nach außen.
Nutzen: Glättet die Stirn.

11. Stirn heben

Legen Sie alle Finger flach auf die Stirn. Runzeln Sie die Stirn gegen deren Widerstand, aber nur leicht, sodass sich keine Falten bilden.
Nutzen: Hebt den gesamten Stirnmuskel Musculus frontalis.

12. Wangen und Hals: »Schluss mit schlaff!«

Ich habe diese Übungsreihe entwickelt, weil Doppelkinn und Erschlaffen von Kieferpartie und Hals meinen Kundinnen viel Kummer bereiten. Zusätzlich zu einer Radiofrequenzbehandlung (s. S. 178) festigen und straffen diese Übungen den Bereich.

Legen Sie die Hände flach auf den Brustkorb, die Fingerspitzen etwas oberhalb der Schlüsselbeine, üben Sie etwas Druck aus (um die Haut zu halten), blicken Sie nach oben und neigen Sie Ihren Kopf nach hinten, bis Sie vorne am Hals eine Dehnung spüren.

Drücken Sie mit der flachen Zunge kräftig gegen den Gaumen. Halten, dann entspannen. Fünfmal wiederholen.

Strecken Sie die Zunge heraus, erst nach links, dann zur Mitte, zum Schluss nach rechts. Halten Sie jede Position fünf Sekunden.

Legen Sie Ihre Unterlippe über die Oberlippe. Halten, dann den Unterkiefer nach links und nach rechts schieben.

Die Unterlippe liegt weiterhin auf der Oberlippe. Drücken Sie die Zunge gegen den Gaumen.

Drehen Sie den Kopf zur Seite, blicken Sie nach oben, drücken Sie Ihre Zunge gegen den Gaumen und schlucken Sie.

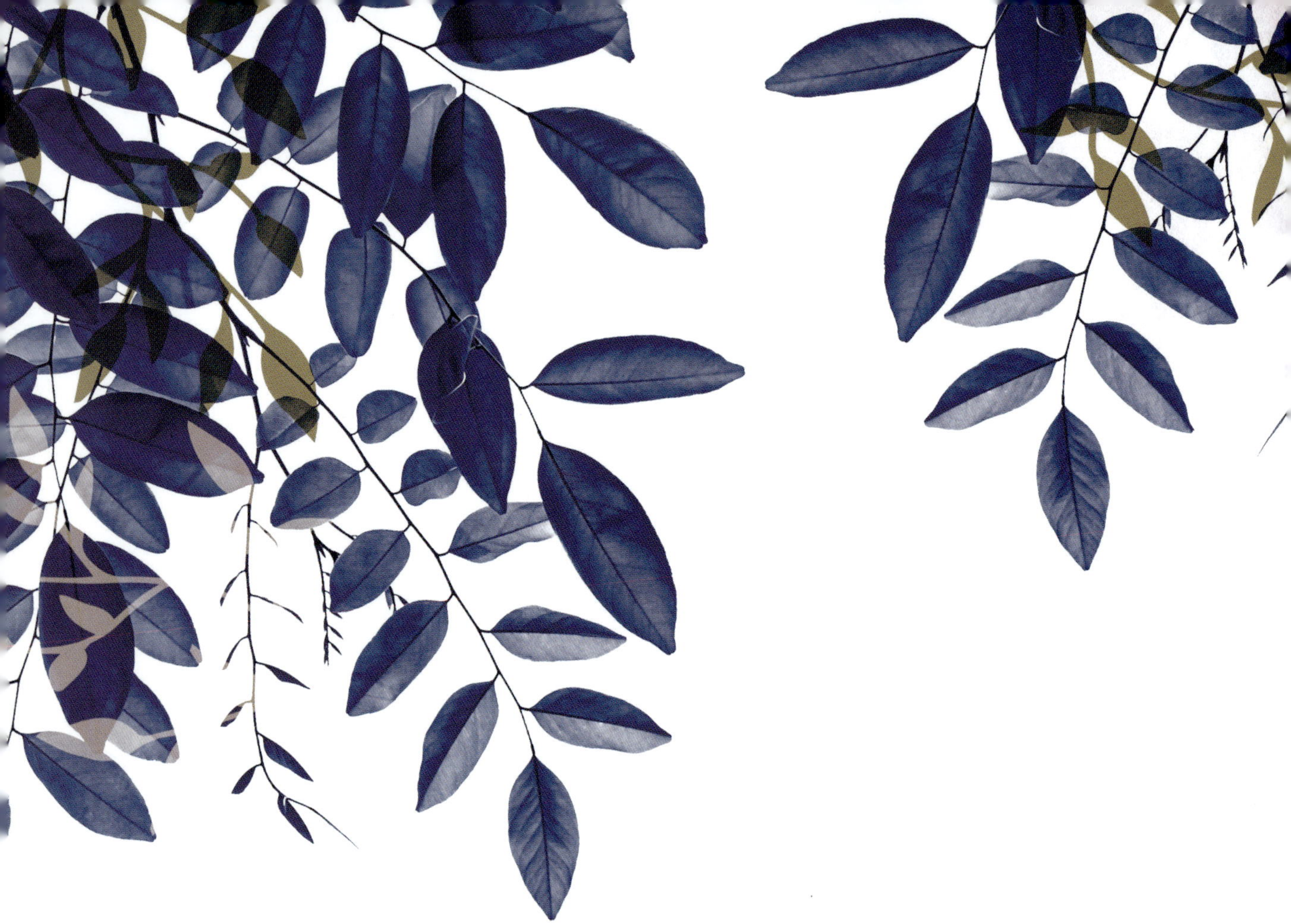

ACHT

DIE HAUT NÄHREN

Sie müssen Ihre Haut nicht nur mit den richtigen Nährstoffen versorgen, sondern auch sicherstellen, dass Ihr Körper diese effektiv nutzt. Aus diesem Grund sind ein gesunder Darm und eine ausgewogene Ernährung wichtig. Unsere moderne Ernährung verlangt dem Verdauungssystem viel ab. Allzu oft kommt es in der Folge zu Entzündungen, hormonellem Ungleichgewicht und sogar chronischen Erkrankungen. Unser Verdauungstrakt ist von Millionen Bakterien besiedelt – manche meinen es gut mit uns, andere nicht! Ein hoher Anteil schädlicher Bakterien beeinträchtigt die Fähigkeit des Körpers, Vitamine, Mineralien und andere lebensnotwendige Nährstoffe effizient zu verwerten. Als eine Folge davon steigt die Zahl der Menschen mit einer Lebensmittelintoleranz.

VIER WEGE ZU EINEM *gesunden* DARM

1. Essen Sie mehr Nahrungsmittel, die eine direkte Quelle nützlicher Bakterien sind.
2. Essen Sie Nahrungsmittel, die die guten Bakterien ernähren und Ihnen ein gutes Milieu bieten.
3. Vermeiden Sie Nahrung, die schlechte Bakterien anzieht.
4. Nehmen Sie probiotische Nahrungsergänzungsmittel mit mehreren Bakterienstämmen.

NAHRUNGSMITTEL MIT NÜTZLICHEN BAKTERIEN

Natürlich fermentierte Lebensmittel wie Sauerkraut, Kimchi, Kefir, Kombucha, Tempeh, fermentiertes Miso und Joghurt mit Kulturen. Diese werden »probiotisch« genannt.

NAHRUNGSMITTEL, DIE NÜTZLICHE BAKTERIEN NÄHREN

Dazu gehören Lebensmittel mit dem Ballaststoff Inulin, ein Gemisch aus Mehrfachzuckern, das die Aufnahme von Kalzium und Magnesium begünstigt. Grüne Oliven, grüne Bananen, Topinambur, Spargel, Zwiebeln, Lauch, Schalotten, Knoblauch, Frühlingszwiebeln und Fenchel enthalten Inulin. Sie werden »prebiotisch« genannt.

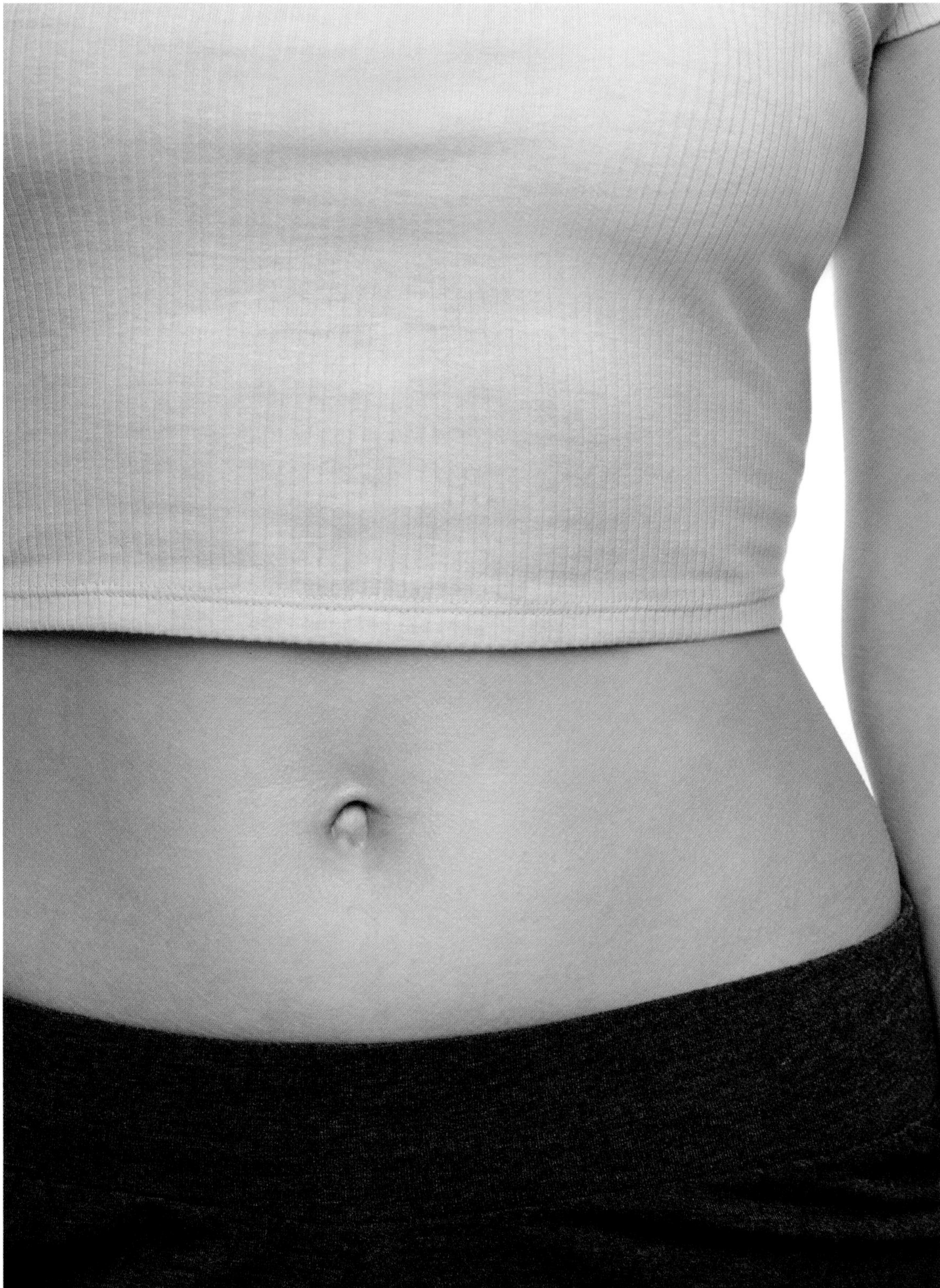

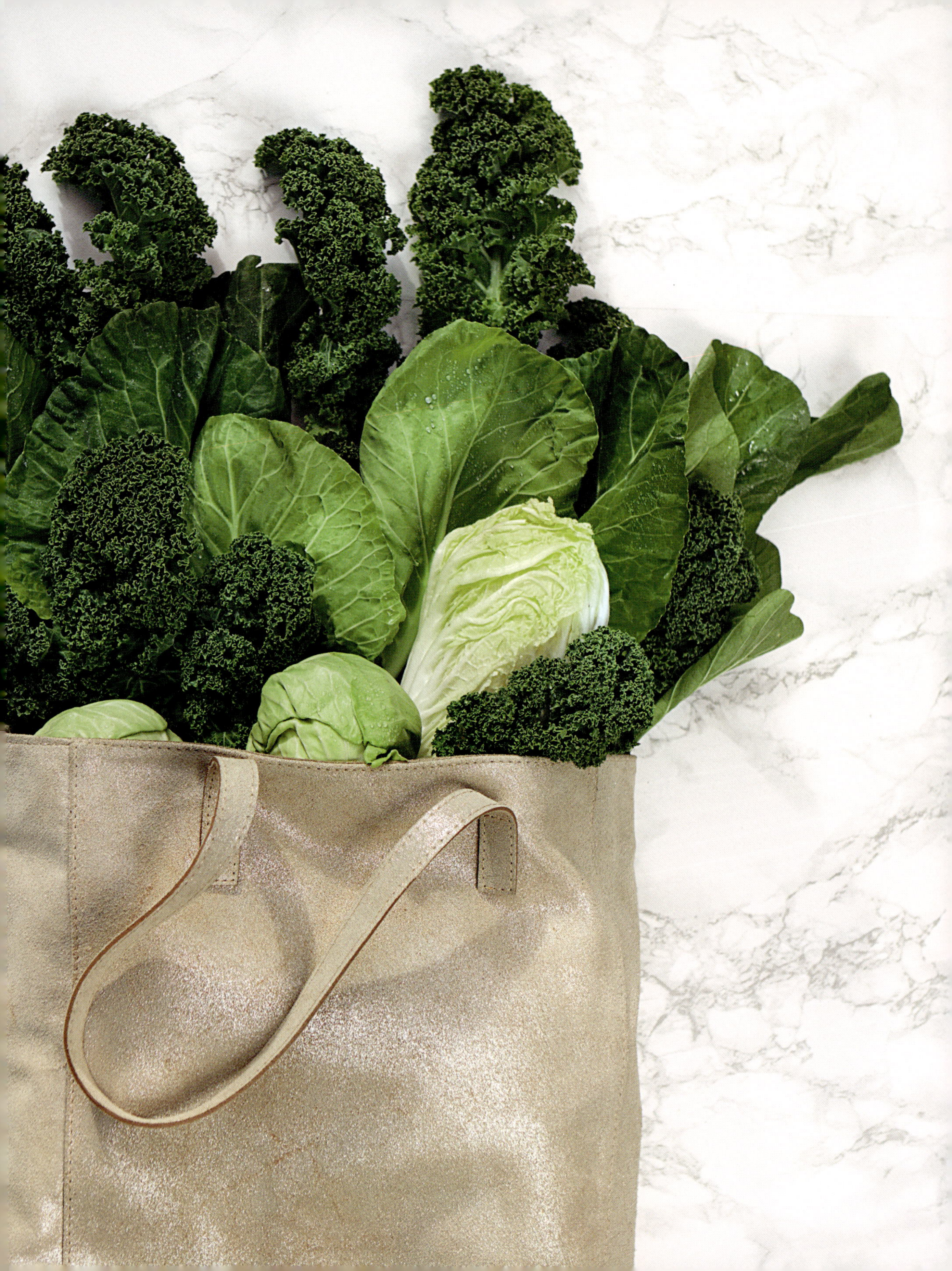

WARUM DIE LEBER FÜR EINE GESUNDE HAUT WICHTIG IST

Eine gesunde Leber ist das A und O für eine strahlende, klare Haut. Sie entfernt Giftstoffe aus dem Körper, etwa Pestizide aus der Nahrung, Medikamente, Umweltgifte, Alkohol und Koffein, indem sie sie »neu verpackt«, sodass sie über das Verdauungssystem sicher entsorgt werden können. Die Leber ist auch für die Verarbeitung von Hormonen zuständig. Funktioniert sie nur unzureichend, zirkulieren die Hormone weiter im Körper. Aus diesem Grund spielt die Leber bei Erwachsenenakne, Pickeln und problematischen Hauttypen eine Schlüsselrolle.

Eine häufige Ursache für eine überlastete Leber ist Darmträgheit. Giftstoffe verbleiben im Darm und werden wieder in die Leber zurückgeleitet, wo sie entgiftet werden – ein zweites Mal! Die beste Maßnahme dagegen ist, das Verdauungssystem durch den Verzehr von reichlich Ballaststoffen und probiotischen Lebensmitteln anzuregen. Solange man an Darmträgheit leidet, sollte man keine Maßnahmen ergreifen, um die Leber zu entgiften.

“

Bringen Sie Ihre Leber auf Trab, indem Sie jeden Tag als Erstes eine Tasse heißes Wasser mit Zitrone, Kurkuma und Cayennepfeffer oder frischem Ingwer trinken.

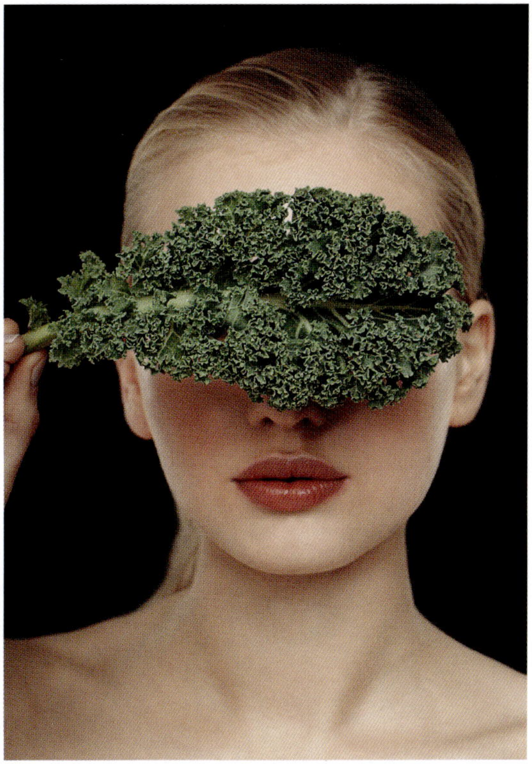

So unterstützen Sie die Leber

Wenn Sie bereit sind, mit der Entgiftung Ihrer Leber zu beginnen, befolgen Sie ein paar einfache Schritte:

SCHRITT 1. Verzichten Sie auf alles, was die Leber belastet, wie Alkohol, Zucker, gehärtete Fette und Koffein.

SCHRITT 2. Verschreiben Sie sich dem Clean Eating: Verzehren Sie möglichst naturbelassene, vollwertige Lebensmittel, das hilft der Leber beim Abbau von Giften. Besonders zu empfehlen sind Brokkoli, Kohl und dunkelgrünes Blattgemüse. Auch Beeren, Zitrusfrüchte, frische Kräuter und Gewürze, insbesondere Kurkuma, fördern die Lebergesundheit.

SCHRITT 3. Ergänzungsmittel mit Chlorella und Mariendistel stellen die Leberfunktion wieder her und wirken entzündungshemmend.

THEMA ENTZÜNDUNGEN

Die neuesten Forschungserkenntnisse haben Entzündungen zu viel öffentlicher Aufmerksamkeit verholfen. Sie beschleunigen nicht nur den Alterungsprozess, sondern verschlimmern auch Hauterkrankungen wie Akne, Rosazea, Psoriasis und Ekzeme. Häufig beginnen Entzündungen im Verdauungstrakt – oft mit einer Lebensmittelintoleranz, deren Ursache in einem Ungleichgewicht von guten und schlechten Darmbakterien liegt.

1 ENTZÜNDUNGSHEMMENDE NAHRUNG

Verwenden Sie viele Kräuter und Gewürze, insbesondere Ingwer und Kurkuma, plus Knoblauch. Gesunde Öle wie kaltgepresstes Olivenöl, Kokos-, Leinsamen-, Avocado- und Hanföl.

2 ANTIOXIDANTIENREICHE NAHRUNG

Fettreiche Fische wie Lachs, Makrele und Sardinen, zusätzlich Nüsse und Samen.

3 LÖSLICHE UND UNLÖSLICHE BALLASTSTOFFE

Diese tragen dazu bei, dass Sie mindestens einmal täglich Stuhlgang haben. Essen Sie also vermehrt Äpfel, Bananen, Beeren, Zerealien, Nüsse, Kerne und Samen (vor allem Lein- und Chiasamen, dazu viel Wasser).

4 VERZICHTEN SIE AUF

… alle Lebensmittel mit einem hohen Anteil an gesättigten Fettsäuren und einfachen Kohlenhydraten wie Weißbrot, Süßes, Frittiertes, Eis, Nektare, Pasta, Frischkäse, Pizza, Softdrinks, verarbeitetes Fleisch.

5 PROBIOTIKA

Wir haben schon gesehen, welche Rolle Probiotika bei der Wiederherstellung des mikrobakteriellen Gleichgewichts im Darm spielen. Zunehmend interessiert man sich auch für Ihren Einsatz gegen entzündliche und allergische Erkrankungen.

6 ANTIOXIDANTIEN

Sie sind unverzichtbar, um den Alterungsprozess aufzuhalten. Sie schützen vor Schäden durch freie Radikale, die den hauteigenen Schutz schwächen. Es gibt fett- und wasserlösliche Antioxidantien. Nehmen Sie beide über frisches Obst und Gemüse regelmäßig zu sich. Fettlösliche Antioxidantien werden zusammen mit guten Fetten optimal aufgenommen. Ich nehme dazu etwas Oliven- oder Leinöl.

7 VITAMIN C

Vitamin C ist für eine gesunde Haut mit guter Elastizität, ausreichend Kollagen und Volumen unverzichtbar. Es wird durch Sonnenlicht auf der Haut abgebaut – ein weiterer Grund, sich im Schatten aufzuhalten oder zumindest täglich ein Sonnenschutzmittel aufzutragen. Der Körper kann Vitamin C weder speichern noch selbst herstellen, daher muss man täglich eine ausreichende Menge mit der Nahrung aufzunehmen.

GUTE LIEFERANTEN: Kresse, Grapefruit, rote Paprika, Kohl, Kiwi, Brokkoli

8 VITAMIN A

Ein fettlösliches Antioxidans, das oft in der Hautpflege zum Einsatz kommt. Es tritt in zwei Formen auf: Retinol und Betacarotin, die beide in der Nahrung vorkommen: Retinol in Fleisch, Leber, Eiern und manchen Käsesorten, Betacarotin in rotem, orangefarbenem und gelbem Obst und Gemüse. Betacarotin wird bei Bedarf vom Körper in Vitamin A umgewandelt. Fehlt es, kann die Haut trocken und schuppig sein, weil Vitamin A für das Abschuppen der oberen Hautschicht sorgt und die Haut glatt hält. Vitamin A verlangsamt ferner die Zellalterung und ist ein Muss bei Akne und Problemhaut, da es die Fettproduktion der Haut reduziert.

GUTE LIEFERANTEN: 150 g Grünkohl enthält etwa 80 Prozent der empfohlenen Tagesmenge Vitamin A. Ich backe ihn gern mit etwas Olivenöl und Salz im Ofen zu köstlichen Grünkohl-Crisps. Auch das meiste andere grüne Blattgemüse enthält viel Vitamin A, ebenso oranges Obst und Gemüse wie Aprikosen, Süßkartoffeln und Karotten.

9 VITAMIN B

Die B-Vitamine werden im Hinblick auf die Hautgesundheit unterschätzt. Vitamin-B-Mangel verursacht Risse in den Mundwinkeln, die Haut rund um die Nase wird rot und fettig. Ein sehr blasser Teint kann ein Symptom für Vitamin-B_{12}-Mangel sein. B_2 und B_5 senken die Fettproduktion der Gesichtshaut und schenken der Haut ihr natürliches Strahlen. B_3 (Niacin) ist für die Schutzbarriere der Haut, die vor Feuchtigkeitsverlust schützt und Reizstoffe abwehrt, unverzichtbar. Es hilft bei sensibler Haut und Rosazea und minimiert dunkle Flecken. B_2 (Riboflavin) ist essenziell für gesundes Zellwachstum und die Zellreparatur; es beschleunigt Heilungsprozesse, verringert Narbenbildung und lindert Ekzeme.

GUTE LIEFERANTEN: Eier, Geflügel, Fisch, Pilze, Bohnen, Linsen, Quinoa, Vollkornreis, Samen, Haferflocken, Wassermelone und zahlreiche Gemüse

10 VITAMIN E

Dieses fettlösliche Vitamin kommt hauptsächlich in Lebensmitteln mit natürlichem Fettgehalt vor. Vitamin E gehört zu den besten Nährstoffen für die Haut, da es in den Fettschichten des Gewebes willig das Kollagen schützt und Schäden durch freie Radikale verhindert.

GUTE LIEFERANTEN: Avocado, Sesamsaat, Sonnenblumenkerne, Nüsse, Oliven und Olivenöl

11 COENZYM Q10

Es unterstützt die Bildung des Energielieferanten Adenosintriphosphat (ATP), dem Kraftwerk unserer Zellen, ohne dass der Alterungsprozess rasch voranschreitet. Außerdem ist es ein wirksames Antioxidans, das nachweislich die Elastizität verbessert. In Kombination mit anderen Antioxidantien wie den Vitaminen C, E sowie Selen wirkt Q10 intensiv energetisierend und zellerneuernd.

GUTE LIEFERANTEN: Milchprodukte, fettreicher Fisch, Biofleisch, Vollkorngetreide, Erdnüsse, Spinat, Blumenkohl und Brokkoli

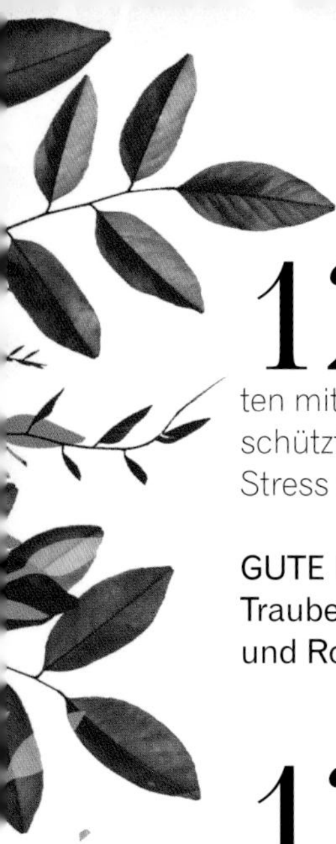

12 RESVERATROL

Kommt in Früchten mit roter Schale vor. Es schützt die Haut vor oxidativem Stress und UV-Schäden.

GUTE LIEFERANTEN: rote Trauben/Rosinen, Acaibeeren und Rotwein

13 ESSENZIELLE FETTSÄUREN (EFAS)

Der Körper kann EFAs nicht selbst herstellen, er muss sie aus der Nahrung beziehen. Für gesunde Haut sind sie wichtig, da sie stark entzündungshemmend wirken. Sie verringern die Empfindlichkeit der Haut und schenken ihr Volumen und Feuchtigkeit – echte Hautpflege-Superstars! Man unterscheidet Omega-3- und Omega-6-Fettsäuren, die im Gleichgewicht sein müssen. Zu viel Omega-6 stört den Hormonhaushalt.

OMEGA-3-LIEFERANTEN: Leinsamen, Thunfisch, Makrele und Lachs

OMEGA-6-LIEFERANTEN: Sonnenblumen- und Hanfkerne

14 MINERALIEN

Vitamine sind organisch und stammen aus lebender Materie – Pflanzen und Tieren –, Mineralien sind anorganisch. Sie kommen in Flüssigkeiten und Erdreich vor und werden von Pflanzen und Tieren aufgenommen. Der Körper braucht nicht alle, manche sind allerdings lebensnotwendig.

15 ZINK

Dies ist ein Spurenelement, was bedeutet, dass wir nur wenig davon benötigen. Zink ist an vielen Körperfunktionen beteiligt, von der Hormonregulierung bis zur Unterstützung des Immunsystems. Es wird oft gegen Hautprobleme eingesetzt, da es Heilungsprozesse anregt und direkt auf die Talgdrüsen wirkt. So bringt es den Teint ins Gleichgewicht, wenn er zu fettig oder zu trocken ist.

GUTE LIEFERANTEN: Kürbis und Kürbiskerne, Süßkartoffeln, Hülsenfrüchte, Quinoa und Meeresfrüchte

16 SELEN

Ein weiteres Spurenelement zur Produktion von Antioxidantien, die Hautzellen und Kollagenfasern schützen. Es beruhigt bei Akne und Entzündungen der Haut.

GUTE LIEFERANTEN: Paranüsse: Vier oder fünf Stück täglich können die Hautalterung verlangsamen. Huhn enthält ebenfalls viel Selen.

17 MAGNESIUM

Einer Studie zufolge werden Hautzellen, die ohne Magnesium heranwachsen, doppelt so anfällig für Angriffe durch freie Radikale wie andere. Magnesiummangel wirkt sich negativ auf die Elastizität und den Feuchtigkeitsgehalt der Haut aus, da Fettsäuren abgebaut werden. Magnesium wird auch für die Bekämpfung von Entzündungen benötigt und kann daher eine Vielzahl von Hautproblemen von Akne über Ekzeme bis zu vorzeitiger Hautalterung bekämpfen.

GUTE LIEFERANTEN: grünes Blattgemüse, Bananen, Avocados, Vollkornreis, Nüsse und Samen, dunkle Schokolade und getrocknete Feigen

18 KALZIUM

Nicht nur Milchprodukte enthalten Kalzium. Es gibt noch viele weitere kalziumreiche Nahrungsmittel. Kalzium hilft zu kontrollieren, wie oft sich Hautzellen teilen, und hält die natürliche Schutzbarriere der Haut intakt. Je flexibler die Hautbarriere ist, deso leichter können Substanzen in unsere Zellen ein- und wieder austreten. Kalzium macht die Haut durchlässiger und begünstigt so die Zufuhr lebensnotwendiger Nährstoffe zu den Zellen. Bei Kalziummangel wird die Haut trocken und schuppig, sie juckt und altert vorzeitig.

GUTE LIEFERANTEN: dunkelgrünes Blattgemüse, Nüsse, Samen, Feigen und Lachs

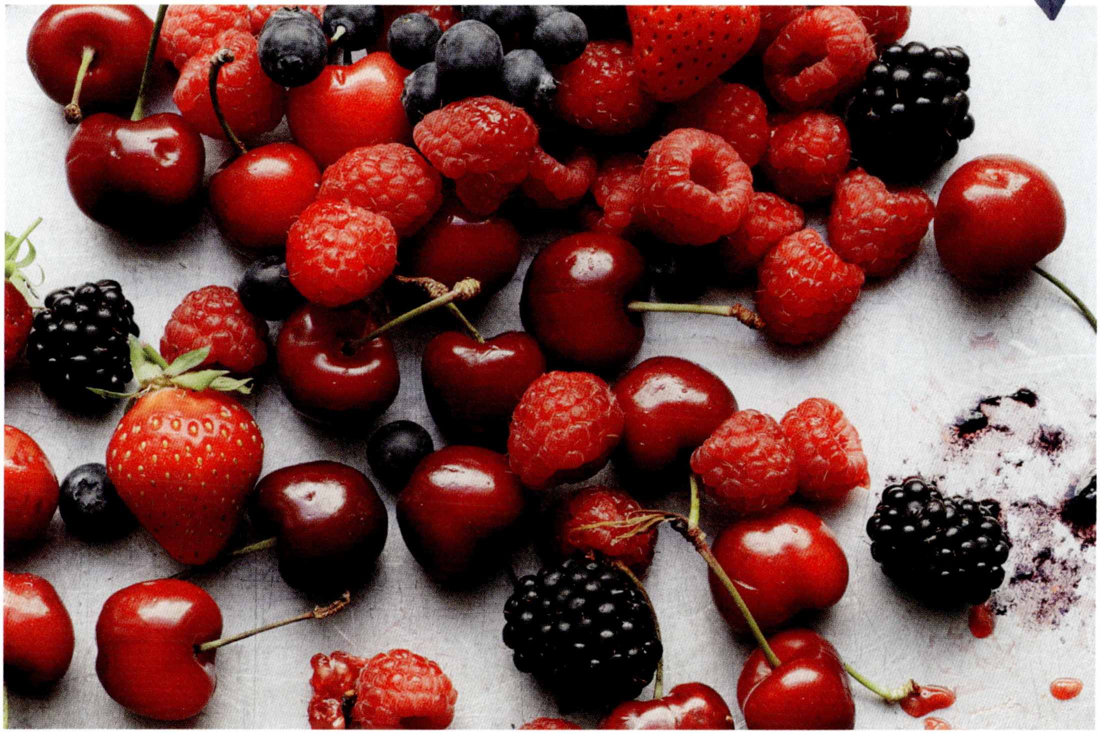

19 EISEN

Eisen fördert die Versorgung des Bluts mit Sauerstoff, stärkt das Immunsystem und beschleunigt die Wundheilung. Bei einem sehr stumpfen Teint oder häufigen Pickeln versorgt es die Hautoberfläche mit viel frischem Blut und beschleunigt ihre Gesundung.

GUTE LIEFERANTEN: getrocknete Aprikosen, Feigen, Kichererbsen, Linsen, Kürbiskerne

20 KIESELERDE

Sie verleiht Haaren, Knochen und Nägeln Festigkeit. Fehlt sie im Körper, wird unsere Haut schlaff, trocken und sie juckt. Die Kieselerde besitzt die außerordentliche Fähigkeit, das 300-Fache ihres eigenen Gewichts an Wasser zu binden. Daher ist sie für feuchte, pralle Haut unverzichtbar.

GUTE LIEFERANTEN: Gurke, Rhabarber, Erdbeeren (gedünsteter Rhabarber mit Erdbeeren und Zimt, Kokosjoghurt oder Chiapudding ist mein Lieblingsfrühstück)

21 LYCOPIN

Dies ist einer der besten Fänger von freien Radikalen – besser als Vitamin A! Es optimiert die Zellkommunikation und das Tempo der Zellerneuerung. So kann Kollagen sich selbst effizienter reparieren – und wir bekommen weniger Falten. Lycopin erhöht auch den hauteigenen Sonnenschutz – ganz ohne Sonnencreme!

GUTE LIEFERANTEN: Tomaten, Wassermelonen, Papaya, Guaven

22 VITAMIN K

Dieses fettlösliche, eher unbekannte Vitamin spielt eine wichtige Rolle bei der Blutgerinnung. Es lässt dunkle Ringe unter den Augen und Hautrötungen verschwinden, indem es kleinste Kapillare stärkt.

GUTE LIEFERANTEN: Sauerkraut, Hähnchen, Grünkohl, Rosenkohl, Spinat, Basilikum, Frühlingszwiebeln, Chicoree, Spargel, Cayennepfeffer

Meine Lieblingssuperfoods für die Haut

Ich füge meinen täglichen Mahlzeiten Superfoods bei, mische sie in Smoothies, ins Müsli oder oder in Selbstgebackenes, und sorge so auf einfache Weise dafür, dass meine Familie und ich ausreichend gute Nährstoffe bekommen. So kommen auch die Kinder unbemerkt in den Genuss der gesunden Pülverchen.

- CHIA- UND LEINSAMEN enthalten Omega-3-Fettsäuren, die der Haut Volumen geben und Rötungen und Entzündungen reduzieren. Chiasamen (aus Mexiko) enthalten viel Kalzium. Ein Esslöffel pro Tag lässt sich in Shakes oder Müslis mischen. Alternativ aufs Brot streuen. Leinsamen sind die Samen von Flachs, also heimisch.

- ACAI ist eine Beere aus Brasilien, deren starke Eigenschaften als Antioxidans berühmt sind. Daher ist sie perfekt als Teil eines Hautpflegeprogramms geeignet, denn sie unterstützt die allgemeine Gesundheit der Haut und verhindert den Kollagenabbau.

- SPIRULINA gehört zu den Cyanobakterien, umgangssprachlich Blaualge genannt. Sie enthält einen hohen Anteil an veganem Protein von 60 bis 70 Prozent und wird vom Körper gut aufgenommen. Protein ist der Baustein für gesundes Hautwachstum und gute Regeneration.

- CHLORELLA ist ebenfalls eine Mikroalge mit einer hohen Konzentration von Chlorophyll. Sie enthält viel Zink und Vitamin B_2, die eine klare und strahlende Haut sowie die Entgiftung fördern. Ein Körper mit einer geringeren toxischen Belastung ist ein Körper mit weniger Hautproblemen!

- BAOBABFRUCHT ist die Frucht des Baobab- oder Affenbrotbaums. Hierzulande wird sie meist als Pulver angeboten. Sie enthält mehr Vitamin C als Orangen, außerdem Mineralien wie Kalzium, Kalium und Magnesium, die alle hervorragend die Kollagenproduktion und die Entsäuerung des Körpers unterstützen.

- KAKAO ist ein umwerfendes Superfood. Er enthält wichtige Nährstoffe, die dem gesamten Körper guttun. Er schützt, repariert und beugt Zellschäden vor. Die Haut profitiert von den enthaltenen Kakaoflavanolen, die die Durchblutung anregen und der Haut vermehrt Nährstoffe zuführen. Für einen strahlenden Teint.

- MATCHA besteht zu 100 Prozent aus natürlichen, zu feinem Pulver vermahlenen Grünteeblättern, die reich an wunderbaren Vitaminen und Mineralien sind. Insbesondere die enthaltenen Flavonoide schützen die Haut vor antioxidativen Schäden und lassen sie jung und klar aussehen!

- MORINGA Der Meerrettichbaum aus dem Himalaya ist enorm nutzbringend für die Haut. Die Blätter zeichnen sich durch einen hohen Gehalt an Proteinen, Vitaminen und Mineralstoffen aus und enthalten extrem viele Antioxidantien.

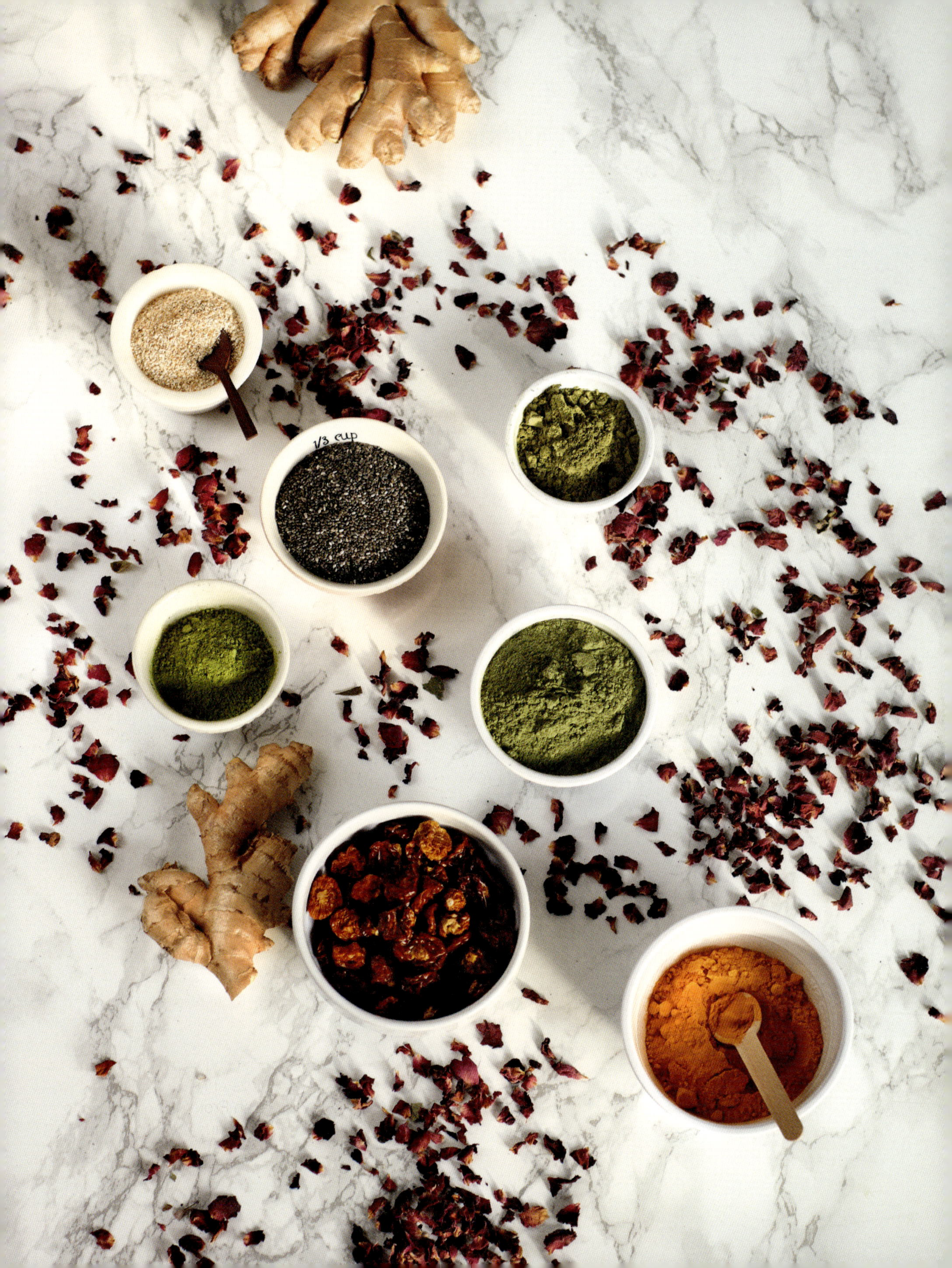
1/3 cup

NAHRUNG, *die der* HAUT SCHADET

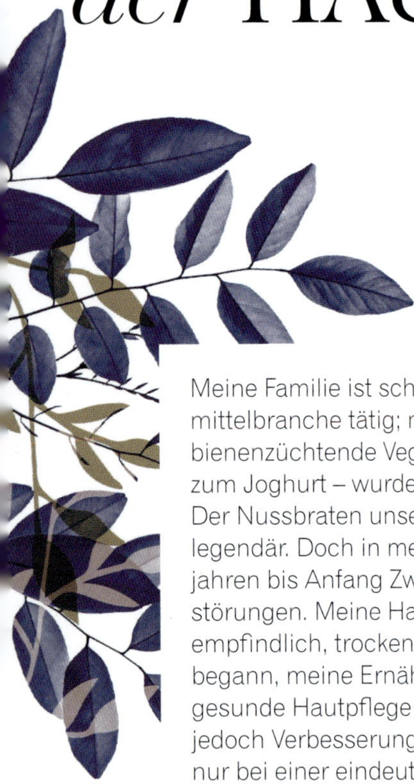

> In meinen späten Teenagerjahren bis Anfang Zwanzig litt ich unter Essstörungen. Meine Haut alterte vorzeitig und war sehr empfindlich.

Meine Familie ist schon lange in der Lebensmittelbranche tätig; meine Großeltern waren bienenzüchtende Vegetarier. Alles – vom Brot bis zum Joghurt – wurde bei uns selbst gemacht. Der Nussbraten unseres Kindermädchens war legendär. Doch in meinen späten Teenangerjahren bis Anfang Zwanzig litt ich unter Essstörungen. Meine Haut alterte vorzeitig und war empfindlich, trocken und ohne Vitalität. Als ich begann, meine Ernährung umzustellen und auf gesunde Hautpflege zu achten, zeigten sich jedoch Verbesserungen. Die Haut reagiert nicht nur bei einer eindeutigen Lebensmittelintoleranz negativ. Auch dasselbe Nahrungsmittel immer und immer wieder zu essen, kann eine Unverträglichkeit auslösen. Moderne Lebensmittel enthalten mehr Chemikalien und Pestizide als die unserer Elterngeneration, und unser durchgetakteter Lebensstil hat zur Folge, dass vielen von uns die Zeit fehlt, unsere Mahlzeiten selbst und frisch zu kochen. Ich bin davon überzeugt, dass wir erst wirklich glücklich werden, wenn wir wieder im Gleichgewicht sind. Meine Albtraumnahrung für die Haut: Käsesandwich mit einem gezuckerten XL-Caffè latte!

> Meine Albtraumnahrung für die Haut: Käsesandwich mit einem gezuckerten XL-Caffè latte!

Weniger ist mehr …

- **REDUZIEREN SIE GLUTEN**

Das Klebereiweiß, das in Lebensmitteln mit Weizen, Gerste und Roggen enthalten ist. In vielen alltäglichen Speisen wie Saucen dient es als Verdickungsmittel – lesen Sie also die Zutatenlisten! Ich habe eine Glutenunverträglichkeit und unser Kindermädchen hatte sogar Zöliakie. Gluten wird schon länger mit Gesundheits- sowie Hautproblemen in Verbindung gebracht – fleckigen, wabenartigen Stellen, juckenden Rötungen und geschwollener Haut. Sollte der Hautarzt oder Allergologe eine Unverträglichkeit bei Ihnen feststellen, streichen Sie Brot, Nudeln, Kekse, Kuchen, Cracker, Couscous, Roggenbrot und Pizza von Ihrem Speiseplan.

- **MILCHPRODUKTE ADE!**

Menschen verzehren als einzige Säuger Milch über das Babyalter hinaus. Ich will niemanden davon abbringen, Milchprodukte in moderaten Mengen zu verzehren, doch bei Akne und trockener Haut sollten Sie versuchsweise eine Weile darauf verzichten und beobachten, ob die Symptome sich verbessern. In dem Fall: keine Milch, kein Käse, kein Eis. Bei den vielen leckeren Milchalternativen wie Soja-, Hafer-, Reis-, Kokos- und Nuss-Drinks wird Ihnen der Verzicht leicht fallen. Milchprodukte sind mit Akne aus mehreren

Gründen unvereinbar. Kuhmilch enthält Enzyme, die schwer verdaulich sind. Ziegenmilch ähnelt Muttermilch mehr und ist daher leichter verdaulich. Heute wird Kuhmilch aus Massentierhaltung produziert, meist unter Einsatz von Hormonen. Die Milch in unserem Müsli, Tee oder Kaffee enthält noch Spuren davon, und sie verändern unseren Hormonhaushalt. Wie Akne und Hormone zusammenhängen wird in Kapitel 4 erklärt. Milchprodukte enthalten auch zahlreiche Proteinmoleküle, die Unverträglichkeiten verursachen, und Fette, die Prostaglandine (Substanzen, die Entzündungen hervorrufen und Fortpflanzungshormone und Blutzucker destabilisieren) produzieren können. Wenn schon Kuhmilch, sollten Sie zu Vollmilch in Bioqualität greifen.

Wann immer Sie etwas von Ihrem gewohnten Speiseplan streichen, müssen Sie es durch etwas anderes ersetzen. Wenn Sie zu Akne neigen oder aus anderen Gründen auf Kuhmilchprodukte verzichten, brauchen Sie andere kalziumreiche Nahrungsmittel, die Ihnen genauso gut schmecken! Greifen Sie zu grünem Blattgemüse (etwa Grünkohl, Brunnenkresse, Spinat, Mangold, Rucola und Kohl). Füllen Sie Ihren Einkaufswagen mit Brokkoli, Lachs, Sardinen und Sardellen aus der Dose sowie Nüssen, Kernen und Samen (vor allem Mandeln, Paranüssen, Sesamsamen und Sonnenblumenkernen). Obst enthält ungleich mehr Zucker als Gemüse, essen Sie es also in Maßen. Es spielt keine Rolle, wie viele Ergänzungsmittel Sie nehmen, wie effektiv Ihre Hautpflegeprodukte sind oder wie oft Sie sich eine Kosmetikbehandlung gönnen: Wenn Sie auf Lebensmittel reagieren, müssen Sie die Ursache bekämpfen.

• SIGNALE FÜR EINE UNVERTRÄGLICHKEIT

Wenn Sie unsicher sind, ob Sie auf Gluten, Kuhmilch oder etwas anderes reagieren, finden Sie dies durch einen Allergietest oder eine Eliminationsdiät heraus. Lassen Sie ein Nahrungsmittel einen Monat lang konsequent weg und verzehren Sie danach recht viel davon. Kehren Ihre Symptome innerhalb von 72 Stunden zurück, ist eine Unverträglichkeit zu vermuten; ebenso, wenn Sie während der vierwöchigen Abstinenz keine Symptome hatten.

• WEIN – GENUSS?

Wir haben alle schon einmal zu viel getrunken und bemerkt, wie grau und dehydriert unsere Haut am nächsten Tag aussah. Alkohol ist nicht nur ein Zucker, es beeinträchtigt auch den Schlaf und dehydriert die Haut stark. Also: Genießen Sie Ihr Glas Wein, aber die Leber durch weitere Gifte zu belasten, ist eindeutig keine gute Idee, wenn man einen klaren, jugendlichen Teint anstrebt. Ich werde oft gefragt, ob Rotwein besser sei als andere alkoholische Getränke. Die Antwort lautet ja, denn er enhält mehr Antioxidantien. Er enthält jedoch auch viele Sulfite als Konservierungsmittel, die Entzündungsprozesse auslösen können. Aus diesem Grund ist Ihr Gesicht nach ein paar Gläsern Wein vielleicht gerötet. Bei Rosazea ist Rotwein definitiv tabu. Vielleicht können Sie an vier Tagen der Woche ganz auf Alkohol verzichten. Bei Ekzemen, Psoriasis oder Rosazea sollten Sie lieber Spirituosen wie Gin, Wodka und Tequila trinken, mit Soda oder Cranberrysaft sowie Zitrone und Limette statt mit Softdrinks.

• MEINEN KAFFEE KANN ICH DOCH TRINKEN, ODER?

Wie Alkohol wird Koffein in der Leber durch Enzyme abgebaut. Wir verfügen alle über unterschiedliche Mengen dieser Enzyme, deswegen können manche Koffein nicht vertragen, andere lässt er aufblühen. Koffein ist ein Aufputschmittel, das die Nebennieren belastet. Eine überlastete Nebenniere verbraucht lebensnotwendige Nährstoffe wie B-Vitamine, Vitamin C und Magnesium, die eigentlich die Gesundheit der Haut fördern sollen und dann fehlen. Ich rate daher, Kaffee gegen Matcha- oder Rotbuschtee einzutauschen. Ja, ich weiß, das ist nicht dasselbe! Grüner Tee enthält zwar Koffein, doch Studien haben gezeigt, dass sie den Körper beruhigen und die Nebennieren nicht belasten.

Die bittersüße Wahrheit *über* Zucker

Die Gefahren von Zucker sind so oft thematisiert worden, dass seine schädliche Auswirkung auf unsere Gesundheit kein Geheimnis mehr ist. Der Verzehr von Zucker lässt den Insulinwert in die Höhe schnellen, wodurch der Hormonaushalt aus dem Gleichgewicht gerät und gynäkologische Erkrankungen wie das polyzystische Ovarialsyndrom (PCOS) und Endometriose begünstigt werden. Welche negativen Einflüsse er auf den Teint hat, ist noch nicht so bekannt.

• ZUCKER UND ALTERN

Zucker macht süchtig, ein Verzicht darauf fällt daher unglaublich schwer. Aber wenn der Schokoladenkeks während des mittäglichen Energietiefs nach Ihnen ruft, sollten Sie standhaft bleiben, indem Sie sich bewusst machen, dass nichts Sie so stark altern lässt wie Zucker. Der kurze Genuss schlägt sich nicht nur auf den Hüften nieder, sondern auch auf der Haut. Jüngere Studien machen deutlich, warum Zucker die Haut so stark altern lässt. Kollagen- und Elastinproteine sind sehr empfänglich für eine chemische Reaktion von Proteinen mit Zucker, die sogenannte Glykierung. Dabei reagiert dieselbe Glucose, die unsere Zellen mit Energie beliefert, mit Proteinen (wie Kollagen, den Bausteinen unserer Haut). Als Ergebnis bilden sich Linien und Falten, die Haut wirkt schlaff – und nicht voluminös und strahlend, wie wir es gerne hätten.

• ZUCKER UND AKNE

Verursacht Zucker wirklich Akne? Kurz und knapp: ja. Wie wir schon aus Kapitel 4 wissen, sind Hormonstörungen und Entzündungen die beiden Hauptursachen für Ausschläge. Zucker stört das hormonelle Gleichgewicht, indem er die Bauchspeicheldrüse zur Produktion von Insulin anregt, dessen Aufgabe es ist, Zucker in die Zellen zu transportieren. Die Leber muss zusätzlichen Blutzucker verarbeiten. Da die Leber aber für die Verarbeitung von Hormonen verantwortlich ist, wird hier der Zusammenhang zwischen Zucker und Akne klar. Zucker fördert auch Entzündungen. In einer amerikanischen Studie wurden 29 jungen, gesunden Personen drei Wochen lang in zwei Gruppen eine bzw. zwei zuckerhaltige Getränke verabreicht. Normalerweise konsumierten sie solche Getränke nicht. Die Ergebnisse waren aufschlussreich:

- **Ein Getränk täglich steigerte das Entzündungsniveau um 87 Prozent.**
- **Zwei Getränke täglich steigerten das Entzündungsniveau um 105 Prozent.**

Auch Candida kann durch Zucker Ausschläge hervorrufen. Candida ist ein Hefepilz, der in der Haut und im Verdauungstrakt vorkommt und sich bei Zuckerkonsum vermehrt. Dann verursacht der Pilz Darmprobleme und beeinträchtigt die Nährstoffaufnahme des Körpers. Nur durch eine konsequent zuckerfreie Ernährung kann man Candida loswerden.

• DER BALANCEAKT VON SÄUREN UND BASEN

Wenn wir vom Säuren-Basen-Haushalt sprechen, meinen wir nicht das Magenmilieu, das extrem sauer sein muss, um Nahrung zu verdauen, sondern das pH-Gleichgewicht im gesamten Körper nach der Verdauung. Zitrusfrüchte z. B. sind sauer, wirken aber nach der Verdauung im Körper alkalisierend. Dasselbe trifft auf weitere Nahrungsmittel zu, von denen man dies nicht erwarten würde, etwa Ananas, Himbeeren, Wassermelonen und Zwiebeln. Schon 1933 behauptete der New Yorker Dr. William Howard, dass alle Krankheiten durch »Selbstvergiftung« aufgrund von Säureansammlung im Körper entstehen. Unser Blut benötigt einen pH-Wert von 7,4 – selbst eine geringe Abweichung davon ist tödlich. Aus seinem natürlichen Überlebensinstinkt heraus tut der

Körper alles, um den pH-Wert auszugleichen. Er entnimmt Mineralien, Kalzium, Natrium, Kalium und Magnesium aus lebenswichtigen Organen und Knochen, um die Säure zu neutralisieren. Unser Körper ist etwa zu 20 Prozent sauer und zu 80 Prozent alkalisch, und um dies aufechtzuerhalten, sollte unsere Ernährung dasselbe Verhältnis aufweisen. Die Haut dankt es uns, wenn der Körper ein weniger entzündliches Milieu aufweist.

1 Proteine, Zerealien, Zucker, Kaffee, Alkohol und rotes Fleisch wirken säurebildend. Verzehren Sie davon möglichst wenig. Essen Sie statt rotem Fleisch Linsen und Bohnen, um Ihren Proteinbedarf zu decken.

2 Auch Milchprodukte sind säurebildend. Ersetzen Sie Milch und Käse durch Alternativen wie Kokosmilch, Joghurt und Ziegenkäse.

3 Trinken Sie im Laufe des Tages ausreichend viel Wasser. Geben Sie Zitrone, Minze oder Gurke hinzu, damit es interessanter schmeckt.

4 Setzen Sie auch Obst, Gemüse, Nüsse, Kerne und Samen auf Ihren Speiseplan.

5 Nehmen Sie alkalisierendes grünes Pulver wie Spirulina und Chlorella als Nahrungsergänzungsmittel.

6 Wenn Sie im Rahmen Ihres Fitnessprogramms Molkeproteine zu sich nehmen, sollten Sie sich eine pflanzliche Alternative suchen. Molke bringt den Körper in Aufruhr und ist säurebildend.

7 Essen Sie statt einer Ofenkartoffel eine Ofen-Süßkartoffel.

Warum Schokolade Ihrer Haut guttut

Schokoholiker, freut euch! Es ist eine häufig gestellte Frage: Verschlimmert Schokolade Pickel? Die gute Nachricht lautet: Es gibt keinen wissenschaftlichen Beweis dafür. Allerdings sind der in industriell gefertiger Schokolade enthaltene Zucker, die Milch und das Palmöl allesamt nicht gut für die Haut, den Blutzuckergehalt, den Hormonhaushalt und die Darmgesundheit. Entöltes Kakaopulver in reiner Form ist für die Haut sogar hervorragend. Es enthält viele Flavonole (Antioxidantien, die die Haut vor UV-Schäden schützen), regt die Durchblutung an und enthält Vitamine und Mineralien mit entzündungshemmenden Eigenschaften. Und das Aroma kann im Gehirn die Ausschüttung von Serotonin, dem Glückshormon, anregen. Wenn Sie also wie ich Schokolade lieben, greifen Sie stets zu hochwertiger dunkler Schokolade mit weniger fett und Zucker.

Nach all diesen Worten der Warnung sollten Sie sich wieder einmal richtig verwöhnen. Immer nur korrekt zu sein ist ziemlich langweilig! Wenn Sie zu streng mit sich sind, verursacht das auch Stress. Und mal ehrlich – wer glücklich ist, ist auch schön!

SCHÖNHEITS-BOOSTER

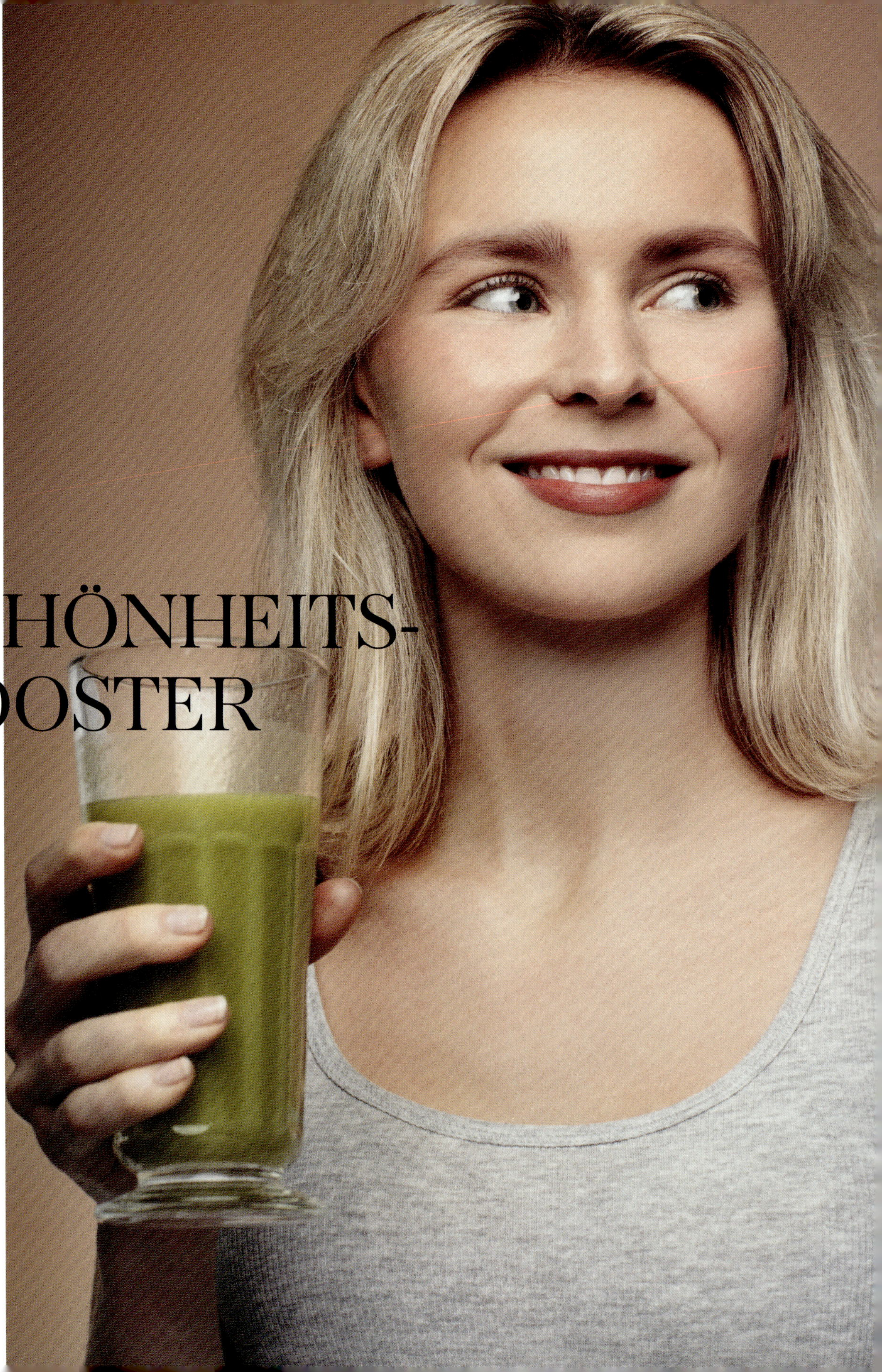

Tagtäglich ist unsere Haut schädigenden Stressfaktoren von innen und außen ausgesetzt. Wenn wir unseren Körper mit essenziellen, hautfreundlichen Nährstoffen unterstützen, geben wir ihm die bestmögliche Chance, gesund zu bleiben. Da alles, was ich selbst zubereite, schnell und gesund sein muss, habe ich diese Schönheitsbooster kreiert. Sie können damit ganz einfach Ihre normalen Mahlzeiten ergänzen und versorgen Ihre Haut mit allen nötigen Nährstoffen.

Alle Rezepte sind gluten- und kuhmilchfrei mit pflanzlicher Basis und fördern gezielt die Hautgesundheit.

Säfte für die Schönheit

ANTI-AGING-HAUT-SHAKE MIT DEN VITAMINEN A UND C

1 Orange
3 Karotten
½ rote Paprika
1 kleines Stück Ingwer
Saft von ½ Zitrone
½ TL Kurkuma

optionaler Booster:
Baobabpulver

Orange, Karotten, rote Paprika, Ingwer und Zitrone auspressen bzw. entsaften, dann erst die Kurkuma und zum Schluss das Baobabpulver unterrühren.

HAUTGLÄTTENDER SMOOTHIE

¼ Gurke
200 g Ananasfruchtfleisch
Saft von ½ oder 1 Limette, nach Belieben
1 kleines Stück Ingwer
Fruchtfleisch von 1 kleinen Avocado
1 große Handvoll Spinat- oder Grünkohlblätter

Booster: *Matcha, Chlorella*

Gurke, Ananas, Limette und Ingwer auspressen bzw. entsaften. Mit den übrigen Zutaten im Mixer oder Smoothie-Maker fein pürieren.

KLARE-HAUT-SAFT

½ Gurke
2 Birnen
¼ Fenchelknolle oder 2 Selleriestangen
½ Zitrone
1 kleines Stück Ingwer
1 große Handvoll Spinat oder Kresse
1 kleine Handvoll Petersilienblätter

Gurke, Birnen, Fenchel, Zitrone und Ingwer auspressen bzw. entsaften. Mit den übrigen Zutaten im Mixer oder Smoothie-Maker fein pürieren.

Schönheitsdips

HUMMUS »HALLO HAUT«

4 Portionen

1 400-g-Dose Kichererbsen (280 g Abtropfgewicht)
4 Esslöffel Tahin
1 Knoblauchzehe
3 Esslöffel natives Olivenöl extra
3½ Esslöffel Zitronensaft
2 Esslöffel Wasser
1 große Handvoll Spinatblätter
1 kleine Handvoll Koriander- oder Basilikumblätter
1 kleine Handvoll Petersilienblätter
Salz und Pfeffer

Alle Zutaten pürieren. Fügen Sie etwas mehr Wasser oder Lake hinzu, falls erforderlich. Mit Salz und Pfeffer abschmecken.

AVOCADO-ERBSEN-MINZE-DIP MIT KICK

4 Portionen

1 reife Avocado
100 g Tiefkühlerbsen, aufgetaut und abgetropft
1 Knoblauchzehe
1 kleine Handvoll Minzeblätter
1 kleine Handvoll Kresse
Saft von 1 Limette
2 Esslöffel natives Olivenöl extra
½ roter Chili, Samen entfernt, fein gehackt
Salz und Pfeffer

Alle Zutaten pürieren. Fügen Sie etwas mehr Wasser hinzu, falls erforderlich. Mit Salz und Pfeffer abschmecken.

Schönheitskonfekt

15–20 Stück

50 g Paranüsse
50 g Mandeln
2 Esslöffel Kürbiskerne
40 g glutenfreie Haferflocken oder Quinoa
8 Datteln
1 TL Zimt
2 EL geschrotete Leinsamen
1 Prise rosa Himalayasalz
4 EL Ahornsirup oder Honig
4 EL Kokosöl (Raumtemperatur), weich oder flüssig
3 EL entöltes Kakaopulver

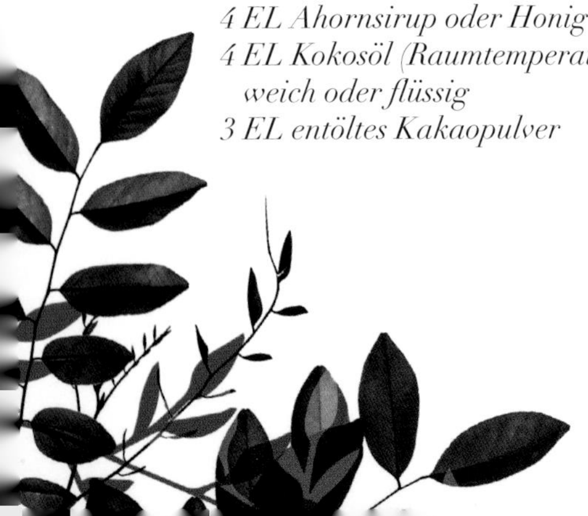

Nüsse und Kürbiskerne im Mixer fein mahlen. Haferflocken oder Quinoa zugeben und noch einmal fein mahlen. Datteln, Zimt, Leinsamenschrot und Salz zufügen und weitere 20 Sekunden grob zerkleinern und vermengen.

Die Mischung in eine Schüssel füllen und Ahornsirup bzw. Honig und Kokosöl zufügen. Alle Zutaten 3 bis 5 Minuten lang mit den Händen kneten. Die Mischung 20 Minuten ruhen lassen, um Haferflocken und Leinsamen quellen zu lassen.

Mit den Händen kleine Kugeln formen und im Kakaopulver wälzen. In einem luftdicht schließenden Behälter sind sie bis zu 2 Wochen haltbar.

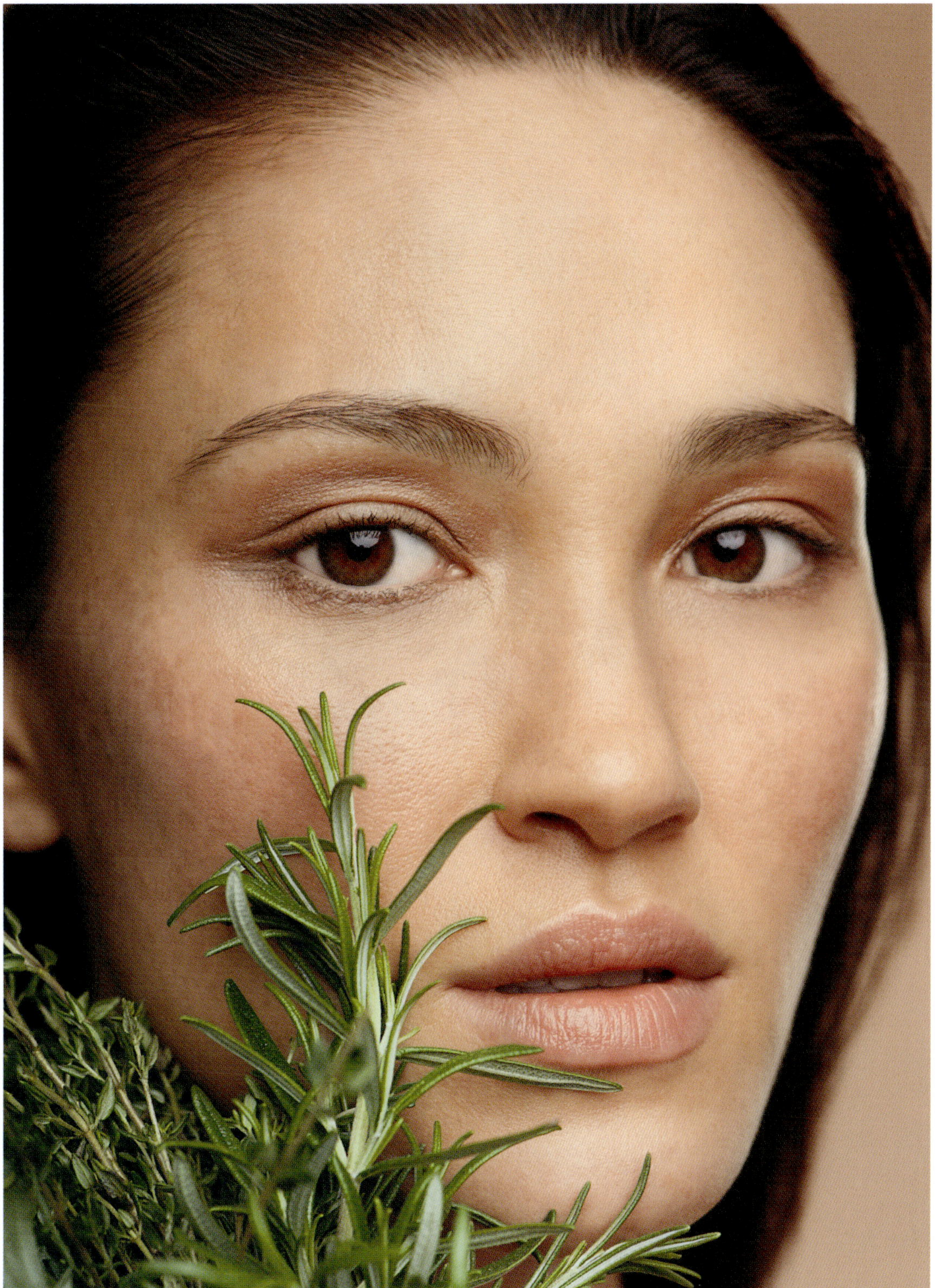

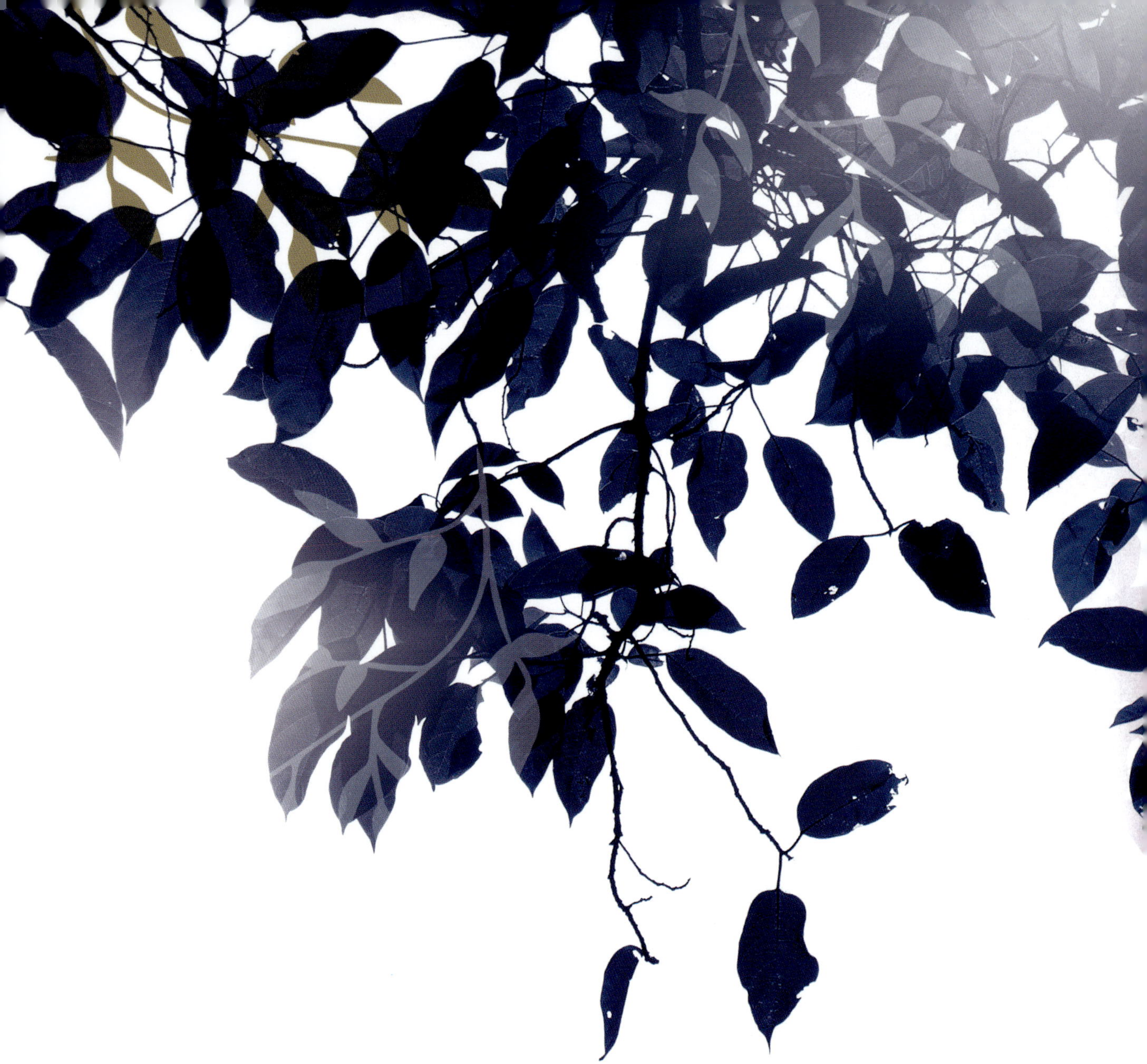

NEUN

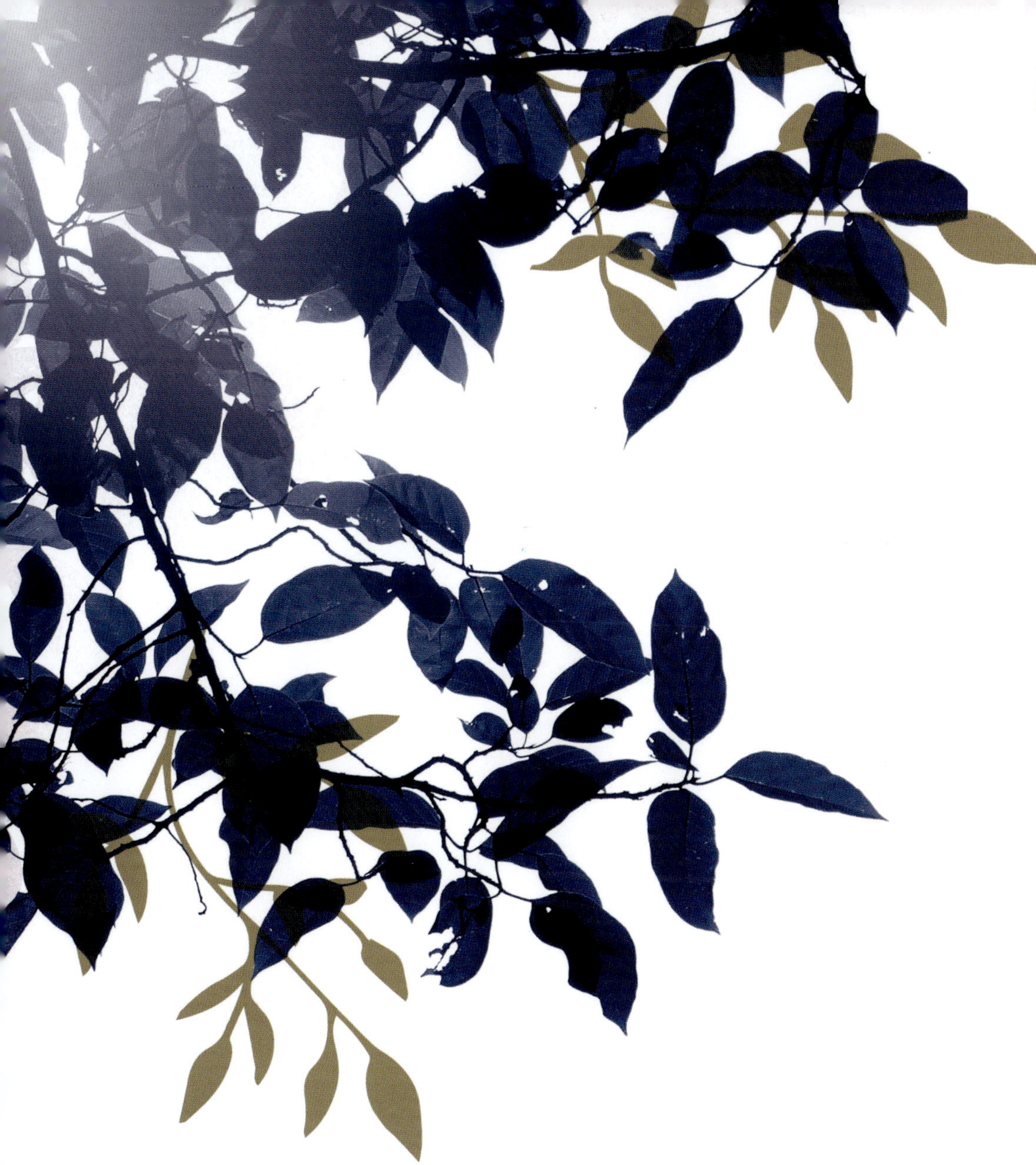

CREMES & CO. AUS DER KÜCHE

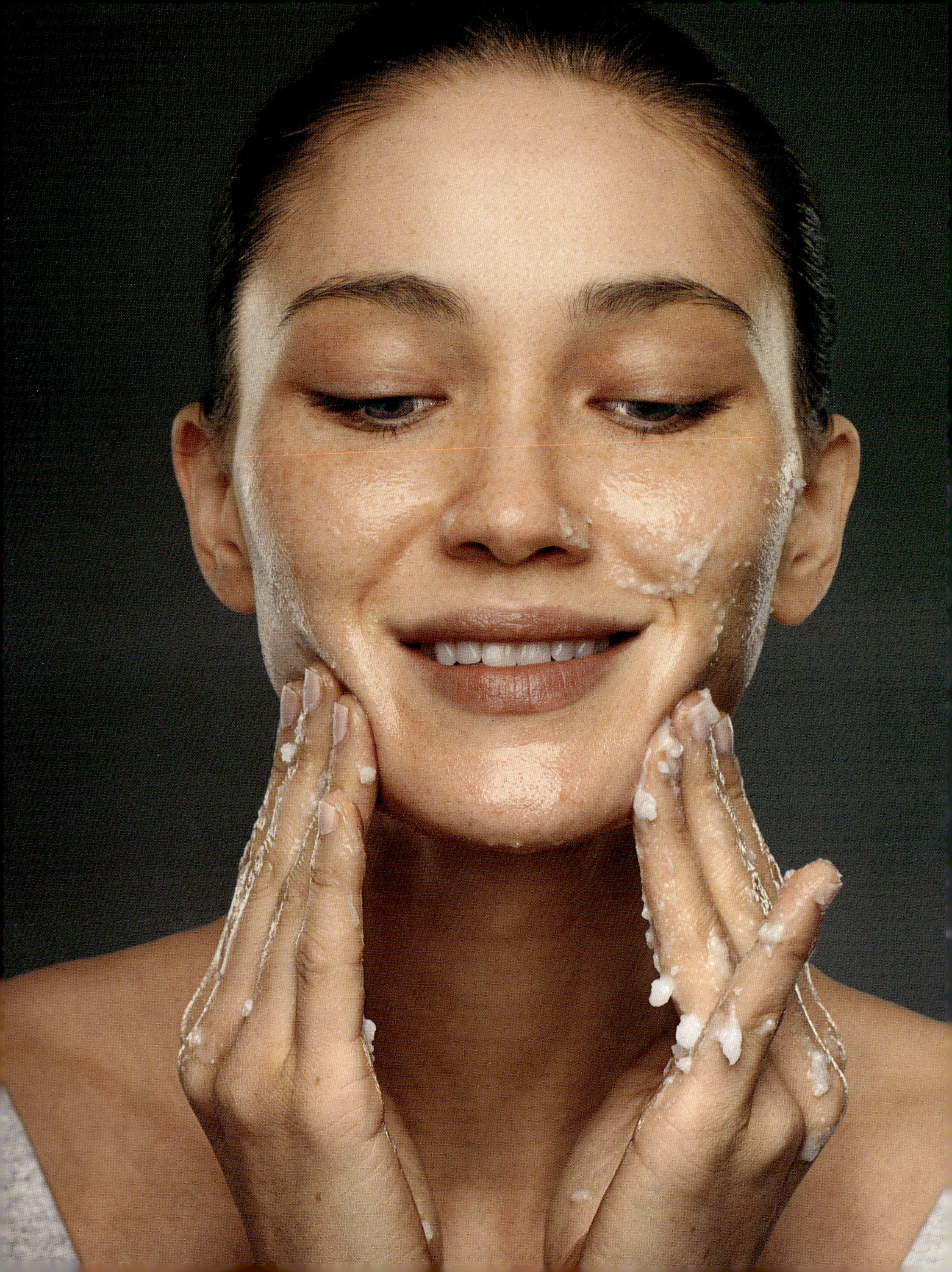

Vorratsliste FÜR DIE KÜCHE

Was man essen kann, kann man grundsätzlich auch auf die Haut auftragen. Zuhause haben wir allerlei hautfreundliche Zutaten, die auch in der Kosmetikindustrie genutzt werden und sich leicht in kostengünstige Hautpflegemittel ohne Konservierungsmittel verwandeln lassen. Mit all den Leckereien in Kühl-, Küchen- und Badezimmerschrank sowie im Garten können Sie viele Pflegeprodukte für Ihre Haut typgerecht anrühren.

Aus dem Küchenschrank

KOKOSÖL: Ein Allrounder und Star im Hautpflegebereich. Es duftet göttlich und wird aufgrund seiner kleinen Molekülstruktur von der Haut gut aufgenommen. Aufgrund des hohen Vitamin-E-Gehalts versorgt es die Haut ideal mit Feuchtigkeit. Sein Vitamin K unterstützt und stärkt die Kapillarwände, reduziert dunkle Ringe und lässt die Augen erstrahlen. Seine antibakterielle, entzündungshemmende Laurinsäure lindert schmerzende Ekzeme und Psoriasis. Es löst sogar wasserfeste Mascara. Geben Sie eine kleine Menge davon auf ein feuchtes Wattepad und streichen Sie sich damit über den gesamten Augenbereich einschließlich der Brauen.

APFELESSIG: Er enthält vorwiegend Essigsäure, aber auch Zitrus- und Apfelsäure, Vitamine, Mineralsalze und Aminosäuren. Da sein pH-Wert dem der Haut ähnelt, fördert er ihr natürliches Säure-Basen-Gleichgewicht und wirkt wie ein sanftes Peeling. Geben Sie ein wenig davon auf ein Wattepad und wenden Sie ihn im ganzen Gesicht einfach als hautausgleichendes Tonikum an.

HONIG: Honig hat antibakterielle und fungizide Eigenschaften und somit enorme Heilkräfte, die sich nachweislich verstärken, wenn man ihn in Wasser auflöst! Er heilt Verbrennungen und Schürfwunden, weil er Bakterien abtötet, und ist sehr gut für die Behandlung und Vorbeugung von Akne geeignet. Als Antioxidans und fantastisch wohltuender Feuchtigkeitsspender beugt er der Hautalterung vor. Er öffnet verstopfte Poren und ist die perfekte Zutat für jede selbstgemachte Gesichtsmaske.

NORI: Algen sind reich an Vitaminen und Mineralien und tun der Haut gleich mehrfach gut. Bei zu Pickeln neigender Haut hemmen sie Entzündungen; Vitamin C, Selen, Jod und Vitamin B regen den Zellstoffwechsel an, hydrieren die Haut und verlangsamen allgemein die Alterung. Bei Entzündungen und Röte in Verbindung mit Rosazea verschaffen die Vitamine in den Algen Erleichterung.

SCHWARZER TEE: Er ist reich an den Antioxidantien Vitamin B_2, C und E und enthält die Mineralien Magnesium, Kalium und Zink. Tannine schützen die Haut vor Umwelteinflüssen und regen die Zellregeneration an.

GRÜNER & WEISSER TEE: Beide sind reich an Vitaminen und Mineralien und damit gute Allrounder bei problematischer und alternder Haut. Aus kaltem Tee können Sie hautberuhigende Eiswürfel machen. Streichen Sie damit bei Bedarf über die Haut.

KRÄUTERTEES: Damit lassen sich Rezepte auf einfache Weise durch Heilkräuter, insbesondere Kamille, ergänzen. Geben Sie Kamillenteebeutel als beruhigenden Kräuterzusatz in Ihr Badewasser.

OLIVENÖL: Reich an Vitaminen A und E und gut für alle Hauttypen. Wenn Sie spontan woanders übernachten, ist Olivenöl ein guter Ersatz für Ihren gewohnten Reiniger. Sie können auch etwas Olivenöl mit feinem Salz zu einem schnellen Körperpeeling anrühren.

MANDELÖL: Ein wirklich wunderbares, sanftes Öl, reich an Vitamin E, jedoch von leichterer Konsistenz als viele andere Öle. Daher eignet es sich sehr gut, um fettige Haut ins Gleichgewicht zu bringen. Es ist auch bei sensibler und bei Babyhaut wohltuend. Ich verwende Mandelöl gern pur als sanften Augen-Make-up-Entferner mit feuchten Wattepads.

GEMAHLENE MANDELN: Enthalten alle Vorzüge des Öls und sind ein tolles Peeling für zu Hause. Der natürliche Ölgehalt macht die Mandelpartikel weich, sie hydrieren die Haut, während sie abgestorbene Zellen entfernen.

HAFERFLOCKEN: Sind in der Hautpflege unglaublich vielseitig einsetzbar. Sie beruhigen, sind reich an Mineralien und ergeben einen wunderbar sanften Reiniger. Oft werden sie bei der Behandlung von Ekzemen eingesetzt, um juckende, irritierte Haut zu heilen. Eine Mischung aus Haferflocken und Wasser ergibt eine seidenweiche Textur, die sich auf der Haut großartig anfühlt.

SPIRULINA: Wird von der Haut leicht absorbiert und ist mit einem unglaublichen Proteingehalt von 60 bis 70 Prozent ein effektiver Eiweißlieferant. Sie entfernt unter der Hautoberfläche eingelagerte Toxine und gehört zu den reichhaltigsten Quellen für Betacarotin, einem wirkungsvollen Carotinoid. Carotinoide gehören zu den effektivsten Antioxidantien mit starker Anti-Aging-Wirkung. Ihre beruhigende, entzündungshemmende Wirkung auf Gewebe und Kapillaren bessert Problemhaut deutlich. Weil sie auch Wasser absorbiert, eignet sich Spirulina ideal für Hautpeelings und Masken.

REISMEHL: Ein sanftes Mittel mit hautaufhellenden und antioxidativen Eigenschaften. Reismehl hat einen supersanften, aber gründlichen Peelingeffekt und wird in Asien seit Jahrhunderten bei entzündeter Haut eingesetzt. In seiner chemischen Struktur gleicht es den Ceramiden in der Haut (ein Lipid, das Feuchtigkeit bindet).

REINES NATRON: Die alkalische Substanz ist nicht nur zum Backen geeignet, sondern kann auch den pH-Wert der Haut ausgleichen. Es hat antibakterielle, fungizide, antiseptische und entzündungshemmende Eigenschaften, daher hilft es gegen Akne, Pickel und Entzündungen.

KURKUMA: Ich gebe dieses Gewürz an möglichst viele Gerichte und selbstgemachte Masken. Oft wird es aufgrund seiner antibakteriellen, fungiziden und entzündungshemmenden Eigenschaften in der ayurvedischen Medizin eingesetzt und ist ideal für die Behandlung von Akne und gereizter Haut. Geben Sie Acht damit, da es die Haut bei konzentrierter Anwendung fleckig macht. Mischen Sie an Ihre Kurkumamaske daher Joghurt, um die Gefahr von Flecken zu verringern.

ZIMT: Er duftet herrlich, erinnert an Weihnachten und enthält Kalzium, Ballaststoffe, Eisen und Mangan. Zimt wirkt adstringierend, antibakteriell, beruhigt gereizte Haut, fördert die Durchblutung und schenkt ein gesundes Aussehen.

Aus dem
Kühlschrank

NATURJOGHURT: Er hat eine cremige Konsistenz und kühlt hervorragend. Diese großartige Basis für alle selbstgemachten Masken tut jedem Hauttyp gut. Joghurt enthält Milchsäure, die abgestorbene Hautzellen auflöst. Dieses sanfte Peeling sorgt nicht nur für natürliches Strahlen und beugt Ausschlägen vor, sondern glättet auch Linien und Fältchen.

ALOE VERA: Ein Hautpflege-Muss. Sie kühlt, beruhigt und hydriert, und so verwundert es nicht, dass sie in zahllosen kommerziellen Produkten enthalten ist. Wenn Sie eine Aloe-vera-Pflanze haben, schneiden Sie einfach ein Stück ab und legen es direkt auf Wunden, leichte Verbrennungen und sensible Haut. Aloe-vera-Saft, frisch aus dem Kühlschrank, wird auf trockene Wattepads gegeben und über sensible Bereiche gestrichen. Er enthält eine ganze Reihe von Antioxidantien und ist deshalb ein exzellentes Anti-Aging-Mittel.

Aus dem
Badezimmerschrank

- HAMAMELISWASSER: Reich an Terpenen, bringt die Haut ins Gleichgewicht und ist leicht adstringierend; gut bei Sonnenbrand und Insektenstichen.
- ÄTHERISCHE ÖLE: Zu meinen Favoriten zählen
  Teebaum: Hat antibakterielle, antivirale und fungizide Eigenschaften.
  Lavendel: Ein beruhigendes Antiseptikum mit Heilkräften.
  Kamille blau: Wirkt lindernd, heilend und beruhigend.

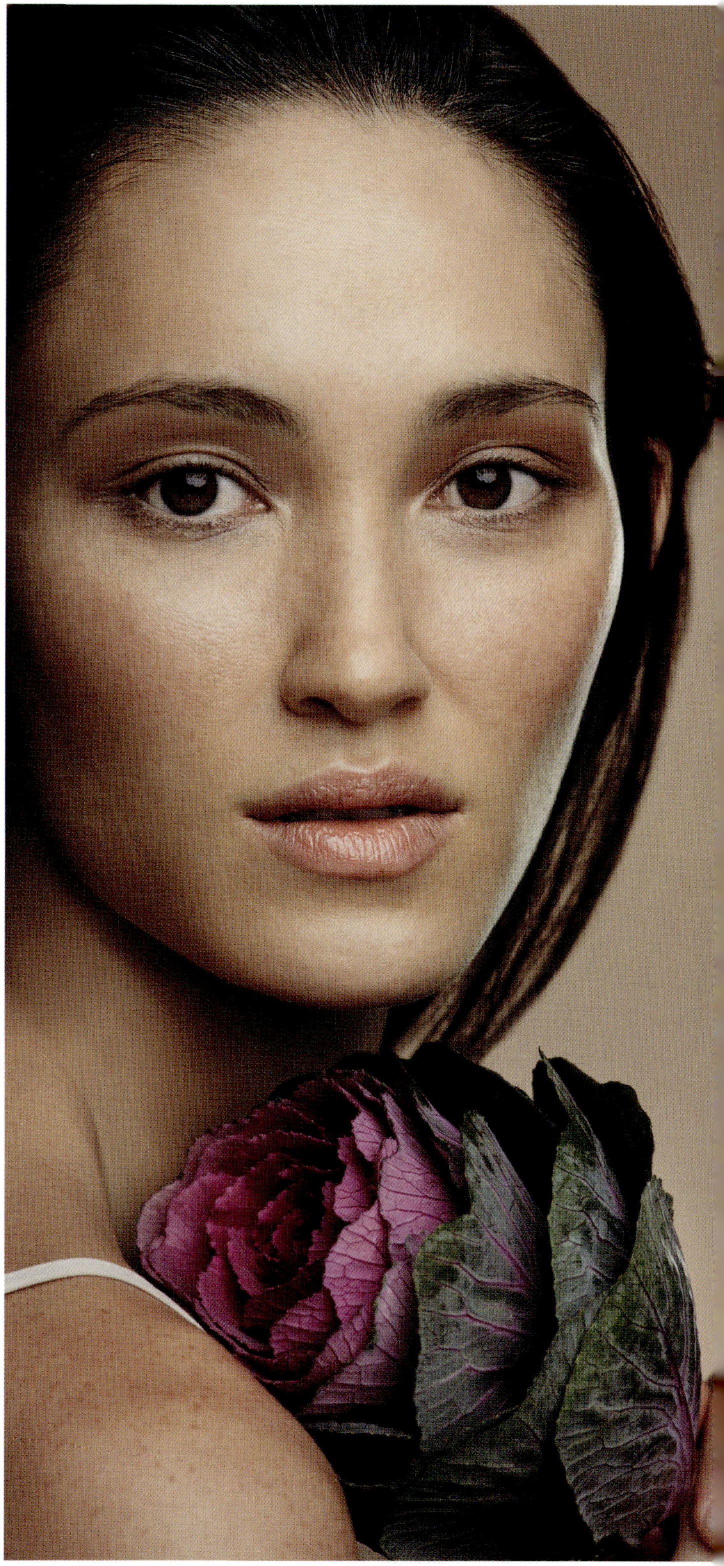

Aus der Obstschale

KIRSCHEN: Voller Antioxidantien wie Vitamin C und mit hautschützenden Eigenschaften

ANANAS: Reich an Vitaminen, Mineralien und Enzymen, die sanft peelen und klären

HIMBEEREN: Aus der Familie der Rosengewächse. Sie sind vollgepackt mit Vitamin E und anderen Antioxidantien, daher großartige Feuchtigkeitslieferanten, die vorzeitiger Hautalterung vorbeugen.

AVOCADO: In pürierter Form kann sie pur als beruhigende Feuchtigkeitsmaske verwendet oder mit vielen anderen Inhaltsstoffen gemischt werden. Der vielseitige Allrounder für trockene, zarte Haut ist reich an Vitamin E, essenziellen Fettsäuren und nährenden, beruhigenden Ölen.

BANANENSCHALE: Ja, die Schale – nicht das Fleisch! Die Schale enthält viele nützliche Nährstoffe gegen Akne, einschließlich essenzieller Antioxidantien wie die Vitamine A, B, C und E, Zink, Magnesium und Eisen, die alle die Haut bei Ausschlägen unterstützen und beruhigen. Bananenschale funktioniert auch als ein natürliches Peeling, das die Poren rein hält. Antibakterielle Enzyme hydrieren und heilen die Haut. Außerdem enthält die Schale Stärke, die überschüssiges Fett absorbiert. Püriertes Bananenfleisch kann ebenfalls im Gesicht angewendet werden, aufgrund ihrer glitschigen Konsistenz hält sie jedoch nicht gut auf der Haut!

PAPAYA: Enthält das Enzym Papain, das die Haut peelt, klärt, aufhellt, glättet und repariert. Sie wird oft in Hautkliniken in Enzympeelings aus Früchten verwendet. Papaya ist reich an Antioxidantien, und das Fruchtfleisch ist ein fantastischer Feuchtigkeitsspender für die Haut.

GURKE: Besteht zu 95 Prozent aus Wasser. Sie kühlt, beruhigt und ist randvoll mit feuchtigkeitsspendender Flüssigkeit. Außerdem enthält sie wichtige Vitamine wie K und C.

Mach es selbst!

NATÜRLICHE WASCHKÖRNER

In Japan werden Waschkörner (gemahlene Adzukibohnen) schon seit Jahrhunderten verwendet. In den 1980er-Jahren verhalf Anita Roddick von *The Body Shop* ihnen zu mehr Bekanntheit. Ich habe das Rezept modernisiert und weitere Inhaltsstoffe hinzugefügt – Haferflocken, Nüsse, Körner und Kräuter, zu feinem Pulver vermahlen, sodass es nun einen perfekten Allround-Peeling-Reiniger für alle Hauttypen ergibt. Geben Sie einfach 1 Teelöffel in Ihre Handfläche und fügen Sie etwas Wasser oder Rosenwasser hinzu. Je nach Tagesform der Haut kann 1 Tropfen ätherisches Öl zugegeben werden.

2 Esslöffel zarte Haferflocken
2 Esslöffel Adzukibohnen
1 Teelöffel Milchpulver
1 Teelöffel schwarzer Tee
1 Esslöffel Leinsamenschrot
1 Esslöffel gemahlene Mandeln
2 Esslöffel Reismehl

Geben Sie alle Zutaten in eine Kaffeemühle oder einen starken Mixer. Zu einem weichen, sehr feinen Pulver verarbeiten.

Füllen Sie das Pulver in ein Schraubdeckelglas. Es hält sich an einem trockenen Ort 12 Monate.

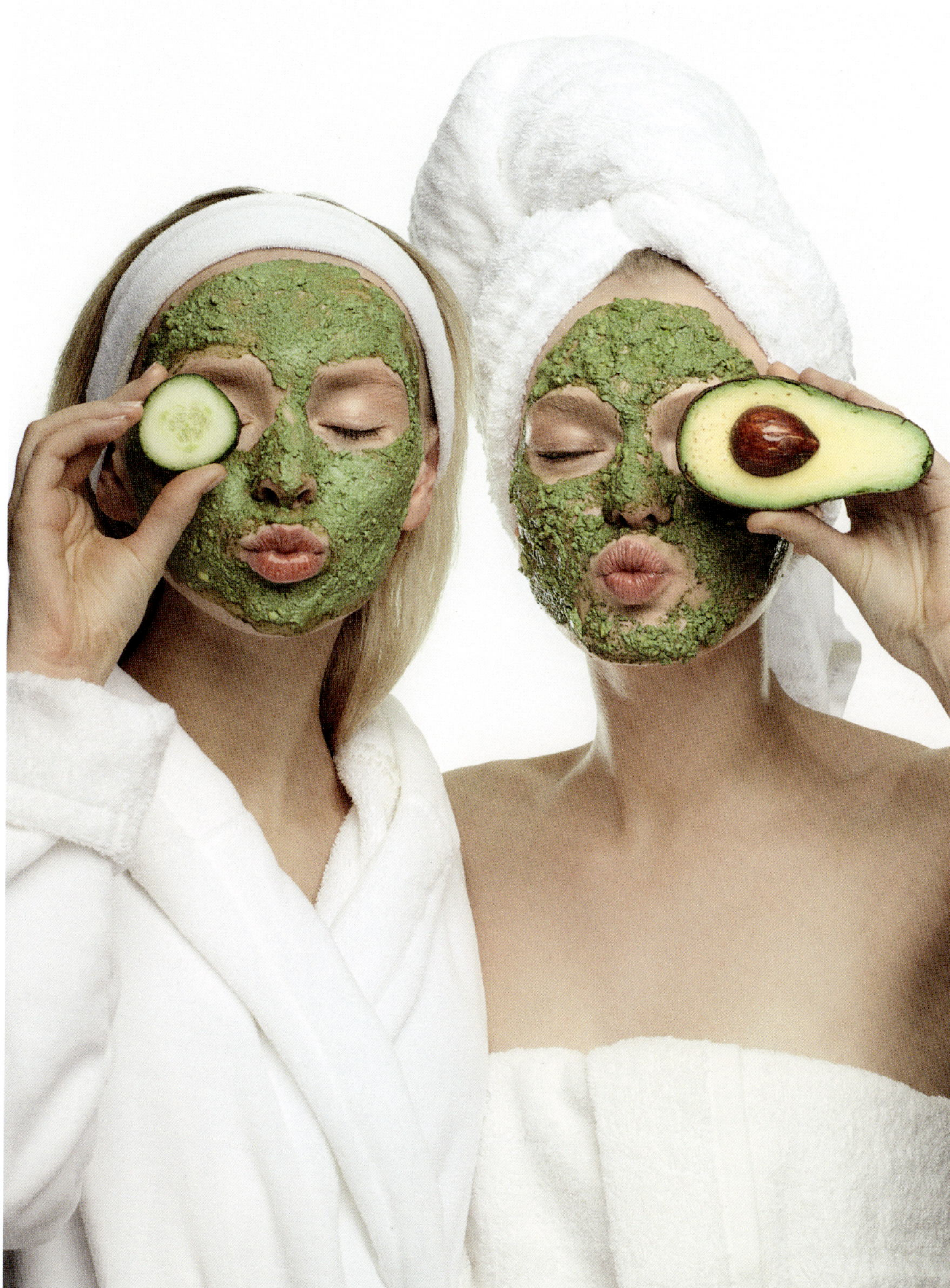

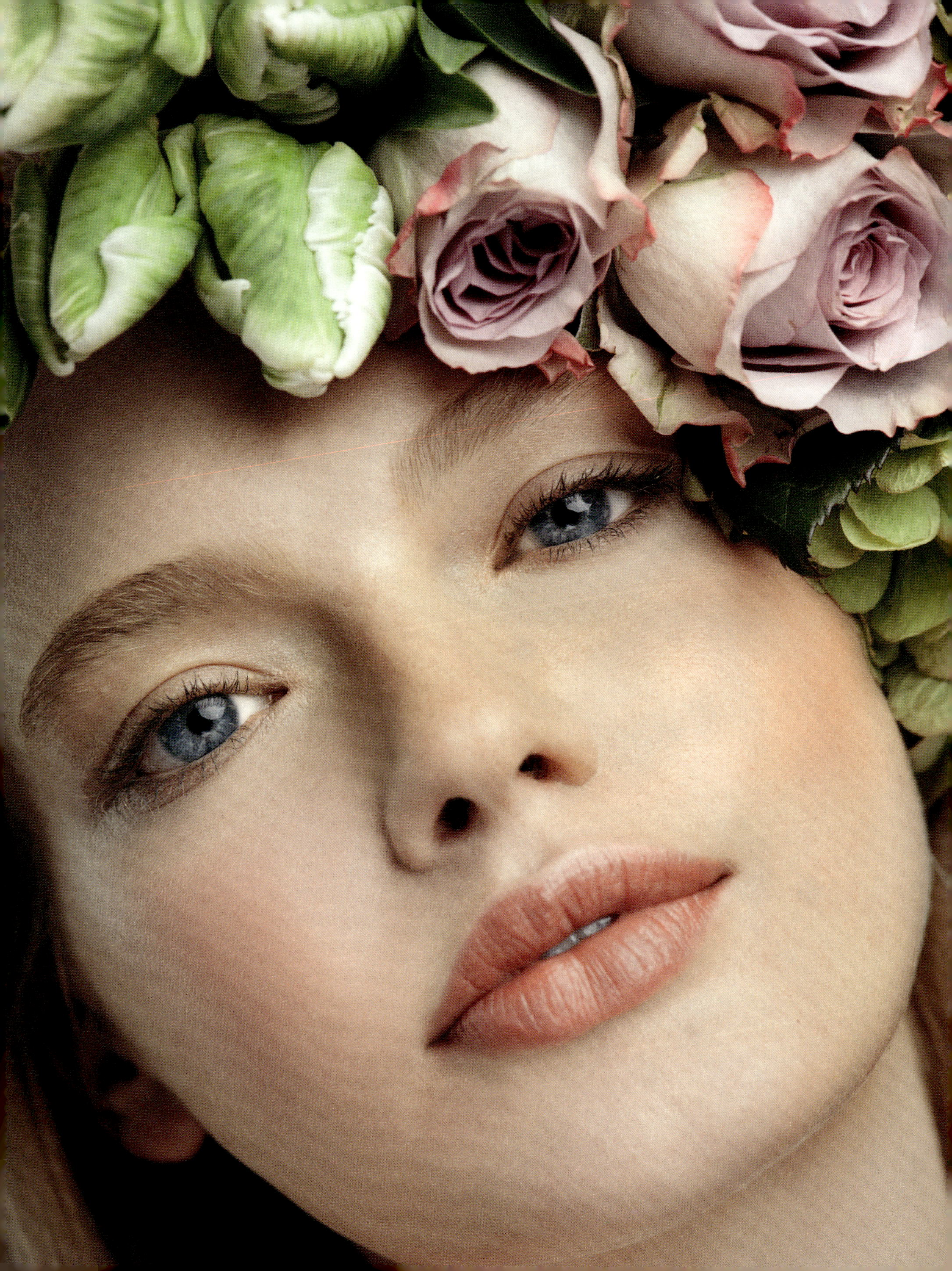

Aus dem Garten

Blumen und Kräuter liefern der Heilkunde und der Hautpflege seit Jahrhunderten wertvolle Wirkstoffe. Hier finden Sie eine kleine Auswahl meiner Favoriten. Geben Sie eine Handvoll davon zu jeder beliebigen selbstgemachten Gesichtsmaske hinzu, um die Wirkung zu verstärken. Verwenden Sie Pflanzen und Blüten nur, wenn Sie sicher sein können, dass sie nicht mit Pflanzenschutzmitteln behandelt wurden.

- **GÄNSEBLÜMCHEN:** Hervorragend gegen unreine Haut, regeneriert das Gewebe sehr gut.
- **LÖWENZAHN:** Natürlicher Entgifter, wirkt entzündungshemmend und beruhigend und ist reich an Antioxidantien.
- **KAMILLE:** Macht die Haut weich und verfügt über heilende, entzündungshemmende Eigenschaften.
- **ZITRONENMELISSE:** Reich an entzündungshemmenden Wirkstoffen und Tanninen. Sie beschleunigt Heilungsprozesse der Haut und ist bewährt als pflanzliches Heilmittel gegen Herpes, ein Dampfbad hilft gegen fettige Haut.
- **STIEFMÜTTERCHEN:** Hübsche kleine Blumen, die die Haut ins Gleichgewicht bringen und ihre Entgiftung unterstützen.
- **LAVENDEL:** Mit seinen beruhigenden, antiseptischen und antibakteriellen Eigenschaften ist Lavendel für die Hautpflege sehr wertvoll. Ich liebe es, Lavendelblüten zu sammeln und zu trocknen. So lege ich mir einen Vorrat an, den ich das ganze Jahr hindurch verwenden kann.
- **RINGELBLUME:** Diese auch unter dem botanischen Namen Calendula bekannte Blume mit ihren hellorangen bis gelben Blüten heilt die Haut auf vielfache Weise und ist in zahlreichen Hautpflegemitteln enthalten. Sie ist reich an Antioxidantien und hat entzündungshemmende Eigenschaften. Ringelblumentee soll auch bei auch Menstruationskrämpfen lindernd wirken.
- **ROSENBLÄTTER:** Haben eine ausgleichende Wirkung auf die Haut. Wenn Sie Blütenblätter der Damaszenerrose bekommen können (ungespritzt!), umso besser.
- **ROSMARIN:** Mildes Adstringens mit durchblutungsanregender Wirkung.
- **SALBEI:** Beruhigend und ein hervorragender Unterstützer der Hautgesundheit, wirkt sowohl nährend als auch antibakteriell. Als Aufguss ein gutes Mittel gegen übermäßige Schweißproduktion.

Die besten *Zutaten* für hausgemachte Kosmetik

Bestimmt haben Sie die meisten dieser Produkte vorrätig. Sie schmecken nicht nur gut, sondern sind auch äußerlich angewandt wegen ihrer Vorzüge für die Haut bewährt.

1 GESICHTS-PEELINGS AUS DEM KÜCHENREGAL

- Haferflocken
- Reismehl
- Natron
- Zitrusfrüchte
- Gemahlene Mandeln
- Naturjoghurt

2 SPENDET FEUCHTIGKEIT

- Avocadoöl
- Kokosöl
- Mandelöl
- Olivenöl
- Sesamöl

3 HEMMT ENTZÜNDUNGEN

- Kurkuma
- Aloe vera
- Gurke
- Naturjoghurt
- Honig
- Spirulina

4 BRINGT DIE HAUT INS GLEICHGEWICHT

- Honig
- Hamamelis
- Banane
- Rosmarin
- Lavendel
- Noriblätter
- Naturjoghurt
- Spirulina

5 KLÄRT DIE HAUT

- Zimt
- Zitrone
- Apfelessig
- Äpfel
- Erdbeeren
- Papaya
- Ananas
- Cayennepfeffer

6 HELLT DIE HAUT AUF

- Kartoffel
- Zitrone
- Limette

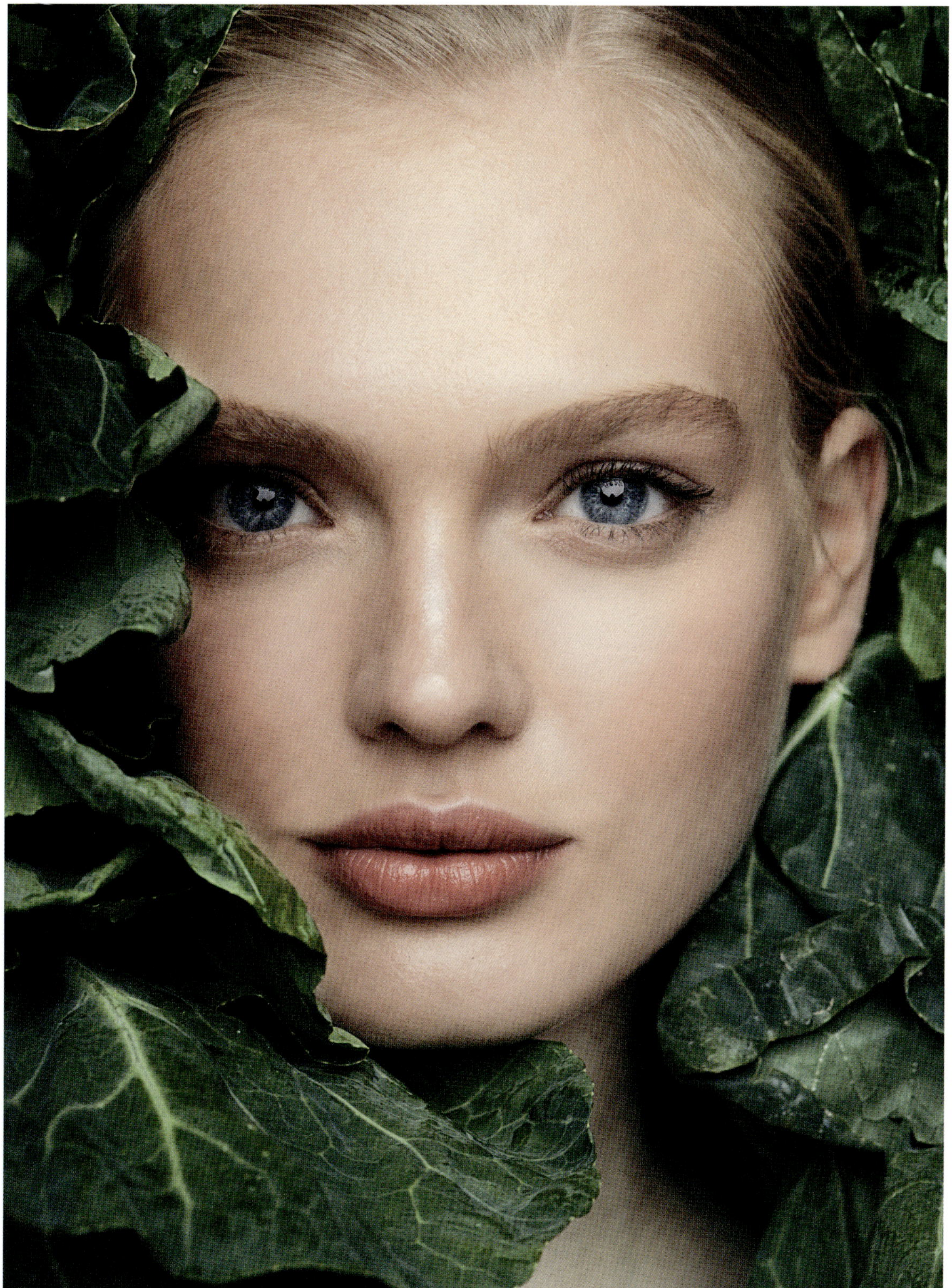

REZEPTE

Naturkosmetik lässt sich ganz einfach selbst herstellen und optimal an die Bedürfnisse der Haut anpassen. Im Kühlschrank hält sie bis zu zwei Wochen, und wird sie kalt aufgetragen, erfrischt sie gleich doppelt. Für die Gesichtswasser geben Sie einfach Kräuter, Tee, Pflanzen bzw. Blumen in eine Teekanne, übergießen sie mit kochendem Wasser, lassen sie mindestens 30 Minuten ziehen und gießen den Sud in einen Glasbehälter ab. Fügen Sie ihm nach dem Abkühlen 3 Esslöffel Hamameliswasser hinzu, das leicht adstringierend wirkt und die Haltbarkeit Ihres Gesichtswassers erhöht. Alternativ wirken 2 Esslöffel Aloe vera beruhigend und spenden Feuchtigkeit.

Feuchtigkeits- & Regenerationsspray

Mehrere Stängel frische Kamille
  oder der halbe Inhalt eines Teebeutels
1 kleine Handvoll frische Rosenblätter
  oder 1 Esslöffel getrocknete Rosenblätter
1 frische Lavendelblüte
1 Beutel weißer Tee

Mit Wasser aufgießen – fertig.

Blütentonikum »Perfekte Balance«

Mehrere Blüten oder Stängel von
  Gänseblümchen
  Zitronenmelisse
  Ringelblumen
  Stiefmütterchen
  Rosmarin

Verwenden Sie zur Herstellung dieses Tonikums eine große Teekanne oder einen kleinen Topf. Sie können den Sud in einem Eiswürfelbehälter tiefkühlen und im Laufe der folgenden Monate bei Bedarf immer einen Eiswürfel auftauen.

Abschwellende Augenkompresse

¼ Gurke
½ Kartoffel
2 Esslöffel Aloe-vera-Saft
2 Esslöffel Hamameliswasser

Gurke und Kartoffel entsaften und mit Aloe-vera-Saft sowie Hamameliswasser verrühren. Bewahren Sie die Flüssigkeit in einem verschließbaren Behälter im Kühlschrank auf. Zur Anwendung schneiden Sie ein Wattepad in zwei Hälften, tränken diese mit der Flüssigkeit und legen auf die Haut unter den Augen. Während sie dort haften, können Sie mit Ihrer Hausarbeit fortfahren! Für die ganze Augenpartie tränken Sie zwei Wattepads, machen es sich bequem, legen die Pads auf die Augen und entspannen 15 Minuten lang.

Müde-Augen-Kur

Wenn Sie keinen Entsafter haben, pürieren Sie die Zutaten für die Augenkompresse mit ½ Teelöffel Matchatee und einem kleinen Zweig Rosmarin zu einer glatten Mischung. Frieren Sie das Püree in einem Eiswürfelbehälter ein. Kühlen Sie geschwollene Augen bei Bedarf damit.

Bananenschalenmaske gegen Pickel

2 Bananenschalen
1 Teelöffel Naturjoghurt
1 Esslöffel Apfelessig
1 Esslöffel Honig

Um kein Obst zu vergeuden, heben Sie einfach die Schale einer Banane nach deren Verzehr im Tiefkühlfach auf. Ich habe sie mit heilkräftigem Honig kombiniert, der Entzündungen natürlich bekämpft. Der Apfelessig gleicht den pH-Wert der Haut aus, während der Naturjoghurt beruhigt und eine lindernde und sanft peelende Wirkung hat. Optimal sind überreife Bananen. Pürieren Sie alle Zutaten im Mixer und geben Sie die Mischung auf Ihre Haut, am besten täglich. Bewahren Sie sie im Kühlschrank auf. Auch nachdem sie sich dunkel verfärbt hat, kann sie noch drei Tage lang benutzt werden. Wenn Sie sie nach 20 bis 30 Minuten abwaschen, spüren Sie eventuell ein leichtes Prickeln. Das ist ganz normal.

Klärendes Peeling mit Papaya & Ananas

½ Ananas, geschält und in Scheiben
ein großes Stück Papaya mit Schale
 und Kernen
¼ Süßkartoffel oder
 2,5 cm dicke Kürbisscheibe

Pürieren Sie alle Zutaten im Mixer. Diese Maske hat einen echten Wow-Effekt – perfekt vor einem großen Abend. Die Mischung aus Enzymen und natürlichen Alpha-Hydroxysäuren peelt, glättet und lässt die Haut erstrahlen. Sie fühlt sich wie ein leichtes Hautpeeling an und kann leichtes Jucken und Prickeln verursachen. Sie wird fest auf der Haut; spritzen Sie sich ein wenig Wasser ins Gesicht und entfernen Sie sie mit einem Tuch. Wiederholen Sie dies einmal pro Woche. Wenn Sie Zeit haben, legen Sie anschließend noch eine beruhigende Maske auf.

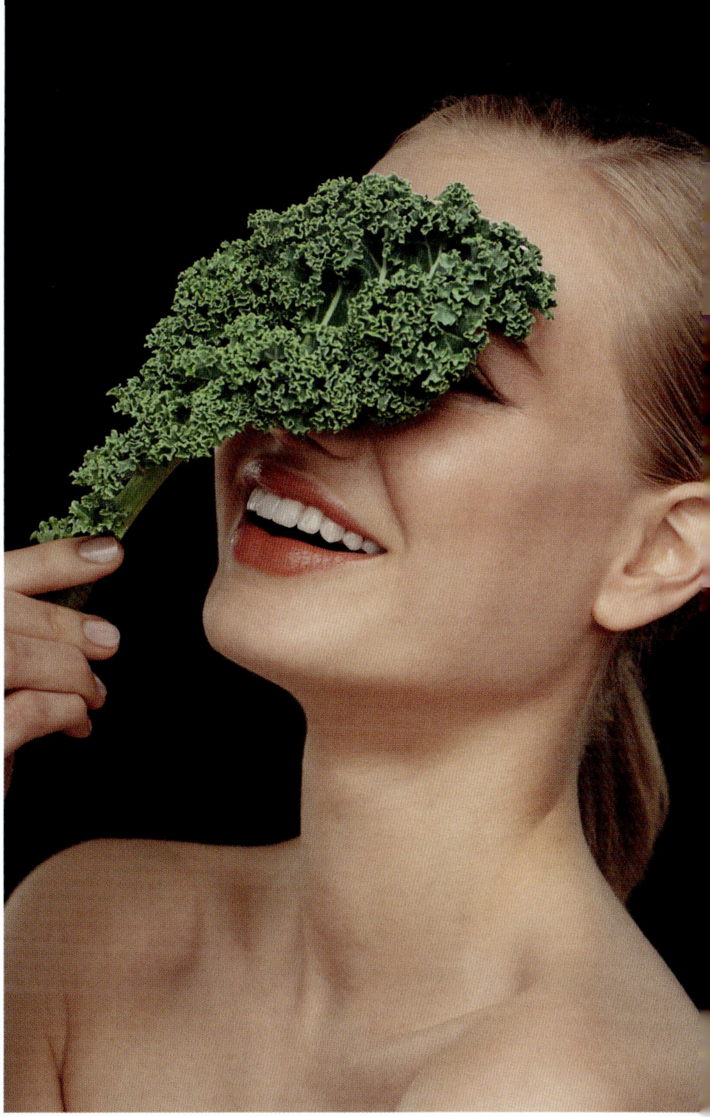

Regerierende Maske

½ Teelöffel gemahlene Kurkuma
2 Esslöffel Naturjoghurt
1 Esslöffel Mandelöl
3 Zitronenblätter
1 Teelöffel Aloe vera
1 Esslöffel Haferflocken

Pürieren Sie alle Zutaten im Mixer zu einer dicken, gelben Masse. Mit einem Wattepad auf das Gesicht auftragen und 10 Minuten einwirken lassen.

Nährende Maske mit Kakao, Orange & Avocado

1 gehäufter Teelöffel entöltes Kakaopulver
1 Avocado
1 Esslöffel Honig
¼ Orange, mit Schale
1 Esslöffel Aloe-vera-Saft, optional

Pürieren Sie alle Zutaten in einem Mixer. Die Maske eignet sich für Hals und Dekolleté, hält sich einige Tage im Kühlschrank und reicht auch noch für die beste Freundin. Die Orange klärt die Haut, der Kakao wirkt regenerierend, die Avocado nährt und der Honig heilt. Lassen Sie die Maske 30 Minuten einwirken. Da sie eintrocknet, muss sie später mit Wasser gelöst werden, damit Sie sie mit einem Tuch abnehmen können.

Ausgleichende Maske

1 Teelöffel Spirulinapulver
1 Esslöffel Honig
2 Esslöffel Naturjoghurt
1 Teelöffel Apfelessig

Verrühren Sie alle Zutaten. Sowohl der Apfelessig als auch Spirulina bringen die Haut ins Gleichgewicht.

Beruhigende, antioxidative Rosenblättermaske

1 große Handvoll frische oder 2 gehäufte Esslöffel getrocknete Rosenblätter
½ Teelöffel Kokosöl
2 Esslöffel Naturjoghurt
6 Kirschen, entsteint, oder Himbeeren
1 Beutel weißen oder grünen Tee, aufgebrüht und abgekühlt
2 Esslöffel Honig

Die Zutaten im Mixer vermengen, auf das Gesicht auftragen und 20 Minuten wirken lassen.

Ausgleichende Maske mit Algen

Grüner oder weißer Tee
2 Noriblätter
Apfelessig (bei Problemhaut) oder Rosen- oder Orangenblütenwasser (bei sensibler Haut)

Wenn Sie den typischen Strandgeruch nach Algen nicht mögen, ist diese Maske für Sie wohl nicht geeignet. Es ist jedoch eine großartige Maske für sensible und Mischhaut. Kochen Sie eine große Tasse Tee. Wenn er lauwarm ist, gießen Sie ihn in einen Suppenteller oder eine große Schüssel. Geben Sie den Apfelessig bzw. das Blütenwasser hinzu und weichen Sie die Noriblätter 1 Minute darin ein. Reißen Sie diese dann in nicht zu kleine Stücke und legen Sie sie auf Ihr Gesicht. 20 Minuten einwirken lassen. Alternativ vermengen Sie zwei eingeweichte Blätter mit Naturjoghurt und Honig im Mixer. Das ergibt eine cremige, leicht anzuwendende Gesichtsmaske, die die Haut wieder ins Gleichgewicht bringt.

Klärende Gewürzmaske für Problemhaut

½ Teelöffel gemahlene Kurkuma
½ Teelöffel Spirulinapulver
½ Teelöffel gemahlener Zimt
½ Teelöffel Backpulver

Vermengen Sie alle Pulver und bewahren Sie die Mischung in einem luftdicht schließenden Gefäß auf. Zur Verwendung nach Belieben etwas mit Naturjoghurt (zum Erfrischen und Klären) oder zerdrückter Avocado (zum Nähren und Hydrieren) verrühren. Lassen Sie die Maske auf der Haut antrocknen. Feuchten Sie sie dann mit etwas Wasser an und nutzen Sie den Peelingeffekt der angetrockneten Partikel, um die Haut zu glätten.

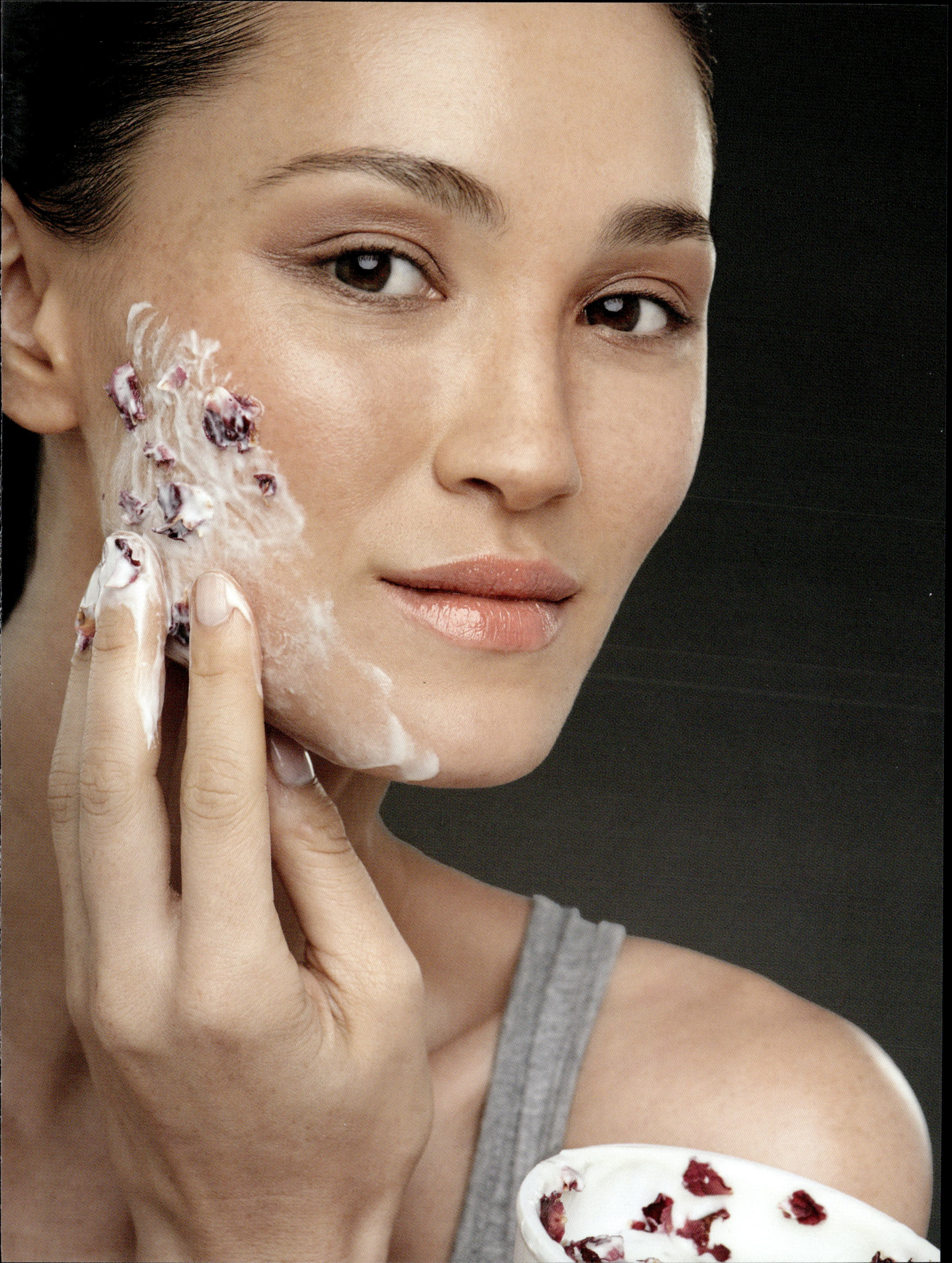

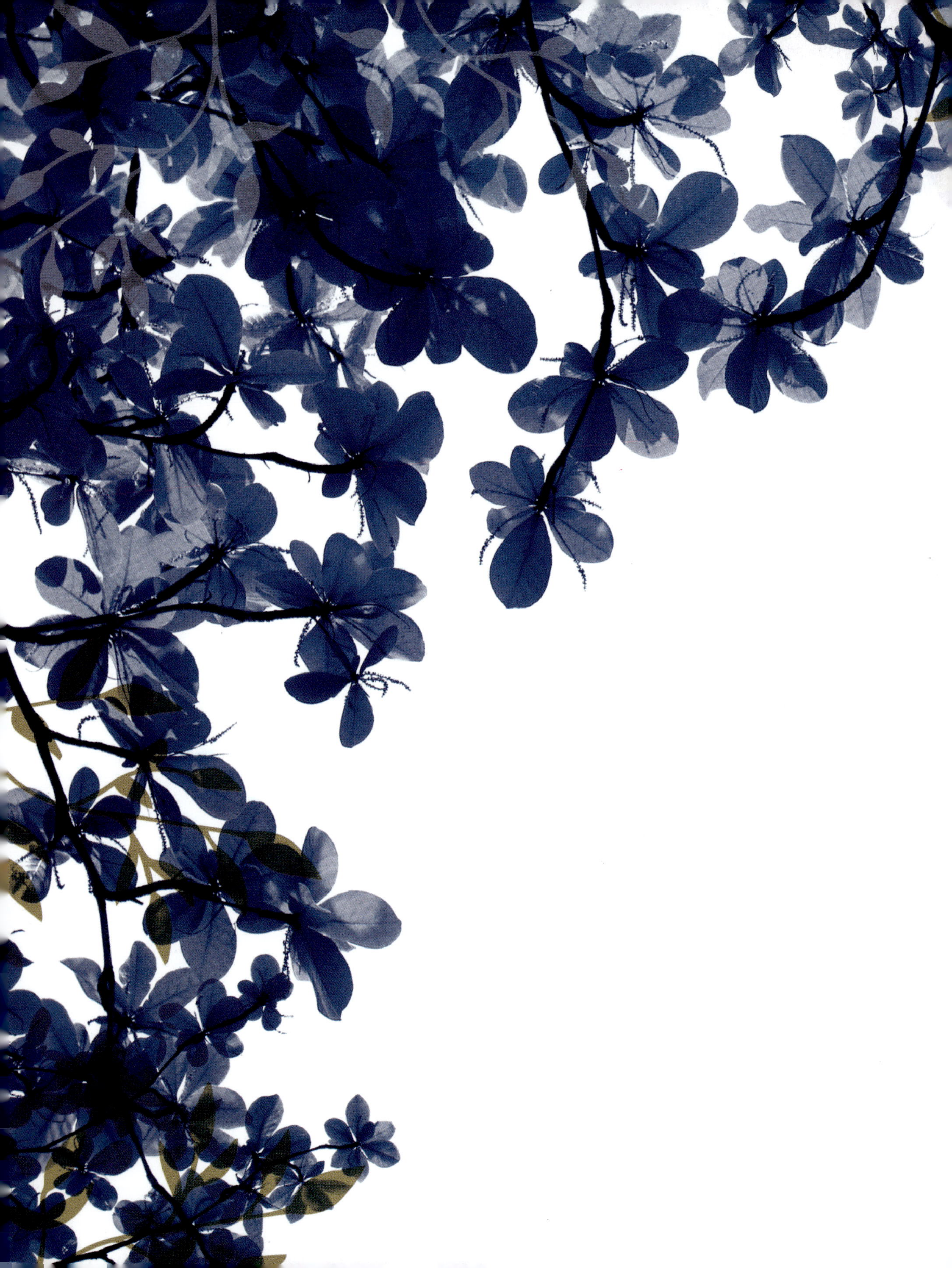

ZEHN

ABC *der* GESICHTS-BEHANDLUNGEN

"

Als Epileptikerin vertrage ich keine Behandlung mit Strom oder Licht, und Botox oder Filler sagen mir nicht zu. Zu meinem großen Glück habe ich Abigail kennengelernt. Sie hat magische Hände – schon eine einzige ihrer Gesichtsmassagen macht so unglaublich viel aus. Das ist enorm entspannend, meine Wangen und Augenbrauen sind straffer und fester, meine Falten sind weniger sichtbar. Eine Verwandte wollte gar nicht glauben, dass ich KEIN Botox angewendet habe.

KAREN J. GERRARD – KUNDIN

Zu Beginn meiner Karriere begeisterte mich eine praxisorientierte, holistische Hautpflege. Meine Arbeit als Sportmasseurin und holistische Therapeutin in einem Ayurvedischen Spa in den Cotswolds beeinflusste meine Methoden. Ich erlernte chinesische, japanische, indische und westliche Gesichts- und Körperbehandlungen, und mit zunehmendem Wissen und Alter meiner Haut ging ich auf die Suche nach Technologien als Ergänzung zu meinen manuellen Techniken. Meine Philosophie ist, die beste Hautpflege, gesunde Ernährung und einen entspannten Lebensstil – wie in diesem Buch beschrieben – mit effektiven neuen Behandlungsmethoden und Techniken zu kombinieren. Eine Gesichtsbehandlung kann sichtbare Verbesserungen bringen, und regelmäßig angewandt, wird aus guter Haut tolle Haut. Auch ohne gravierende Hautprobleme wird eine Kosmetikbehandlung Ihrem Teint extrem gut tun. Die Ergebnisse und Ihr Wohlfühlfaktor hängen davon ab, wem Sie sich anvertrauen. Treffen Sie Ihre Wahl also mit Bedacht.

Die Wirkung einer Gesichtsbehandlung

- NACH 48 STUNDEN: Der Teint ist sichtbar hydriert, er strahlt und schimmert.
- NACH 3–6 TAGEN: Die Durchblutung ist stärker, die Haut sieht gesund aus. Einige Pickel können ausgebrochen sein. Idealerweise erfolgt eine Woche nach der Behandlung ein gründliches Peeling.
- 1–2 WOCHEN DANACH: Die Zellerneuerung wurde angeregt, die Haut fühlt sich immer noch weich an.
- 4–6 WOCHEN DANACH: Zeit für Ihre nächste Behandlung. Neue Zellen, die von der letzten Behandlung profitiert haben, sind am Ende ihres Lebenszyklus.

Massage

Zu jeder guten Gesichtsbehandlung – außer speziellen Anwendungen wie Peelings oder LED – sollte eine Massage gehören. Sie wirkt sowohl auf körperlicher als auch auf emotionaler Ebene und kann mit meinen Techniken auf natürliche Weise straffen, modellieren und Flüssigkeiten abfließen lassen, die das Gesicht aufgedunsen wirken lassen.

"

Kundinnen, die ich aus medizinischen Gründen nicht mit Geräten behandeln kann, sind von den Ergebnissen meiner straffenden Massagen begeistert.

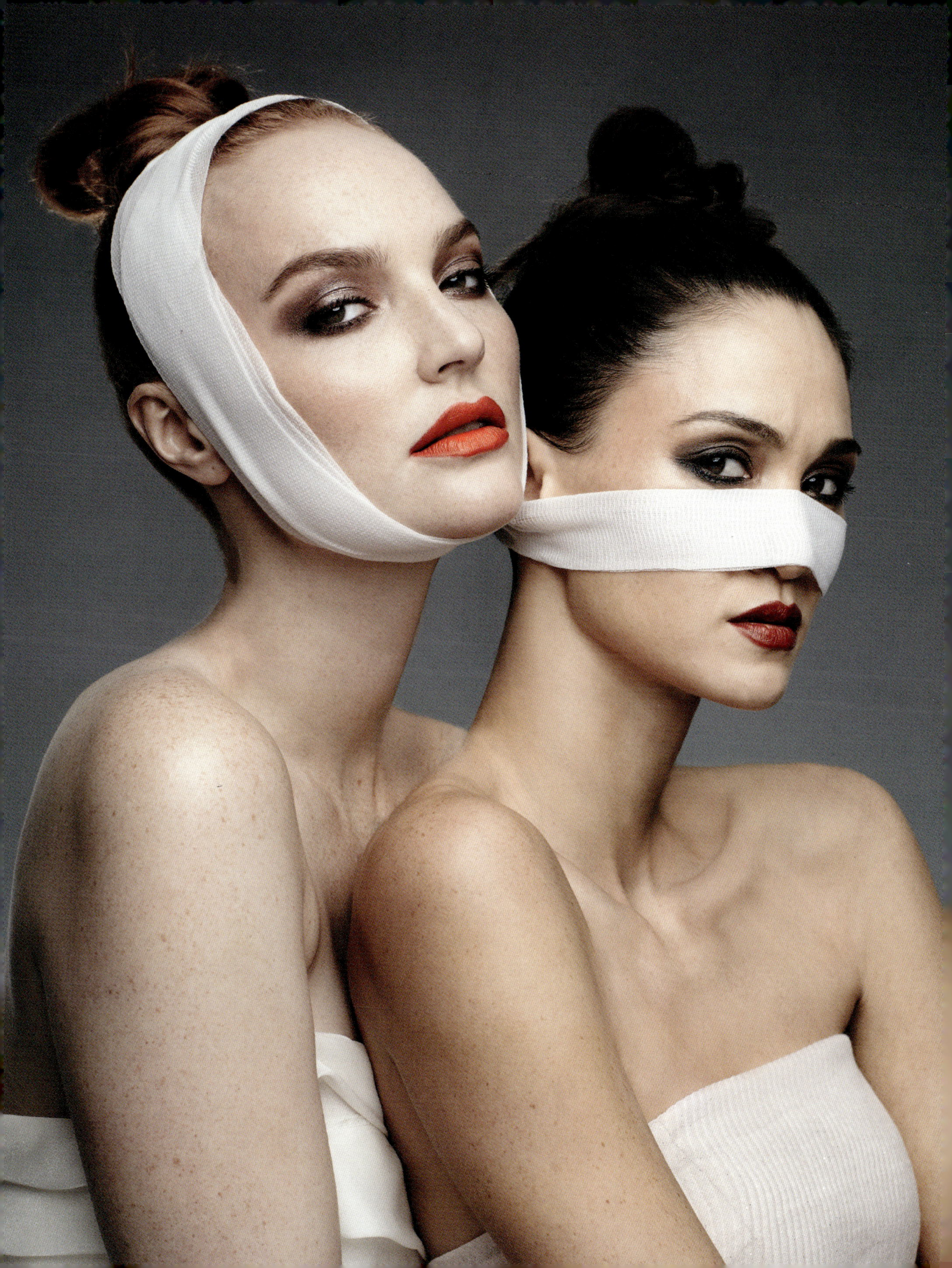

Sind Peelings für Sie geeignet?

Beim Wort »Peeling« fällt Ihnen als Erstes vielleicht Samanthas Desaster in *Sex and the City* ein. Aber ein solcher Ausschlag ist das Ergebnis veralteter Methoden. Peelings wurden ständig weiterentwickelt und können zu echten Verbesserungen führen.

• WIE SIE WIRKEN

Peelings schälen Zellen von der Oberfläche ab und korrigieren kleine Makel. Außerdem beschleunigen sie die Kollagenproduktion, sodass die Haut strahlend und glatt wird. Peelings wirken an der Epidermis, der äußersten Hautschicht. Stärkere, z. B. Jessner-Peelings, die bei starker Akne und tiefen Falten angewandt werden, wirken auf die Lederhaut und regen die Haut dazu an, eine ganze neue Schicht zu bilden. Sie können zu Rötungen, Schwellungen und einer Häutung führen und erfordern eine zweiwöchige Pause. Ich wende sie in der Regel nicht an; niemals bei dünner, zarter, reaktionsfreudiger Haut.

• VERSCHIEDENE ARTEN

Die beiden Unterscheidungskriterien sind:

1. Wie tief es eindringt
2. Welche Wirkung beabsichtigt ist

Diese Kriterien hängen von der Art von Säure, ihrer Konzentration, dem pH-Wert des Peelings, der Anzahl angewandter Lagen und der Einwirkzeit ab. Generell gilt: Je tiefer das Peeling wirkt, desto länger die Erholungszeit, desto größer der Eingriff und das Risiko einer langen Regeneration.

• PH-WERTE

Es gibt Peelings mit 40 Prozent Säure und niedrigem pH-Wert, deren Auswirkung minimal ist, und solche mit 20 Prozent und hohem pH-Wert, die aggressiver sind. Die pH-Skala reicht von 1 (sauer) bis 14 (alkalisch). Der pH-Wert der Haut liegt bei 5,5, also leicht im sauren Bereich. Seife mit ihrem pH-Wert von 8–9 trocknet die Haut aus. Wasser hat in der Regel einen pH-Wert von 7 (neutral), feuchte Kosmetiktücher von etwa 10, Alkohol von 3 bis 4. Je niedriger der pH-Wert, desto tiefer dringt das Peeling ein.

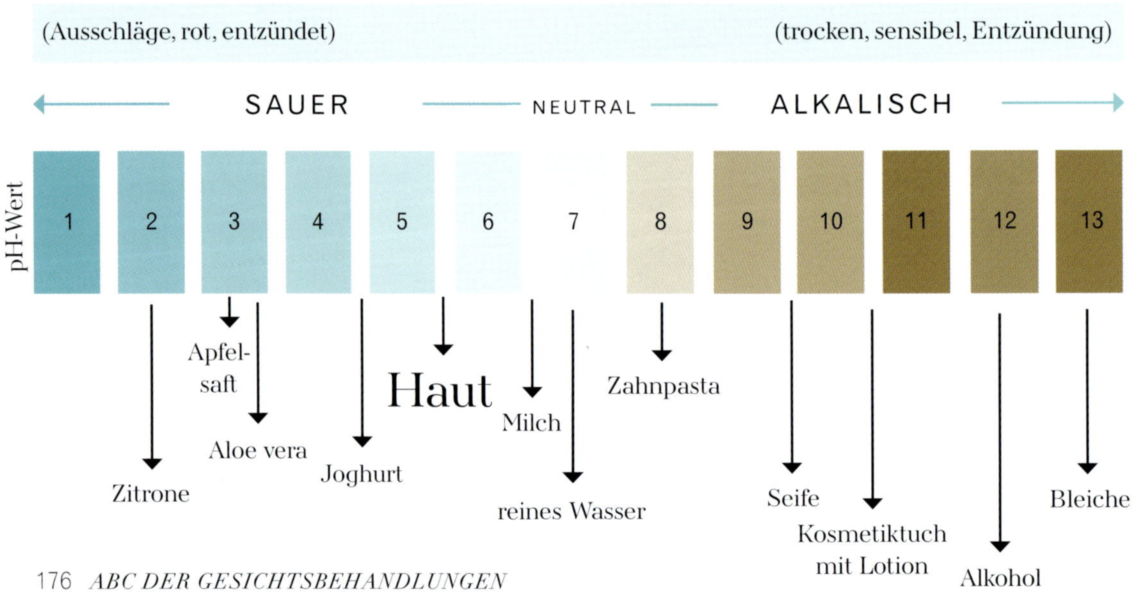

- **ENZYMPEELINGS – PERFEKTE BOOSTER VOR DER PARTY**

Dies sind Peelings auf Pflanzenbasis. Sie zählen zu den sanftesten Peelings (s. Kapitel 6) und verändern die Haut kaum. In der Regel eignen sie sich für alle Hauttypen, auch für sensible Haut. Wollen Sie Ihre Haut schnell klären, glätten und erfrischen und ihre Gesundheit fördern, sind diese Peelings perfekt. Die Enzyme lösen sie abgestorbene Hautzellen und zersetzen sie. Ein Enzympeeling lässt den Teint mehrere Tage lang strahlen.

- **ALPHA-HYDROXYSÄUREN (AHAS)**

Dies sind natürlich vorkommende Säuren, meist Fruchtsäuren, die das Abschälen der Hautoberfläche fördern und die Zellerneuerung beschleunigen. Sie wirken tiefer und länger als Enzyme. Viele Marken haben professionelle Peelings mit einer Kombination mehrerer AHAs, die für ein abgerundetes Ergebnis sorgen. AHAs sind in geringeren Konzentrationen in vielen Hautpflegeprodukten, Peelings für die Heimanwendung, Reinigern und Masken enthalten (s. Kapitel 6).

- **OPTIMALE PFLEGE NACH DEM PROFESSIONELLEN PEELING**

Manche Peelings sind schonend und effektiv und erfordern keine Vorbereitung der Haut. Oft schälen und verbessern sie die Haut im Rahmen einer umfassenderen Gesichtsbehandlung. Sie sind hervorragende schnelle Auffrischer vor einem besonderen Ereignis. Für mindestens zwei Tage danach empfehle ich für zu Hause einen sanften Reiniger ohne mechanisches oder chemisches Peeling und unbedingt eine Pflegecreme mit Lichtschutzfaktor. Andere Peelings erfordern eine Vorbereitung der Haut mit bestimmten Produkten, damit die professionelle Gesichtsreinigung die besten Resultate bei minimaler Erholungszeit erzielt. Verzichten Sie ab einer Woche vor der Behandlung auf alle Retinolprodukte und wenden Sie diese frühestens 7 Tage danach wieder an, damit Ihre Haut nicht zu empfindlich reagiert. Vermeiden Sie nach dem Peeling parfümierte Pflegeprodukte und höhere Konzentrationen ätherischer Öle, da diese die Haut reizen. Das gleiche gilt für starke Reinigungsprodukte mit AHAs und antibakteriellen Wirkstoffen wie Salicylsäure. Benutzen Sie stattdessen 3–4 Tage lang sanfte, beruhigende Reiniger. Berücksichtigen Sie auch Ihre anderweitigen Verpflichtungen, bevor sie Peelings mittlerer Stärke anwenden – Ihre Haut ist unmittelbar danach eventuell leicht gerötet, anschließend haben Sie einige Tage lang einen strahlenden Teint. Am vierten oder fünften Tag kann die Haut sich etwas trocken anfühlen und jucken, aber am Tag sieben bis zehn strahlt sie. Haben Sie mehrere Peelings gebucht, finden diese wahrscheinlich vierzehntägig statt.

Wirkstoffe von Peelings

- MILCHSÄURE/SAURE MILCH:
  guter Feuchtigkeitsspender
- GLYKOLSÄURE/ZUCKER:
  gutes Peeling
- MANDELSÄURE/BITTERMANDELN:
  bei fettiger Haut, größere antibakterielle Moleküle als bei Milchsäure
- ZITRONENSÄURE/ZITRONEN:
  gut bei Pigmentflecken
- AZELAINSÄURE/ÄPFEL:
  gut gegen Ausschläge
- KOJISÄURE/PILZE:
  gut bei Pigmentflecken

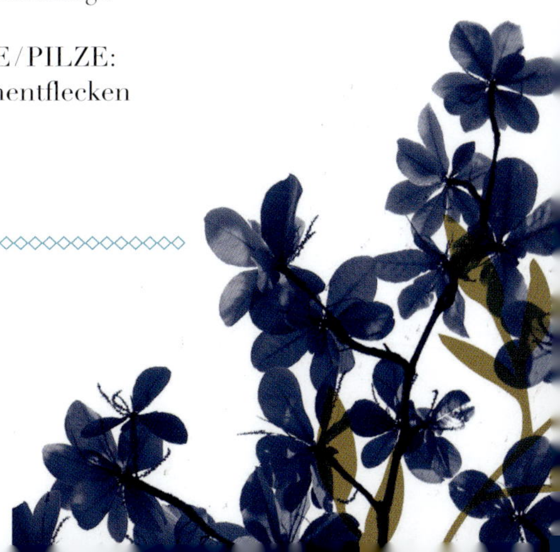

Radiofrequenz (RF): *der Konturenverfeinerer*

RF ist hervorragend geeignet, um die Kollagenproduktion anzuregen, die Elastizität der Haut zu verbessern und die Gesichtskonturen zu definieren. Ursprünglich wurde sie in der medizinischen Kosmetik eingesetzt und konnte Hautverbrennungen verursachen, doch inzwischen wurde sie zu einer unschädlichen, effektiven Methode weiterentwickelt, die die Haut nicht strapaziert. Sie regt natürliche Heilungsprozesse an, indem sie die Haut auf etwa 40 °C erwärmt – das regt die Kollagenproduktion an, ohne umliegendes Gewebe zu beschädigten. Die Strahlen festigen die Kollagenfasern und sorgen für sofort sichtbare Ergebnisse. Ich wende diese Behandlung gerne vor wichtigen Events an. Die Kollagenproduktion ist für die nächsten 4–6 Wochen gesteigert – die Schönheit kommt also wirklich im Schlaf! Es gibt unterschiedliche Gerätetypen mit unterschiedlich vielen Elektroden. Ich bevorzuge die hocheffektiven multipolaren Geräte, deren Anwendung vollkommen schmerzfrei ist. Meine Kundinnen lieben diese Methode. Sie sagen, sie fühle sich an wie eine Gesichtsmassage mit warmen Steinen, aber mit unglaublich straffender Wirkung.

DIE VORTEILE

- Strafft die Haut
- Glättet feine Linien
- Festigt die Konturen von Gesicht, Hals, Kieferpartie und Wangen
- Verbessert das Gesamterscheinungsbild und das Strahlen der Haut

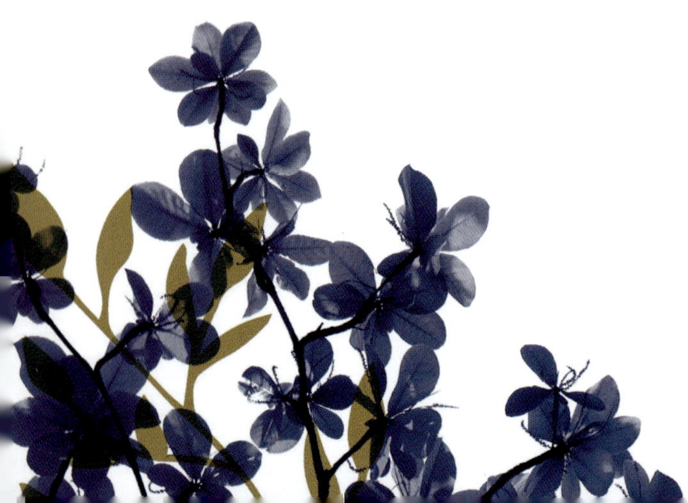

Mikrostrom: *der Personaltrainer*

Diese Technik festigt die Muskeln, strafft und redefiniert die Gesichtskonturen und steigert die Kollagenproduktion. Die Technik stammt aus der Medizin und diente ursprünglich der Stimulation der Gesichtsmuskeln nach Gesichtslähmung und Schlaganfällen, wird heute aber auch in der Kosmetik und der Hautheilung eingesetzt. Ich schätze die Mikrostrombehandlung vor allem, weil sie sich für alle Hauttypen eignet. Der Niedrigstrom stimuliert den Körper, die Zellenergie zu verbessern. Der Strom tritt nicht mit dem elektrischen Feld des Körpers in Wechselwirkung und ist daher vollkommen sicher. Bei manchen Geräten spürt man die Anwendung nicht, andere verursachen ein leichtes Kribbeln. Im Anschluss braucht die Haut keinerlei Erholung – und sieht großartig aus! Eine ideale Behandlungsserie sind acht Anwendungen einmal wöchentlich, eine optimale Ergänzung zur monatlichen Gesichtsbehandlung. Die Geräte unterscheiden sich durch ihre Mikrostrommuster, die unterschiedlich tief eindringen und verschiedene Wirkung zeigen.

DIE PHYSISCHE WIRKUNG:

- Steigert die Zellenergie Adenosintriphosphat (ATP) um 500 Prozent.
- Steigert die Aktivität der Fibroblasten und erhöht die Kollagenproduktion um bis zu 60 Prozent.
- Steigert die Proteinsynthese um etwa 30 Prozent.
- Steigert die Zellabsorption um etwa 40 Prozent.

DIE VORTEILE

- Strafft und kräftigt die Gesichtsmuskeln
- Erhöht den Zellstoffwechsel
- Eignet sich sogar für sensible Haut

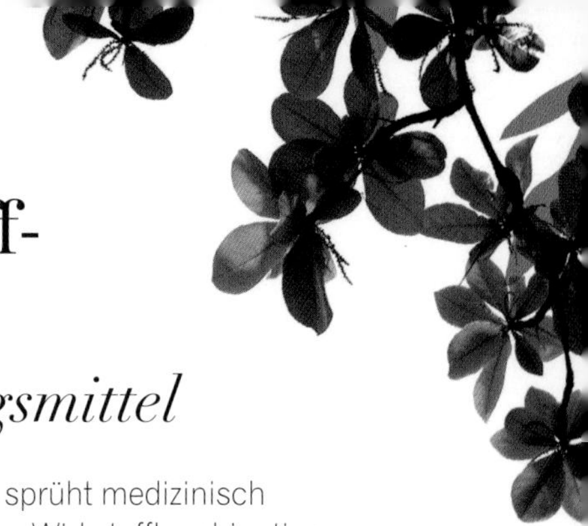

Mikroderm-abrasion:
der Glätter

Diese Methode glättet die Oberfläche der Haut, verbessert die Aufnahme von Produkten und macht feine Linien weniger sichtbar. Das Gerät peelt und glättet durch Bearbeitung der obersten Hautschichten. Die Mikrodermabrasion regt auch Heilungsprozesse an und beschleunigt das Zellwachstum.

DIE VERSCHIEDENEN ARTEN:

1. **Bei der Diamant-Mikrodermabrasion wird ein kleiner Peelingkopf mit einer feinen, sandpapierartigen Spitze über die Hautoberfläche geführt.**
2. **Bei der Kristall-Mikrodermabrasion werden mit einer kleinen Sonde winzige Aluminiumoxid-, Natriumbicarbonat- oder Salzpartikel über die Haut gestrahlt. Mit einem vakuumartigen Saugeffekt zieht die Sonde diese Partikel ein und regt gleichzeitig das Lymphsystem an.**

Vakuumsauger:
der Entgifter

Diese Behandlung unterstützt die Lymphdränage, wirkt abschwellend und unterstützt die Entgiftung. Die Methode ist schon Jahrzehnte alt. Man trägt eine kleine Menge Öl auf und gleitet anschließend mit einem kleinen Glaskopf über die Haut, der sie ansaugt und strafft. Das Lymphsystem wird zusätzlich angeregt, der Haut frische Nährstoffe zuzuführen, sodass Ihre Haut vital und strahlend wirkt. Die Methode eignet sich für alle Hauttypen – insbesondere, wenn Sie eine Entgiftung benötigen.

Sauerstoff-therapie:
das Stärkungsmittel

Ein Gerät mit einer Düse sprüht medizinisch reinen Sauerstoff und eine Wirkstoffkombination auf die Haut. Jede Körperzelle benötigt Sauerstoff für ihre Funktionen, daher wirkt diese Behandlung auf die Haut wie ein Stärkungsmittel. Es ist meines Erachtens die perfekte Behandlung, wenn man in der Stadt lebt. Das gesamte Hautbild wird verbessert.

Der Sauerstoff sorgt auch dafür, dass anschließend Seren mit aktiven Wirkstoffen tiefer in die Haut eindringen und erhöht so deren Wirksamkeit. In Australien wendet man diese Methode sogar zur Aufbringung von Chemotherapie bei Hautkrebs an. Die Haut benötigt anschließend keine Erholung, die Methode ist sicher, kühlt und zeigt sofort Ergebnisse.

LED-Lichttherapie:
der Hautheiler

Diese Therapie regt die Kollagenproduktion sowie die Heilung und Verjüngung der Haut an und wirkt antibakteriell. Sie ist absolut unbedenklich, nicht-invasiv und erfordert keine Erholungszeit. Sie macht sich die Fähigkeit der Haut zunutze, Licht zu absorbieren, und löst so eine natürliche Reaktion aus. Die unterschiedlichen Behandlungen basieren auf verschiedenen Farben und den unterschiedlichen Wellenlängen des Lichts. Am häufigsten wird mit rotem und blauem Licht gearbeitet. Die Absorption von Rotlicht wirkt regenerierend, sie steigert die Zellenergie, die Kollagen- und Elastinproduktion und glättet und festigt die Haut. Blaues LED-Licht hilft bei Akne. Es hat antibakterielle Eigenschaften und verringert die Talgproduktion. LED-Geräte unterscheiden hinsichtlich Stärke, Farben und Wellenlängen.

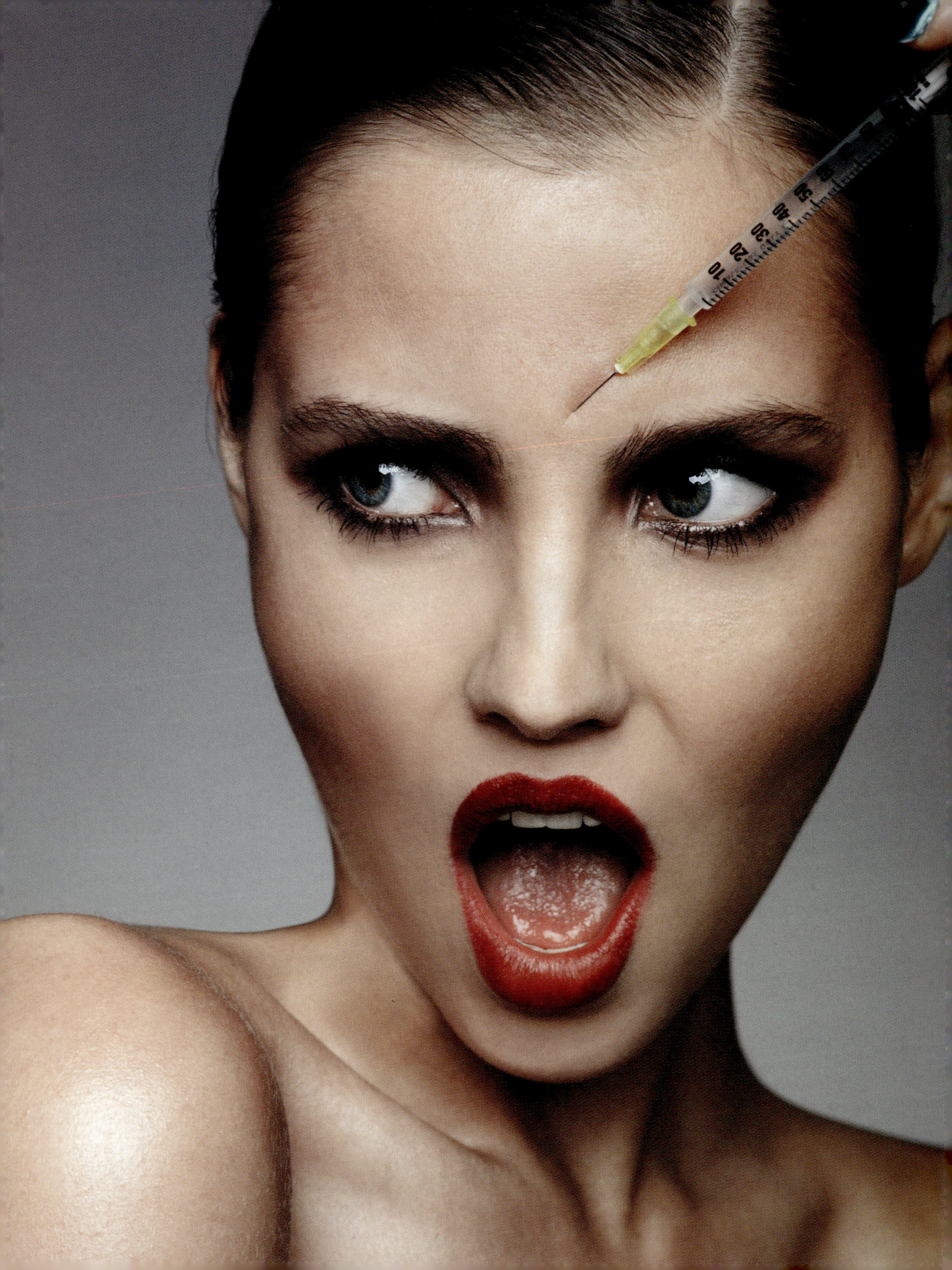

Hochfrequenz-Ozon-Therapie: *der Akneheiler*

Mithilfe einer Glaselektrode wird Ozon freigesetzt. Sie wird zur Anwendung über die Haut geführt und leuchtet dabei violett. Es fließt ein schwacher, hochfrequenter Wechselstrom durch den Körper. Das ist nicht oder nur ganz wenig zu spüren, wirkt aber antibakteriell und regt die Durchblutung an.

Galvanischer Strom: *die Tiefenreinigung*

Hier wird die Haut mit Gleichstrom behandelt, um die körpereigene Zellaktivität zu erhöhen, sodass Pflegeprodukte tiefer eindringen und sich Verstopfungen in Mitessern lösen.

Micro-Needling: *die Reparatur*

Auch als Kollagen-Induktions-Therapie, Dermaroller und Mikronadeln bekannt; basiert auf der Fähigkeit der Haut, sich selbst zu reparieren. Sofort nachdem die Haut verletzt wurde, entfernt der Körper das beschädigte Kollagen und Elastin und ersetzt es. Das Gerät verletzt dabei die Hautoberfläche minimal und kontrolliert. Die Mikronadeln öffnen winzige Mikrokanäle in der Haut, sodass Seren, Öle und andere Produkte tiefer eindringen. Bei längeren Nadeln kann die Anwendung einer Creme mit betäubender Wirkung erforderlich sein; die kürzeren, 0,3 mm langen benötigen dies nur selten. Längerfristig angewandt, wird die Haut glatter, fester und jünger. Dies ist keine ganz harmlose Anwendung und nicht für jeden geeignet. Die Haut kann sich 4–8 Stunden danach warm, rot und angespannt anfühlen, doch Rötungen sollten bis zum nächsten Tag verschwinden. Kein Make-up für mindestens 4 Stunden nach der Behandlung. Kaufen Sie bitte keine eigenes Gerät – die Anwendung gehört in die geschulten Hände eines Profis.

Fraktionierte RF: *der Hautglätter*

Dies ist ein enormer Fortschritt im Vergleich zum Micro-Needling – die Kraft der Radiofrequenz bietet eine tiefere, kontrolliertere Methode zur Anregung der Kollagenproduktion, die die Hautoberfläche und eventuelle Vernarbungen glättet und das Hautbild verfeinert. Der Gerätekopf hat etwa 100 winzige Nadeln, die in die Haut eindringen und der Radiofrequenz ermöglichen, in der Lederhaut kontrollierte Wärme zu erzeugen. Anschließend kann eine schmerzstillende Creme und etwas Ruhezeit erforderlich sein, aber das Ergebnis ist es wert. Im Rahmen eines kombinierten Behandlungplans bietet diese Methode ein Optimum an Gesichtsverjüngung.

Botox: *die Muskelbremse*

Botox ist ein Markenname des Botulinumtoxins. Es blockiert die Chemikalien, die Muskelkontraktionen veranlassen. Im Laufe der Jahre verursachen diese wiederholten Muskelkontraktionen typische Charakterfalten. Auch wenn Botox nach wie vor umstritten ist, stellt ein wie eingefroren wirkendes Gesicht kein gesundheitliches Risiko dar. Botox reduziert Falten schon drastisch. Seine Wirkung hält 3–4 Monate an. Ich würde es nicht empfehlen, wenn Sie schwanger sind, und nach einer Botoxanwendung müssen Sie Ihr Gesicht sorgfältig mit Kosmetikbehandlungen, Massagen und Produkten pflegen. Ich persönlich finde allerdings nicht, dass man ohne Muskelkontraktionen sonderlich »gesund« aussieht.

Filler / Unterspritzungen: *Option mit Risiko?*

Filler erfreuen sich zunehmender Beliebtheit, doch ich habe schon häufig Behandlungsfehler gesehen. Oft kamen Kundinnen zu mir, die sich über die Ergebnisse beklagten. Ich glaube auch, dass wir damit verlernen, die natürliche Schönheit wertzuschätzen, egal, wie alt wir sind.

ANTWORTEN AUF *häufige* FRAGEN

Einige Fragen werden mir immer wieder gestellt, doch da immer wieder neue Produkte, Inhaltsstoffe und Technologien auf den Markt kommen, können die Antworten mit der Zeit anders ausfallen. In diesem Kapitel beantworte ich einige der häufgsten Fragen nach heutigem Stand. Die aktuellsten Informationen finden Sie auch auf meiner Webseite *abigailjames.com*.

FRAGE: Warum habe ich manchmal dunkle Augenringe?
ANTWORT: Als Ursache kommen verschiedene Faktoren in Frage:
Gene
- Dehydrierung
- Anämie
- Müdigkeit, Erschöpfung
- träge und ineffektive Entgifung durch die Nieren
- zu viel Zucker und Stärke in der Nahrung
- Bewegungsmangel
- Magnesiummangel
- verstopfte Nase und/oder ein träges Lymphsystem (aufgrund bestimmter Erkrankungen)
- Alterung, da die Haut um die Augen mit den Jahren viel dünner wird
- manche Medikamente

F: Was hilft gegen dunkle Augenringe?
A: Die dunkle Farbe stammt von Blutgefäßen dicht unter der Haut, die sich unter bestimmten Umständen erweitern. Sind Ihre Augenringe nicht erblich oder durch Schlafmangel bedingt, behandeln Sie sie am besten, indem Sie Ihrem Körper bei der Verdauung und Entgiftung helfen (s. Kapitel 8/Unterstützung der Leber). Vitamin K ist notwendig für die Blutgerinnung und in vielen Augencremes enthalten, da es die Kapillarwände stärkt und so dunklen Ringen vorbeugt. Auch Lymphdränagen helfen, um Stoffwechselendprodukte und Giftstoffe auszuleiten. Eine oft von Physiotherapeuten eingesetzte Magnetresonanztherapie beschleunigt Zellwachstum und Heilungsprozesse und hat sich gegen Augenringe als nützlich erwiesen.

F: Warum sind meine Augen geschwollen?
A: Sofern es sich nicht um eine allergische Reaktion handelt, könnte es zu tun haben mit:
- einem trägen Lymphsystem
- hormonellen Veränderungen
- Veranlagung
- schlechter Ernährung
- Bewegungsmangel
- der falschen Hautpflege
- Anwendung von Augencreme über Nacht
- verstopften Nebenhöhlen (eventuell verursacht durch milchproduktreiche Nahrung)

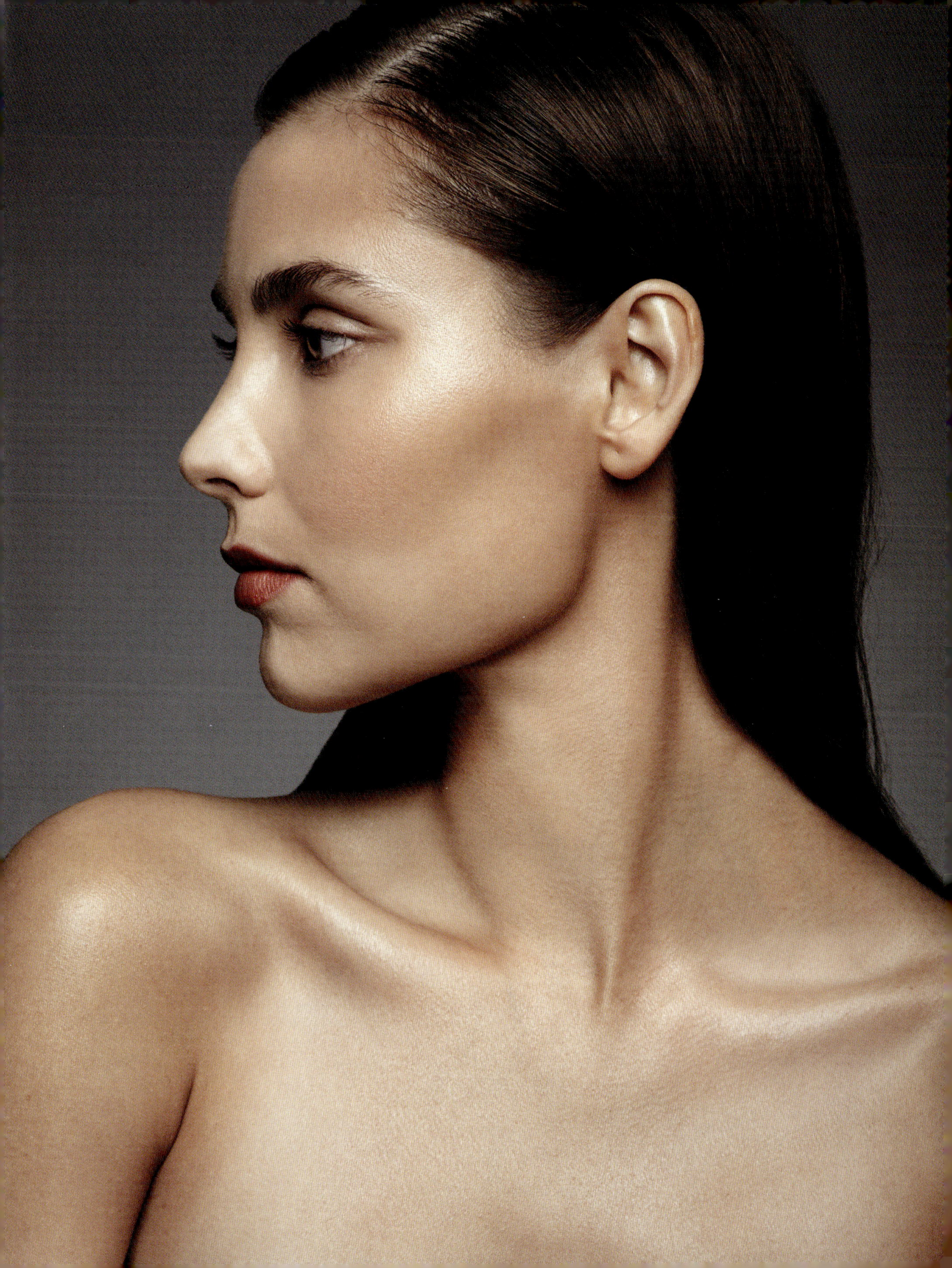

F: Was ist die beste Behandlung gegen geschwollene Augen?
A: Der Verzicht auf toxinhaltige Nahrung wie Kaffee und Alkohol und mehr Wasser zu trinken wird schon starke Verbesserungen bringen. Benutzen Sie eine Woche lang keine Augenpflegeprodukte, um auszuschließen, dass eine Reaktion auf einen bestimmten Inhaltsstoff vorliegt. Wenden Sie anschließend Ihre Produkte lieber morgens als abends an. Die Haut um die Augen ist zehnmal dünner als die übrige Gesichtshaut. Augencremes können sich in diesem empfindlichen Bereich ansammeln und Ihnen am Morgen geschwollene Augen bescheren. Die Hausmittel Gurken- und Kartoffelscheiben sowie (aufgebrühte und ausgedrückte) Teebeutel helfen wirklich. Ein leichtes Adstringens wie Hamameliswasser ist ein hervorragender, schneller Auffrischer. Geben Sie ein wenig auf ein feuchtes Baumwollpad und betupfen Sie damit den Augenbereich. Sie können diesen auch mit der Rückseite eines kühlschrankkalten Löffels leicht massieren. Die Kühlung und die Dränage reduzieren die Schwellung und lassen Flüssigkeit abfließen. Essen Sie allgemein weniger Salz, da dies die Wassereinlagerung begünstigt.

F: Warum sind meine Poren so groß?
A: Die Porengröße ist erblich bedingt. Trockene Haut hat eher feine Poren, fettigere Haut meist größere. Mit dem Alter werden die Poren größer, und leider gibt es kein Zaubermittel dagegen. Wenn Sie die Haut mit einem guten Reinigungsgel sauber halten und regelmäßig peelen, beugt das Fett und Mitessern vor, sodass die Poren kleiner wirken. Auch professionelle Behandlungen wie Peelings, Micro-Needling und fraktionierte Radiofrequenzbehandlung können große Poren verkleinern.

F: Was kann ich gegen Mitesser tun?
A: Entfernen Sie jeden Abend Ihr Make-up. Meiden Sie Reinigungstücher mit Lotion, da diese oft Rückstände hinterlassen. Dasselbe gilt für Gesichtsbalsam mit Mineralöl. Reinigen Sie Ihr Gesicht morgens und abends. Wenden Sie AHA-Peelings und einmal wöchentlich ein BHA-Peeling an. BHAs reinigen jede einzelne Pore und wirken entzündungshemmend und antibakteriell. Eine Tonerdemaske, einmal pro Woche, entfernt Unreinheiten. Versorgen Sie Ihre Haut aber auch mit Feuchtigkeit, um sie nicht übermäßig zu strapazieren. Sie können zusätzlich eine Gesichtsbehandlung mit Dampf machen lassen.

F: Kann ich offene Mitesser ausdrücken?
A: Wenn Sie wollen, ja. Aber machen Sie es richtig, damit keine Narben entstehen. Ich drücke offene Mitesser immer am Abend aus, da die Haut dann mehrere Stunden Zeit hat, um abzuschwellen und sich zu beruhigen. Bereiten Sie die Haut durch ein Gesichtsdampfbad vor: Geben Sie heißes Wasser in eine Schüssel, halten Sie Ihren Kopf unter einem Handtuch fünf Minuten darüber, damit Ihre Poren sich öffnen und weich werden. Oder drücken Sie die Mitesser unmittelbar nach einer heißen Dusche aus. Tupfen Sie Ihre Haut trocken und wickeln Sie sich je ein Kosmetiktuch um die Zeigefinger. Setzen Sie die Fingerspitzen, nicht die Nägel, auf die Haut und drücken Sie die Poren von unten aus. Wenden Sie keine Gewalt an. Funktioniert es nicht, brechen Sie die Aktion ab und kühlen die Stelle mit einem Eiswürfel.

F: Ich habe kleine Aknenarben im Gesicht. Kann ich sie loswerden?
A: Narben zu entfernen, ist schwierig, aber es gibt Methoden, die sie weniger sichtbar machen. Mit Micro-Needling, fraktionierter Radiofrequenz- und Laserbehandlung lässt sich die Kollagenproduktion anregen und die unregelmäßige Textur rund um die Narbe »auffüllen«. Es sind mehrere solcher Behandlungen erforderlich. Sie sind zwar nicht immer angenehm, doch das Resultat kann Ihr Leben verändern.

F: Mir steht ein wichtiger Event bevor und ich habe einen Riesenpickel. Können Sie helfen?
A: Kühlen Sie den Pickel tagsüber mit einem Eiswürfel, um die Entzündung zu reduzieren. Salicylsäure, Zink, Teebaumöl und Lavendelöl wirken antibakteriell und verringern die Größe und die Röte eines Pickels, wenn sie direkt

aufgetragen werden. Einen Pickel kann man nur ausdrücken, wenn der helle Eiterpfropf sichtbar ist, sonst macht man es nur schlimmer. Stechen Sie mit einer Stecknadel, deren Spitze Sie zuerst über einer Flamme sterilisieren und abkühlen lassen, eine Öffnung in den Eiterpfropf. Wickeln Sie sich je ein Kosmetiktuch um die Fingerspitzen und drücken Sie den Talgpfropfen von den Seiten her aus. Wenden Sie keine Gewalt an – die Nadel hat bereits für einen Ausgang gesorgt. Tragen Sie sofort danach ein antibakterielles Produkt auf und lassen Sie die Stelle sich beruhigen. Drücken Sie nicht zu tief, sonst können Entzündungen oder sogar Narben entstehen.

F: Ich habe auf ein Kosmetikprodukt reagiert. Was soll ich tun?

A: Stellen Sie sofort die Anwendung aller Kosmetikprodukte ein. Hat Ihre Haut einmal auf ein Produkt allergisch reagiert, ist sie hypersensibel. Reinigen Sie Ihre Haut sanft mit etwas Rosenwasser auf einem Wattepad und verwenden Sie eine heilende Creme mit Zink. Vermeiden Sie vor allem Produkte mit Duftstoffen sowie ätherische Öle und nehmen Sie 3–5 Tage lang Heuschnupfen- oder Antihistamintabletten.

F: Um meine Lippen herum bilden sich Falten. Was hilft dagegen?

A: Falls Sie rauchen, sind die Zigaretten daran Schuld – und kein Mittel der Welt hilft dagegen. Ansonsten probieren Sie es mit Massage von innen: Ziehen Sie mit den Fingern die Haut um den Mund nach außen und massieren Sie sie (s. Kapitel 7, Gesichtsyoga). Benutzen Sie ein Anti-Aging-Serum und ein Retinolprodukt rund um den Mund. Auch Micro-Needling, Mikrostrom und fraktionierte Radiofrequenztherapie helfen.

F: Ich habe Gesichtsäderchen. Was kann ich tun?

A: Es gibt kein Produkt, das sie ganz verschwinden lässt. Gesichtsäderchen können erblich oder auch durch Ernährung, Lebensstil oder Umwelteinflüsse bedingt sein. Eine IPL- oder Laserbehandlung erzielt gute Ergebnisse. Zwar sind viele Menschen Laser gegenüber skeptisch, doch eine solche einmalige Behandlung eines kleinen Bereichs strapaziert die Haut nicht übermäßig. Sie können Ihre normalen Hautpflegeprodukte weiterhin nehmen.

F: Ich habe Pigmentflecken. Gibt es ein Produkt dagegen?

A. Pigmentstörungen gehören ebenfalls zu den schwierig zu behandelnden Hautproblemen (s. Kapitel 4). Laser, Peelings und bestimmte Inhaltsstoffe können helfen, aber die Flecken kehren meist wieder, wenn Sie nicht mit den richtigen Hautpflegeprodukte dagegen vorgehen.

F: Was soll ich gegen die Sonne mit in den Urlaub nehmen?

A: In den Urlaub will man ja nicht so viel mitnehmen. Erstens sollten Sie die Anwendung von Retinol zwei Wochen vorher einstellen und erst zwei Wochen danach wieder damit beginnen. Wenn Sie Ihre Produkte in kleine Flaschen oder Tiegel abfüllen (exakt beschriften!), sparen Sie viel Platz und Gewicht. Meine Urlaubspackliste sieht folgendermaßen aus:

- **Reiniger** – Etwas, das Sonnenschutzmittel gründlich entfernt, aber die sonnenstrapazierte Haut nicht auslaugt
- **LSF** – Fürs Gesicht mindestens 30
- **Öl** – Praktisch als Gesichtsreiniger, Haarpflege, Augen-Make-up-Entferner und für weiche Nagel-, Fuß- und Gesichtshaut
- **Eine beruhigende Feuchtigkeitscreme** – Bei sehr viel Sonne brauchen Sie etwas, das die Haut pflegt, ohne sie zu reizen.
- **Ein antioxidatives Serum** – Am besten mit viel Vitamin C gegen UV-Schäden, das Sie unter dem Sonnenschutzmittel und abends nach dem Duschen auftragen. Es muss dunkel und luftdicht verpackt sein, damit es nicht oxidiert, und sollte nicht umgefüllt werden.
- **Ein kühlendes Gesichtsspray** – Erfrischt zwischendurch, am Pool oder im Flugzeug
- **Was Sie zu Hause lassen können:** Peelings, Retinolprodukte, Anti-Aging- und Augencremes

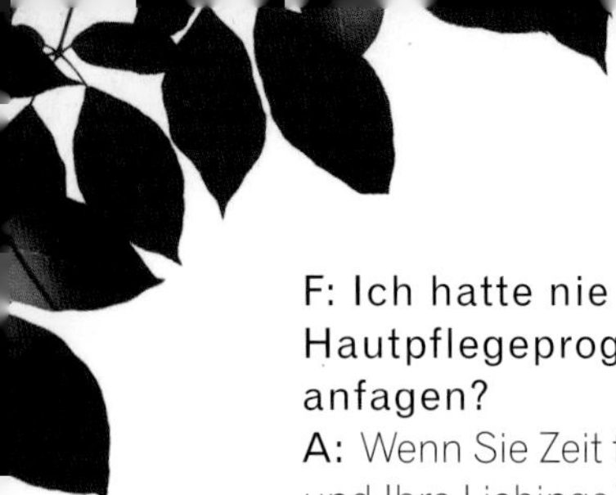

F: Ich hatte nie Zeit für ein richtiges Hautpflegeprogramm. Wie kann ich anfagen?
A: Wenn Sie Zeit für Facebook und Instagram und Ihre Liebings-TV-Serie haben, finden Sie leicht morgens und abends 3 Minuten Zeit für Ihre Haut. Betrachten Sie diese Momente als Zeit für sich, die Ihrer Seele, Ihrem Selbstvertrauen und Ihrer Haut gut tun.

F: Ich habe sensible Haut. Welche Produkte sind empfehlenswert?
A: Halten Sie es einfach und denken Sie nicht, ein hypoallergenes Produkt sei unbedingt das Beste. Organische und Naturprodukte sind gut, Vorsicht hingegen mit ätherischen Ölen, die die Haut reizen können. Eventuell müssen Sie Ihre Pflegeroutine (Produkte und Maßnahmen) von Zeit zu Zeit variieren, wenn Ihre Haut unerwünschte Reaktionen zeigt. Eine sanfte Reinigungsmilch oder -creme und minimales Peeling sind ein guter Anfang.

F: Ich bin 35 und benutze noch dieselben Produkte wie mit 19. Ist das in Ordnung?
A: Manche Produkte können noch geeignet sein, aber Ihre Haut hat sich verändert und benötigt Wirkstoffe, die ihre aktuellen Bedürfnisse erfüllen.

F: Meine Haut wirkt stumpf. Was kann ich dagegen tun?
A: Reinigen Sie sie morgens und abends, wenden Sie mindestens einmal pro Woche ein Peeling und eine klärende Maske mit AHAs oder weißer Tonerde an. Rühren Sie eine Maske für ein- oder zweimalige Anwendung pro Woche an (Rezept s. S. 169/170) und bewahren Sie sie im Kühlschrank auf.

F: Lässt die Wirkung eines Produkts aufgrund von Gewöhnung nach?
A: Nein. Wenn Sie etwas gefunden haben, das funktioniert, bleiben Sie dabei. Es kann jedoch andere Produkte geben, die ebenso gut oder besser sind. Etwas Neues auszuprobieren schadet nicht. Wechseln Sie jedoch immer nur ein Produkt aus, um die Folgen zu beurteilen.

F: Ist es sinnvoll, Produkte aus derselben Hautpflegeserie zu kaufen?
A: Kosmetikfirmen bringen in der Regel Produkte auf den Markt, die sich ergänzen, das ist gut. Achten Sie jedoch vor allem auf die Wirkstoffe der Produkte, dann ist es nicht so wichtig, von welcher Marke sie sind. Ihr gesamtes Hautpflegeprogramm sollte ausgewogen sein. Wenn Ihr Reiniger AHAs enthält, brauchen Sie nicht noch ein AHA-Peeling. Prüfen Sie, ob Ihre Feuchtigkeitspflege und ebenfalls Ihr Serum Retinol enthalten – das könnte zu viel des Guten sein.

F: Wenn ich abwärts massiere, werden dann die Muskeln schlaff?
A: Ihr Gesicht wird nicht schlaff, wenn Sie es massieren, egal in welche Richtung. Die beste Straffung erzielen Sie aber, wenn Sie aufwärts massieren. Muskeln und Bindegewebe im Gesicht verlaufen jedoch in verschiedene Richtungen, daher sind manchmal auch Abwärtsbewegungen erforderlich, um Verspannungen zu lösen.

F: Muss ich jeden Tag eine Creme mit LSF anwenden?
A: Wenn Sie der Hautalterung vorbeugen möchten, ja. Die Sonne ist hauptverantwortlich für vorzeitige Hautalterung und die UV-Strahlung ist ganzjährig vorhanden, nicht nur im Sommer.

F: Ich kann mir professionelle Kosmetikbehandlungen nicht regelmäßig leisten. Ist das schlecht für meine Haut?
A: Pflegen Sie Ihre Haut umsichtig, mit Gesichtsmassage, Masken, Peelings und selbstgemachten Mitteln (s. Kapitel 9). Dann können Sie trotzdem einen wunderbar strahlenden Teint haben.

F: Mir fehlt die Zeit für eine Kosmetikbehandlung. Ist das nicht eigenlich überflüssig?
A: Eine Kosmetikbehandlung ist nicht nur ein Verwöhnprogramm. Wir nehmen uns Zeit für den Zahnarzt und den Frisör, und unser Gesicht sehen wir tagtäglich im Spiegel. Eine Kosmetikbehandlung wirkt Wunder – für Ihre Haut und Ihre Seele.

F: Brauche ich wirklich so viele Kosmetikprodukte?
A: Wenn Sie sichtbare Resultate wollen, kann nur die richtig zusammengestellte Produktpalette Ihr Aussehen deutlich verändern.

F: Ich heirate bald. Wann muss ich eine Kosmetikbehandlung buchen?
A: Warten Sie damit nicht bis zur letzten Minute. Ihr Kleid und Ihr Gesicht werden die meisten Blicke auf sich ziehen – und fotografiert werden. Bei grundsätzlichen Hautproblemen wie Ausschlägen sollten Sie die Kosmetikerin mindestens 6 Monate vor dem großen Tag aufsuchen und einen Behandlungsplan machen. Bei einem normalen Teint sollten 4 Monate ausreichen. Investieren Sie etwas in gute Pflege, mit Masken und Seren, den effektivsten Anwendungen für tolle Ergebnisse.

F: In welchem Alter sollte ich mit Anti-Aging-Produkten beginnen?
A: Die Kollagenproduktion verlangsamt sich ab 25, ich würde jedoch erst ab Mitte 30 zu Anti-Aging-Produkten raten. Mit 25 sollten Sie als Vorbeugung gegen Hautalterung mit Antioxidantien und einem Sonnenschutzmittel beginnen.

F: Welches ist der häufigste Fehler, den Frauen machen, wenn sie mit Anti-Aging-Produkten beginnen wollen?
A: Die reichhaltigste Creme zu nehmen und zu glauben, sie zaubere alle Hautprobleme weg. Vermutlich ist sie noch zu schwer für Ihre Haut und verursacht Pickel. Achten Sie eher nach den für Ihren Hauttyp am besten geeigneten Inhaltsstoffen. Ich würde immer mit einem antioxidativen Serum beginnen.

F: Was halten Sie von Fillern?
A: Viele meiner Kundinnen haben schlechte Erfahrung mit Fillern gemacht und langfristig unter den Komplikationen gelitten. Man bekommt im Übrigen leicht einen verzerrten Blick darauf, wie man von Natur aus aussieht, wenn man ständig vermeintliche Makel korrigiert. Manchmal sehen Frauen älter aus, weil sie schon viel zu viel gemacht haben.

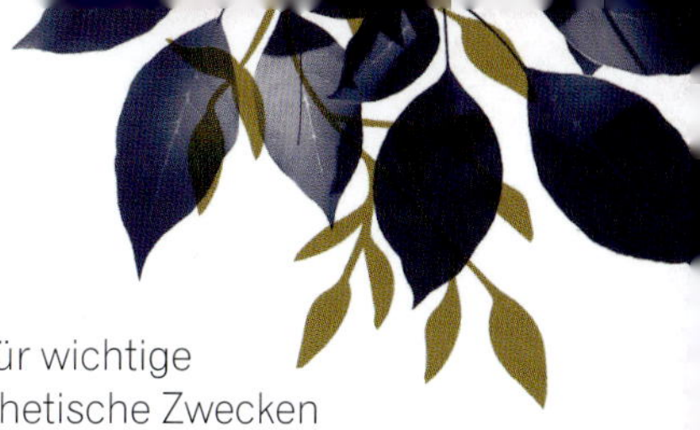

F: Was ist mit Botox?
A: Botox wird regelmäßig für wichtige medizinische, nicht nur ästhetische Zwecken eingesetzt. Botox ist ein Nervengift, das unter die Haut gespritzt wird. Ich weiß, dass viele Frauen sich ab einem bestimmten Alter für diese Behandlung interessieren. Wenn Sie es probieren wollen und es wieder aus Ihrem Körper herausbekommen, versuchen Sie es. Ich schlage für einen natürlich strahlenden Teint eher andere Behandlungen vor.

F: Wird meine Gesichtshaut vom Joggen schlaff?
A: Nein. Ihr Gesicht wird aufgrund des Verlusts von Körperfett durch regelmäßigen Sport vielleicht schlanker, ferner lassen Wind und Wetter die Haut sichtbar altern, aber die physische Bewegung des Laufens verursacht keine schlaffe Gesichtshaut. Im Gegenteil: Die vermehrte Durchblutung und Sauerstoffversorgung der Haut lässt sie strahlender und gesünder aussehen.

F: Was kann ich gegen Hautrötungen tun?
A: Verzichten Sie auf Wein und Kaffee; beide verschlimmern das Problem. Erfrischen Sie die Haut mit einem sanften Reiniger, meiden Sie lotiongetränkte Kosmetiktücher und alkoholhaltiges Tonikum. Tragen Sie eine beruhigende Maske auf und legen Sie darauf ein im Kühl- oder Gefrierschrank gekühltes feuchtes Musselintuch. Auch Aloe-vera-Hautgel wirkt Wunder. Zehn Minuten in den Gefrierschrank stellen und im Gesicht verteilen. Konsultieren Sie einen Hautarzt, um eine beginnende Rosazea auszuschließen.

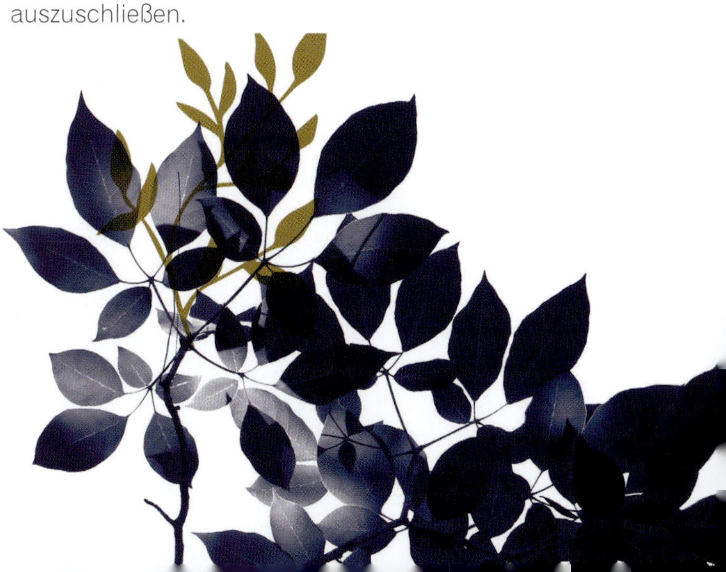

REGISTER

DANK

Zunächst möchte ich allen meinen Kundinnen danken, die ich im Laufe der Jahre behandeln durfte; die therapeutische Arbeit ist eine gewinnbringende Beziehung in beide Richtungen – hoffentlich eine bessere und gesündere Haut für meine Kundinnen und ein Zuwachs an Wissen für mich.

Danke an Adrian und Charlotte, die an mich geglaubt haben, als kein anderer Agent es tat.

Danke an Bella Blissett für all Deine »wortreiche« Weisheit; ohne Dich wäre alles nur eine Anhäufung von Worten geworden.

Danke an Kyle Books, die dieses Buch Realität haben werden lassen, insbesondere an Judith, meine stets geduldige, diplomatische und kluge Lektorin, Jenni Hare für die wunderbaren Fotos, Lica Fensome für perfekte Frisuren und tolles Make-up und Nikki Dupin für ihr Design.

Danke an folgende weise Eulen für Wissen und Anregungen: Zoe Stirling für Dein unglaubliches Wissen über Ernährung, Hannah Whittingham für Deinen schönen und superbiegsamen Yogi-Körper, Kitty Coles für Deine leckeren Rezepte, Karen Bevan-Brown für Dein detailliertes und gründliches therapeutisches Wissen. Danke an meine bewundernswerten Freundinnen Cat und Sarina, dass Ihr immer für mich da seid, mir gute Laune macht und unermüdlich Feedback zu jedem Stadium dieses Buches gegeben habt, vom Konzept bis zum Endprodukt.

Danke an Melissa Hemsley für die Ermutigung, als die Arbeit endlos schien, und dafür, dass Du ein so schöner heller Stern bist.

Eine feste Umarmung für meine drei Kinder Georgia, James und Reuben, die immer geduldig und verständnisvoll waren, wenn ich verrückt viel arbeitete, und mich während meiner Unternehmung immer unterstützten und die meine größten Kritiker, Fans, Inspiration und treibende Kraft sind.

Danke an Andrew King, George und Georgie Gordon, die mir früh in meiner Karriere Chancen gaben, die mein Leben veränderten. Ich werde euch immer dankbar sein.

Danke an das Team bei Liz Earle Beauty Co., das mir in den letzten unglaublichen Jahren stets zur Seite gestanden hat. Einen besonderen Dank an Aisling, Hannah und Leighton.

Der DK Verlag dankt Christiane Uhl für die fachliche Beratung der deutschen Ausgabe.

ABIGAIL JAMES

FOLGEN SIE ABIGAIL
www.abigailjames.com

AbigailJames1

facebook.com/AbigailJamesLondon

@Abigail_James